KB124589

카바니스의
정신역동적 공식화
-부모라면 꼭 알아야 할 아이들의 마음-

Deborah L. Cabaniss · Sabrina Cherry
Carolyn J. Douglas · Ruth L. Graver · Anna R. Schwartz 공저
박용천 · 오대영 · 조유빈 공역

PSYCHODYNAMIC FORMULATION

학지사

감사의 글

　정신역동적 공식화를 구성하는 것은 한 가지 일이지만, 누군가에게 이것을 구성하는 것에 대해서 가르치는 것은 그와는 완전히 다른 것이다. 이것은 마치 누군가에게 신발끈 묶는 법을 가르치는 것과 같다. 당신은 어떻게 해야 하는지 알지만, 각 단계는 어떻게 되는가? 당신은 이것들을 어떻게 정리하겠는가? 당신은 이렇게 하기 위해서 무엇을 알아야만 하는가? 이것은 나와 공동 저자들이 이해하려고 노력한 것이다. 이 결과가 바로 우리의 기술하기/검토하기/연결하기 방법이고 학생들이 왜 정신역동적 공식화가 중요하고 그것들을 처음부터 끝까지 어떻게 구성해야 하는지 배울 수 있도록 돕는 교육과정이다. 그 과정에서, Sabrina Cherry와 나는 공식화를 작성하고 우리의 사고 흐름을 끊임없이 전화로 주고받으면서 토론하였다. Carolyn Douglas는 우리가 본성과 양육 사이에서 균형을 유지할 수 있도록 도왔다. Ruth Graver는 기능을 기술하는 환상적이고 입체적인 방식을 고안하는 데 도움을 주었다. 그리고 Anna Schwartz는 우리에게 정신적 외상의 중심성과 공식화의 유용성을 다양한 환경 속에서 상기시켜 주었다. 『정신역동적 정신치료: 임상 매뉴얼』과 『카바니스의 정신역동적 공식화: 부모라면 꼭 알아야 할 아이들의 마음』은 이처럼 뛰어난 임상가, 교육자, 작가로 이루어진 환상적인 여성 팀이 아니었다면 만들어지지 못했을 것이다. 항상 그래왔듯이, 나는 이들의 시간과 노력, 창조성, 우정에 감사를 표한다.

　이 책의 미완성 판은 훌륭한 컬럼비아 대학교의 전공의들이 먼저 검토하였고, 나는 이들이 오타로 가득 찬 초안을 잘 읽어 준 것에 대해 감사한다. 매일 꾸준히, 매년 이들을 가르칠 수 있는 기회로 인해 우리가 교육에 대한 중요한 질문을 끊임없이 던질 수 있었다. 나는 공식화를 가르치는 새로운 방식들을 개념화하는 데 도움을 주고 나와 함께 5년 동안 가르쳐 온 Justin Richardson에게 깊은 감사를 표한다. David Goldberg, Deborah Katz, Volney Gay는 세계적인 수준의 정신역동학 교육자로서 나는 이들의 지혜와 지도에 의지해 왔다―이들 모두 전체 원고를 꼼꼼하게 읽고, 지금의 최종 원고를 만들어 내는 데 매우 귀중한 조언을 해 주어 우리에게 큰 도움이 되었다. Sarah Paul 또한 통찰력 있는 조언을 해 주었다. Steven Roose는 나에게 장애가 아닌 기능에 대해 올바르게 생각할 수 있도록 하였고, Roger MacKinnon은 컬럼비아 대학교에서 정신역동적 공식화가 항상 정신과 수련의 중심적인 역할이 되어야 한다고 하였다. 우리의 편집자인 Wiley사의 Joan Marsh는 친구가 되었으며, 나는 우리 작업을 대하는 그녀의 열정에 감사를 드린다. Maria Oquendo와 Melissa Arbuckle은 우리가 컬럼비아 대학교에서 교육하는 것을 계속 지원해 주었는데, 만약 이들이 없었다면 그 어떤 것도 불가능했을 것이다.

나는 또한 『정신역동적 정신치료: 임상 매뉴얼』을 활용하고 즐기고 있는 많은 학생과 교육자에게 감사한다. 우리가 받은 이 매뉴얼에 대한 과분할 정도의 긍정적인 반응들은 우리에게 이 자매 도서를 쓰는 데 힘이 되어 주었다. 우리는 정신역동적 기법들을 더 쉽게 이해할 수 있도록 도왔다는 기쁨을 느끼고, 이 책 또한 정신역동적 공식화에 대해서도 같은 일을 해 내리라 기대한다.

나의 자녀인 William과 Daniel은 우리가 이 책을 처음 쓸 당시보다 더 성장하고 더 지혜로워지면서, 이제는 엄마가 밤과 주말마다 글쓰기를 좋아한다는 생각을 받아들이게 되었다. 아이들이 나와 내가 하는 일을 자랑스러워한다는 것을 안다. 이제 다음 책을 교정할 준비를 하고 있다. 그리고 또다시 한 번, Thomas는 글 구석구석을 읽고―때때로 두 번 읽기도―내가 믿음을 잃고 있을 때조차도 믿어 주었다. 나는 그가 없었다면 그 어떤 것도 해내지 못했을 것이다.

2012년 9월
New York
Deborah L. Cabaniss

추천사

『정신역동적 정신치료: 임상 매뉴얼』의 저자 Cabaniss가 그 형제와도 같은 책, 『카바니스의 정신역동적 공식화: 부모라면 꼭 알아야 할 아이들의 마음』을 출간하였다.

정신치료의 과정에서 정신역동적 공식화는 치료 초기에 환자의 핵심 역동을 파악하고 치료 계획을 수립하기 위한 매우 중요한 과정이다.

Cabaniss는 『정신역동적 정신치료: 임상 매뉴얼』의 저술 방식과 마찬가지로 특정 학파의 이론에 편중됨이 없이, 정신분석 관련 서적에서 유례를 찾아보기 힘든, 평이하면서도 명쾌한 문체로 정신역동적 공식화의 과정을 설명하고 있다.

수많은 정신분석가가 정신역동에 대한 그들 나름의 견해를 피력하면서 정신역동적 공식화에서 반드시 포함되어야 할 요소들을 나열하곤 하는데, 분석가의 이론적 배경을 막론하고 공통으로 강조되는 요소는 환자가 현재 보이는 증상의 많은 부분이 무의식에 좌우되며, 그 무의식은 인생 초기의 경험에 의해 형성되기에 환자의 발달력상의 주요 양상과 현재의 증상 간의 연관성에 주의를 기울여야 한다는 것이다.

Cabaniss 또한 정신역동적 공식화를 위해서는 환자가 현재 가지고 있는 문제 패턴을 파악하고, 환자의 발달 과정을 파악한 다음 이 둘을 서로 연결하는 과정을 거쳐야 함을 역설하면서 그 과정을 Describe, Review, Link라는 3단계 과정으로 규정하였고, 3단계 작업의 순서대로 각 장을 구성하여, 단계별 풍부한 사례들과 더불어 제시하고 있다.

책의 마지막 부분에는 다양한 임상 상황에서 정신역동적 공식화의 적용을 보여 주고 있는데, 장기 정신치료는 물론, 약물치료에서 정신역동적 공식화의 적용 사례 또한 제시해 주고 있어 정신분석가가 아니더라도 임상 정신의학자라면 누구나 일독이 필요할 것이다.

지난번 책에 이어, 이번 『카바니스의 정신역동적 공식화: 부모라면 꼭 알아야 할 아이들의 마음』에도 추천사를 쓸 과분한 기회가 주어져 이처럼 좋은 책을 한발 앞서 읽을 수 있는 즐거움을 누릴 수 있었다.

다소간 추상적일 수밖에 없는 역동정신치료의 과정을 구체적이고 명쾌하게 설명하면서도 보편성과 깊이를 잃지 않았던 '정신역동적 정신치료'의 미덕이 이 책에서도 고스란히 유지되고 있음을 확인할 수 있었다.

박용천 교수님 이하 번역자들의 노고에 의해 이번 번역 또한 매우 유려하게 이루어져서 원저의 명쾌함이 전혀 손상됨 없이 전달되고 있음을 독자들 또한 확인할 수 있을 것이다.

역동정신치료의 입문자들은 물론, 초보자들에게 역동정신치료의 슈퍼비전을 어떻게 해 줘야 할지 고민 중인 임상 전문가에게도 일독을 권해 드린다.

인제대학교 상계백병원 정신건강의학과 교수
이동우

역자 서문

처음부터 제목이 마음에 든 책은 아니었다. '정신역동적 공식화'라는 단어를 그대로 사용하는 것이 옳은지, 아니면 알기 쉽게 '정신역동의 작성법'이라고 하는 것이 더 나을지 늘 고민해 왔던 부분이었기 때문이다. 그래도 너무나도 매혹적이었던 『정신역동적 정신치료: 임상 매뉴얼』의 저자들이 쓴 책이었기 때문에 혹시나 하는 마음으로 목차를 봤다. 목차 또한 새롭지 않고 그저 그런 주제들이었다. 하지만 서문을 읽어 가면서 저자의 현란한 비유에 감동을 받았다. 뒤이어 1) 기술 → 2) 검토 → 3) 연결이라는 단어로 이루어진 아주 단순한 구조의 정신역동적 공식화야말로 여태껏 정신역동을 학생들에게 전달하려고 노력해 왔던 정신치료자들의 복잡했던 머리를 일거에 정리해 주었다. 처음에는 너무 간단히 도식화한 게 아닌가 하는 걱정도 들었으나 그 다음에 파악해야 할 주제라고 제시한 자기, 관계, 적응, 인지, 일과 놀이 등의 영역에 대한 설명은 환자에게 무엇을 물어야 할지 앞이 막막한 처음 정신치료를 시작하는 초보자들에게는 어둠 속에서 길을 밝혀 주는 등불과도 같은 내용이었다. 그래서 아직도 마음에 썩 들지는 않지만 단어에 매달리지 말자는 용기를 내어 조금 염치없지만 '정신역동적 공식화'를 그대로 사용하기로 하였다.

번역을 해 보니 어쨌든 정신치료를 학생들에게 전달하기 위해 나름대로 궁리를 해 왔던 필자에게는 이들이 앞서 쓴 『정신역동적 정신치료: 임상 매뉴얼』이 정신치료를 배우는 지름길이라고 생각했는데,『카바니스의 정신역동적 공식화: 부모라면 꼭 알아야 할 아이들의 마음』은 역동정신의학에서 가장 기초적이며, 탄탄한 기초를 중요하게 생각하는 서양의학의 특징을 잘 보여 주는 책이라 자신있게 말할 수 있게 되었다.

한편, 인간의 정신세계는 공통적인 부분도 있지만 각자의 문화에 따라 많은 영향을 받는다. 이 책은 서양인들이 서양인을 위하여 쓴 서양의학의 일부분이다. 하나하나 나누어 분석하려는 서양문화에 익숙한 이 책의 접근방법에 추가로 환자의 핵심 감정을 파악하여 환자 전체를 파악하려는 한국적 정신치료의 자세를 더한다면 동서양 문화의 장점을 통합한 보다 나은 정신치료의 길을 제시할 수 있을 것이다. 한국적 정신치료에 대해서는 이동식 선생의 저서 『도정신치료 입문』을 참고하기 바란다.

추가적인 특징은 이 책의 목적이 정신건강 전문가를 위한 기초 지식을 제공하는 전문서적이지만 찬찬히 읽어 보면 일반인도 이해할 수 있을 정도로 아이를 정신적으로 건강하게 키울 수 있는 방법에 대해 알려 준다는 것이다. 따라서 정신적으로 건강한 아이를 키우려면 어떻게 해야 할까 하는 일반인들의 고민에 대해 이 책은 크게 도움을 줄 것이다. 정신건강에 관심있는 사람이라면 반드시 읽어야 할 책이고, 일반인이라도 정신적으로 건강한 아이를 키우고 싶은 부모들은 이 책을 빌려서라도 꼭 읽어 대한민국이 정신적으로 건강한 사회가 되면 좋겠다.

번역은 언제나 아쉬움과 오류에 대한 염려를 동반한다. 독자들의 피드백과 지적을 바란다.

2019년 5월
오금동 서재에서
박용천

저자 서문

　로키산맥을 올려다볼 때, 우리는 지구상에서 가장 아름다운 풍경 중 하나를 보게 된다. 만약 이를 묘사해 보라고 한다면, 눈 쌓인 정상, 고산 초원, 바위 협곡을 시적으로 표현할 수 있을 것이다. 그것들이 바로 지금의 모습이자 우리가 보고 있는 모습이다. 그러나 로키산맥은 어떻게 로키산맥이 될 수 있었을까? 어떻게 형성된 것일까? 그것을 이해하기 위해 지질학자들은 판 구조이론뿐만 아니라 로키산맥에 있는 바위들로부터 직접 정보를 모아서 로키산맥이 두 개의 대륙판이 충돌하면서 생겨났다는 가설을 세울 수 있었다. 지구상의 어느 누구도 이것을 직접 보지는 못했다—사실 어느 누구도 지각판을 본 적은 없다. 그러나 수백만 년 전 지표면 아래에서 움직이는 힘에 의해 지구상에서 가장 아름다운 산이 형성되었다는 것은 증거가 충분하다. 이러한 지각운동뿐만 아니라 수백만 년에 걸친 비와 눈, 얼음, 바람이 오늘날의 로키산맥을 만들었다. 이 가설이 우리가 살고 있는 지구의 역사를 이해할 수 있도록 돕고 지표면 위와 아래에서 작용하고 있는 힘들에 의해 지구가 지속적으로 변화하는 방식을 예측할 수 있도록 한다.

　성인 환자들을 대면할 때, 우리는 현재 환자들의 모습을 본다. 우리는 그들이 하는 말을 듣고, 행동을 관찰하며, 생각에 귀를 기울인다. 그러나 그들은 어떻게 해서 지금의 모습이 되었을까? 어떤 힘들이 그들을 형성했을까? 지질학자와 같이, 정신역동적 정신치료자들은 이러한 질문들에 답하기 위해 표면 이외의 것을 본다. 그들은 오랜 시간에 걸쳐 표면 아래와 위 둘 다에서 작동하는 힘들에 의해 사람이 만들어진다는 가설을 세우고, 그것이 어떻게 일어났는지에 대해 생각하는 것이 사람의 과거와 현재, 미래를 이해하는 데 중요하다고 믿는다. 그 가설들이 정신역동적 공식화이고, 이 공식화는 정신치료자가 환자를 치료하는 방식의 모든 측면에서 필수적이다.

학생들과 임상가들은 종종 정신역동적 공식화를 만든다는 예상을 할 때 불필요하게 위축되는데, 환자들조차 쉽게 접근할 수 없는 내면에 있는 숨겨진 힘을 알게 될 수 있을지 궁금해한다. 시간과 생각이 필요하겠지만 모든 임상가는 다음의 세 가지 단계를 사용하여 정신역동적 공식화를 구성하는 것을 배울 수 있다.

1. 환자의 문제들(Problems)과 패턴들(patterns)을 기술하기(describing)
2. 환자의 발달력(developmental history)을 검토하기(reviewing)
3. 발달에 대해 조직화된 생각들을 활용하여 문제들과 패턴들을 과거력과 연결하기(linking)

이 책은 당신에게 분명한 언어와 구체적인 사례들을 통하여 세 단계 과정을 가르쳐 줄 것이다. 제1부는 정신역동적 공식화와 기술하기/검토하기/연결하기 방법에 대해 소개한다. 제2부는 문제들과 패턴들을 기술하는 것을 가르친다. 제3부는 발달력을 검토하는 것을 가르친다. 제4부는 발달에 대해 서로 다른 조직화된 생각들을 활용하여 문제들과 패턴들을 과거력과 연결하는 다양한 방식에 대해 가르친다. 제5부는 다양한 임상 현장과 상황에서 정신역동적 공식화를 사용하는 방식을 제공한다. 마지막으로, 제2~4부에서는 뒤에 종합하기(Put it Together) 절을 두어 당신이 이제 막 배우게 된 공식화의 부분에 대해 자세하면서도 임상적인 실례들을 제공한다. 이 책에서 소개하는 모든 임상 사례는 허구 인물임을 밝힌다.

각 사례 공식화에 대한 정신역동적 접근은 무의식적인 마음이 우리의 생각과 느낌, 행동에 영향을 미치는 방식을 고려한다는 점에서 독특하다. 그러나 정신역동적 정신치료자로서, 우리는 환자들에게 영향을 미치고, 또 앞으로 영향을 미칠 만한 모든 것에 관심이 있다. 이것은 천성과 양육 모두를 포함한다. 이러한 이유로 우리는 유전과 기질, 외상, 이러한 것들이 발달에 영향을 미치는 방식에 대한 상당한 양의 정보를 의도적으로 포함시켰다. 우리는 정신역동적 공식화를 고립된 상태로 구성하면 안 된다는 견고한 믿음을 가지고 있다—우리의 천부적 재능과 초기 인지적이며 감정적인 문제들이 발달에 영향을 미치는 것을 고려하지 않은 채로 무의식적인 생각과 느낌의 발달에 관한 가설을 세울 수 없다. 우리의 희망은 이렇게 함으로써 환자들이 생각하고, 느끼고, 행동하는 방식에 영향을 미치는 무수한 요인에 대해 폭넓게 생각하도록 당신을 격려할 것이라는 점이다.

이 책은 의과대학 학생들, 사회복지학과 학생들, 심리학과 학생들, 정신과 전공의들 그리고 임상 의사들에게 적합하다. 교육 현장에 있는 학생들과 선생님들뿐만 아니라 정신역동적 공식화에 대해 배우는 데 관심이 있는 사람들에게까지 활용될 수 있다. 우리의 학생들은 수련 초기에 기술하기를 배우고, 조금 뒤에는 발달 과거력에 대해 검토하기를 배우며, 충분한 정도의 임상 경험을 쌓은 뒤에는 연결하기를 배운다(자세한 사항은 부록 참조). 당신이 개인 수련생이든, 교육가이든 우리는 이러한 단계적인 방식으로 정신역동적 공식화를 활용하는 것이 당신이나 당신의 학생들이 너무 어려워하지 않으면서 정신역동적 공식화를 구성하는 것을 배울 것이라고 제안한다.

공식화를 구성하는 것은 단순히 흥미로운 작업만은 아니다—그것은 우리가 환자를 치료하는 방법 중 필수적인 부분이다. 비록 이 책이 당신에게 정신역동적 공식화의 작성을 가르칠 것이지만, 우리의 참된 목표는 당신이 여기서 배운 것을 토대로 당신이 보는 모든 환자의 정신역동적 공식화에 대해 지속적으로 생각할 수 있게 하는 것이다. 정신역동적 공식화가 없다면 우리는 단지 표면만 볼 수 있을 뿐이며—특별한 힘들이 함께 작동하여 사람들이 생각하고, 느끼고, 행동하는 방식을 만드는 것을 이해할 수 없다. 이러한 이해를 통해 우리는 환자들이 더 만족스럽고 자유로운 삶을 살 그들이 자신에 대해 무엇을 배울 필요가 있는지 그리고 그들이 발달하는 데 필요한 것들이 무엇인지를 알게 된다. 이제, 정신역동적 공식화에 대해 배우러 떠나 보자.

차례

제1부
정신역동적 공식화에 대한 서론

제2부
기술하기

제3부
검토하기

제4부
연결하기

제5부
임상진료에서 정신역동적 공식화

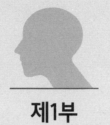

제1부

정신역동적 공식화에 대한 서론

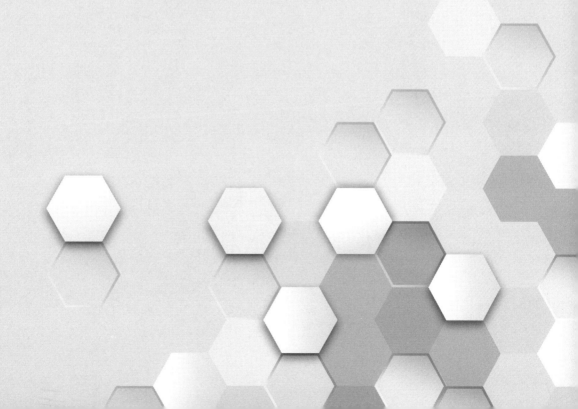

제1장
정신역동적 공식화란 무엇인가

✎ 주요 개념

- 공식화는 설명 혹은 가설이다.
- 사례에 대한 공식화란 환자가 생각하고, 느끼고, 행동하는 방식에 대한 질문에 우리가 답할 수 있도록 돕는 가설이다.
- 정신역동적 공식화는 사람이 생각하고, 느끼고, 행동하는 방식에 대한 가설로, 무의식적인 생각, 느낌의 발달과 영향을 고려한다.
- 한 사람의 발달은 유전적인 요소와 환경적인 영향 모두에 의해 좌우되기 때문에 두 가지 모두 정신역동적 공식화에 포함되어야 한다.
- 정신역동적 공식화는 최종적인 설명을 해 주지 않는다. 그보다는 시간이 흐름에 따라 우리가 바꿀 수 있는 가설이다.

공식화란 무엇인가

　과거력을 정말 잘 설명했어요. 자, 이제 사례에 대한 공식화를 해 보겠어요?

　모든 정신건강 수련생은 이 말을 들어봤을 것이다. 그러나 이것은 무슨 뜻인가? 사례에 대해 어떻게 공식화를 해야 하는가? 이것은 왜 중요한가?

　공식화한다는 것은 설명—엄밀히 말하면, 가설을 세우는 것이다. 모든 보건의료 전문가는 환자들의 문제를 이해하기 위해 항상 **공식화**를 구성한다. 정신건강 분야에서 우리가 이해하려고 하는 이 같은 문제들은 환자들이 생각하고, 느끼고, 행동하는 방식을 포함한다. 우리는 종종 이러한 종류의 공식화를 사례에 대한 공식화라고 한다. 우리가 사례들을 공식화할 때, 사람들이 무엇을 생각하고, 느끼고, 행동하는 지에 대해서 뿐만 아니라 왜 그렇게 하는지에 대해서도 고려를 한다. 예를 들어,

> 그녀는 왜 이런 방식으로 행동을 하는가?
> 그는 자신에 대해 왜 저렇게 생각하는가?
> 그녀는 내게 왜 이렇게 반응하는가?
> 그가 스트레스를 이렇게 다루는 이유는 무엇인가?
> 그녀는 일할 때나 즐거운 시간을 보낼 때 왜 어려움을 겪는가?
> 무엇이 그가 자신의 삶을 원하는 대로 이끌어 나가는 것을 막고 있는가?

원인이 다르면 치료도 달라진다. 그래서 이러한 질문들에 대한 가설을 세우는 것은 치료를 권고하고 수행하는 데 필수적이다.

무엇이 공식화를 정신역동적으로 만드는가

수많은 종류의 사례에 대한 공식화가 존재한다.[1~3] 인지행동치료(CBT) 공식화, 정신약물학적 공식화, 가족 체계 공식화도 있다—이것들은 몇 가지 예 중 하나이다. 각 형태의 공식화는 사람들이 정신건강에 대한 치료를 받으러 오게 한 이 같은 문제의 원인이 무엇인지에 관하여 서로 다른 견해를 기반으로 한다.

이에 대해 생각하는 한 가지 방법은 이 문제들이 종종 인식 바깥에 있는 생각과 느낌에 의해 유발된다고 가정하는 것이다—즉, 그것은 무의식적이다. 이것을 정신역동적 준거의 틀(psychodynamic frame of reference)이라고 한다. 즉, 정신역동적 공식화는 한 사람의 무의식적인 생각과 느낌이 그 사람으로 하여금 치료 받으러 오게 만든 어려움을 유발시키는 방식에 관한 가설이다. 사람들이 자신의 무의식적 생각과 느낌을 인식하도록 돕는 것은 중요한 정신역동적 기술이기 때문에 이를 이해하는 것이 중요하다.

발달과정

　　정신역동 지향적인 정신건강 전문가들이 환자의 아동기에 관심을 갖는다는 것은 잘 알려져 있다. 그 이유는 무엇인가? 정신역동적 기법을 사용하는 것은 단순히 환자가 자신의 무의식적인 생각과 느낌을 인식하도록 돕는 것 이상이다—어떻게, 그리고 왜 이러한 무의식적 생각과 느낌이 발달하게 되었는지를 이해하는 것이다. 우리는 환자를 치료할 때 다양한 방식으로 이해한 것을 활용할 수 있다. 때때로 우리는 이해한 것을 환자들과 공유하여 환자들이 마치 초기 아동기 시절의 상태가 여전히 지속되는 것처럼 행동하는 것을 바라보도록 도울 수 있다.

📑 사례 1

　　A군의 어머니는 다정하긴 하지만 지극히 의지하기 힘든 사람이었다. 예를 들면, 그녀는A군을 하굣길에서 데려오는 것을 자주 잊어버렸다. A군은 성인이 되자, 그의 친구들과 연인이 그와 지속적인 관계를 유지할 것이라고 믿는 것에 대해 어려움을 갖게 되었다. 치료자는 이러한 어려움이 성인이 되어서 만나는 사람들이 어머니가 했던 것처럼 행동할 것이라는 그의 인식 밖에 있는 두려움에서 기원하였다는 것을 그가 바라보도록 도울 수 있다.

　　다른 때에 우리는 이러한 이해를 활용하여 환자들이 초기 시절 동안에 완전히 형성하지 못했던 능력을 발달시킬 수 있도록 도울 수 있다.

📑 사례 2

　　B양은 명석한 학생임에도, 자신의 성과를 좋게 생각할 수가 없다. 보육 시설에서 자란 그녀는 자신의 재능에 대해 결코 칭찬을 받아 본 적이 없었다. 이것을 이해하고 나서 치료자는 그녀 자신에 대한 그녀의 인식이 실제 능력과 일치하지 않는다는 것을 그녀가 믿도록 도울 수 있다. 시간이 흐르면서 그녀는 그녀의 자기 존중감을 관리할 수 있는 새로운 방식들을 발달시킬 수 있게 되었다.

　　마지막으로, 우리는 급성 혹은 만성적인 문제들에 의해 손상된 환자들의 기능을 지지해 줄 수 있다.

🗐 사례 3

C씨는 그의 긴 이혼 기간 동안 아이들을 돌보는 데 어려움이 있어 치료를 받으러 오게 되었다. 그는 그의 초기 아동기 시절에 있었던 부모의 이혼이 자신의 발달과정에 비극적인 영향을 끼쳤다고 느끼는 것을 기술하였다. 치료자는 이혼이 영원히 아이들에게 상처가 될 것이라는 그의 두려움을 인식할 수 있도록 돕고, 이 두려움이 그의 양육에 영향을 주고 있는 방식을 이해할 수 있도록 해 주었다. 이것은 그가 아이들과 편해지고 함께 어울릴 수 있는 또 다른 방식을 만들 수 있게 도와주었다.

비록 치료자마다 기법이 다를지라도, 각각의 치료자는 환자의 발달과정을 이해하는 것을 통해 치료를 이끌어 나간다. 따라서 우리의 정신역동적 공식화는 다음을 포함할 필요가 있다.

1. 무의식적 생각과 느낌이 환자들의 문제에 어떤 영향을 끼치는가에 관한 견해
2. 이러한 무의식적인 생각과 느낌이 어떻게 발달되어 왔는지에 대한 견해

이렇게 하는 것이 당연하긴 하겠지만, 어떻게 우리는 이미 지나쳐 버린 발달과정을 이해할 수 있는가? 캠코더나 스크랩북이 있더라도, 우리는 사람들의 발달을 들여다보기 위해 시간을 거슬러 올라갈 수는 없다. 이렇듯 정신역동적 공식화를 구성하는 것은 미스테리를 풀려는 탐정과 흡사하다—사건은 벌어진 일이니 되돌아보고 발자취를 되짚어 보아 사건을 해결해야 한다. 탐정과 같이, 우리는 정신역동적 공식화를 구성할 때 후향적으로 작업한다—즉, 우리는 먼저 우리 환자들의 문제와 패턴을 보고 난 후 그들의 개인 과거력을 되짚어 보아 발달과정을 이해하려고 노력해야 한다.

천성인가, 양육인가

그렇다면 우리가 생각하고, 느끼고, 행동하는 특징적인 패턴들은 어떻게 발달하는 것인가? John Locke는 인간은 백지상태로 태어난다고 말했다—이를 타불라 라

사(tabular rasa)라고 한다.[4] Edward O. Wilson은 사회적 행동은 거의 대부분이 유전에 의해 결정된다고 주장하였다.[5] 천성-양육-우리는 이 중 한 가지만이 아니라 둘 모두가 존재한다고 믿어야만 한다. Sigmund Freud는 천성적인 부분을 '체질적 요인(constitutional factors)', 양육적인 부분을 '부수적 요인(accidental factors)'이라고 명명했다.[6] 어떻게 생각하든지 간에 사람들은 특정한 유전적 영향 아래 세상에 태어나고 지속적으로 환경과 상호 작용하면서 발달해 나간다. 우리가 유전자와 환경의 상관관계를 알아가면 갈수록 유전이 경험을 빚어낸다는 것은 더욱 분명해지고 그 반대도 그렇기에 둘 사이의 복잡한 상호 작용이 우리 자신에 대한 특정적인 관점, 우리가 타인과 관계를 맺는 방식, 그리고 스트레스에 적응하는 방법들을 만들어 낸다. 따라서 환자가 어떻게 발달했는지를 이해하고 기술하는 방법에 대해 생각할 때, 우리는 유전적 · 기질적 · 환경적 요인을 고려해야만 한다.

보고하는 것 이상의 소득

새로운 이야기는 무슨 일이 일어났는지를 보고해 준다. 정신역동적 공식화는 왜 그것이 일어났는지에 대한 가설을 제공한다. 여기에 차이점을 보여 주는 두 사례가 있다.

🗐 보고하기

D씨의 어머니는 십 대에 D씨를 낳았는데, 이후 그의 어머니는 산후 우울증을 앓았다. D씨는 아동기 시절에 심한 분리 불안을 겪었는데, '아프다며' 오랜 시간을 집에서 보냈다. 성인이 되어서도 그는 아내로부터 하룻밤이라도 떨어져 있을 수가 없다.

🗐 공식화하기

D씨의 어머니는 십 대에 D씨를 낳았는데, 이후 그의 어머니는 산후 우울증을 앓았다. D씨는 아동기 시절에 심한 분리 불안을 겪었는데, '아프다며' 오랜 시간을 집에서 보냈다. 그의 어머니가 앓았던 우울증은 D씨가 안정적인 애착을 형성하는 능력에 영향을 미쳤을 것이고, 이로 인하여 그는 자신을 독립된 인간으로

생각하는 데 어려움을 가졌을 가능성이 있다. 이것은 그가 그의 어머니로부터 성공적으로 분리되는 데 필요한 능력을 제한했을지도 모른다. 지금 그것이 그가 아내로부터 하룻밤이라도 떨어져 있는 것을 어렵게 만드는 이유가 될 것이다.

두 장면 모두 '이야기'를 전달하고 있지만, 두 번째 것만이 과거력과 문제를 연결하여 원인적 가설을 제시하려고 한다. 정신역동적 공식화는 단순한 이야기 이상이다. 그것은 사람들이 어떻게, 그리고 왜 그런 방식으로 생각하고, 느끼고, 행동하는지를 그들의 발달과정에 기초하여 설명하고자 하는 서술이다. 앞의 예에서 "… 했을 가능성이 있다"와 "… 했을지도 모른다"와 같은 문장들은 D씨의 문제가 아동기 분리와 그의 과거력 사이에서 원인적 연결임—그가 인식하지 못하기 때문에 무의식적인 연결—을 제시해 준다. 이러한 원인적인 연결이 이것을 단순한 과거력이 아닌 공식화로 만들게 해 준다.

다양한 종류의 정신역동적 공식화

정신역동적 공식화는 사람이 생각하고, 느끼고, 행동하는 방식의 한 가지 혹은 여러 가지 측면을 설명해 준다. 그것들은 적은 양의 정보(가령, 응급실에서 임상가가 한 번의 만남에서 얻게 되는 과거력)에 기초하거나 거대한 양의 정보(가령, 정신분석가가 한 환자를 분석하는 과정에서 알게 되는 모든 것)에 기초할 수 있다. 그것들은 어떤 사람이 치료의 순간에, 또다른 위기 동안에, 혹은 인생 전반에 걸쳐 어떻게 행동하는지를 설명하려고 노력할 수도 있다. 단기간의 치료이든지 혹은 장기간의 치료이든지 간에 어떠한 치료 현장에서든 사용될 수 있다. 사람들이 어떻게 생각하고, 느끼고, 행동하는지에 대한 질문에 답할 때 무의식적인 생각들과 느낌들이 발생하고 영향을 끼치는 것을 고려하는 것이라면, 그것들이 정신역동적 공식화이다.

정적인 과정이 아니다

정신역동적 공식화는 단순히 가설뿐이라는 것을 기억하는 것이 중요하다. 앞에서처럼 우리는 실제로는 무슨 일이 있었던 것인지 결코 알 수 없지만 우리의 환자를 더 잘 이해하기 위해 우리는 무엇이 그들이 발달해 온 방식을 만들었는지에 대한 견해를 얻기 위해 노력해야 한다. 정신분석의 초기 역사에서 정신역동적 공식화는 한 사람의 발달에 관한 명확한 설명이라고 여겼다. 이제 우리는 그것이 우리의 치료 방식을 향상시키고 환자들을 이해하기 위한 도구로서 더 잘 개념화되었다고 이해한다.

가설들은 일단 세워지면 검증되고 수정되게 만들어졌다. 정신역동적 공식화도 마찬가지이다. 정신역동적 공식화를 작성하는 과정은 의사가 가설을 만들었을 때 끝나지 않는다. 오히려 의사와 환자가 함께 작업하는 동안 지속된다. 공식화는 환자와 그 사람의 발달에 대한 끊임없이 변화하고, 끊임없이 성장하는 이해를 말한다. 우리는 이것을 잠정적으로 설정한 정신역동적 공식화(working psychodynamic formulation)라고 한다. 시간이 흐르면서 환자와 치료자 모두 새로운 패턴과 새로운 과거력을 알게 된다. 이것을 가지고 발달에 대해 새로운 방식으로 생각하는 것은 유용하기도 하고, 새로운 가설을 세울 수 있도록 도울 수도 있다. 발달에 대한 조직화된 개념들을 이용하여 패턴들을 기술하고, 과거력을 검토하고, 이 둘을 조직화하는 과정은 치료 동안에 계속해서 반복되어 치료자와 환자의 이해를 갈고닦아 정교하게 만든다.

정신역동적 공식화는 궁극적으로 생각하는 방식이다

우리가 정신역동적 공식화를 배우는 최선의 방법은 실제로 정신역동적 공식화를 작성하는 것이라고 생각한다. 이것을 해 볼 시간을 갖는 것뿐만 아니라, 당신 스스로 자신의 견해를 종이(아니면 컴퓨터 화면!)에 적는 것은 당신이 환자에 대한 당신의 견해를 견고히 하고 이 책에서 배우게 될 기술들을 연습하는 데 도움이 될 것이다. 그러나 모든 공식화를 글로 쓸 수 있는 것은 아니다. 실제로, 대부분이 그렇게 할 수 없다. 우리는 항상 정신역동적 공식화를 한다―우리가 환자의 말에 귀를 기울일 때, 환자에 대해 생각할 때, 환자에게 무슨 말을 할지 결정할 때 그렇다. 궁극적으로, 정신역동적 공식화는 임상가의 마음 속에 지속적으로 떠오르는 사고 방식이다. 우리의 희망은 당신이 이 책에서 배운 기법들을 활용하여 당신의 모든 환자에게 항상 정신역동적 공식화를 하는 것이다.

자, 이제 어느 정도 기본적인 개념을 소개했으니 제2장으로 넘어가서 정신역동적 공식화를 활용하는 방법에 대해 더 알아보자.

제2장
우리는 정신역동적 공식화를
어떻게 사용할 것인가

✎ 주요 개념

정신역동적 공식화는 우리의 지도이다—그것은 치료의 모든 측면에서 길잡이가 된다. 기초적인 정신역동적 공식화는 우리가 다음과 같은 것들을 할 수 있게 한다.

- 치료 권고와 목표 설정
- 환자가 발달해 나가는 과정에서 필요로 하는 것을 이해하기
- 치료적 전략들을 개발하고 환자가 치료에 반응할 방식을 예측하기(전이)
- 의미 있는 개입들을 구성하기
- 환자들이 짜임새 있는 인생사를 정리할 수 있도록 돕기

때때로 우리는 우리의 정신역동적 공식화를 환자들과 공유하기도 하고, 우리의 치료적 전략들과 개입들을 만들어 가는 것을 돕기 위해 개인적으로 사용한다.

공식화는 우리의 지도이다

잠정적으로 설정한 정신역동적 공식화를 갖고 있다는 것은 우리 환자들이 생각하고, 느끼고, 행동하는 방식들에 영향을 미치는 무의식적인 생각들과 느낌들에 관해 끊임없이 진화하는 견해를 갖고 있다는 것이다. 그러나 우리는 인식 밖에 있는 마음의 일부분을 어떻게 알 수 있을까? 우리는 환자들이 말하는 것을 주의 깊게 들어서(listen) 무의식적인 내용으로 우리를 인도할 수 있는 단서들을 집어낼 수가 있

고, 환자가 말하는 것을 돌이켜 생각하고(reflect), 그들이 자신의 마음을 더 잘 알아
갈 수 있도록 돕는 방식으로 개입한다(intervene).[7] 우리가 들을 때에는 우리가 어디
로 가고 있는지 꼭 알아야 할 필요는 없다—정신역동적 정신치료에서 우리는 환자
들을 따라갈 뿐이다. 그러나 우리가 환자를 따라간다는 사실이 우리가 지도없이 작
업하는 것을 의미하지는 않는다. 그 지도가 바로 우리의 정신역동적 공식화이다.
우리가 환자들의 주된 문제와 패턴, 그들의 발달 과거력, 그들이 왜 그리고 어떻게
그런 방식으로 발달했는지에 대해 이해하고자 할 때, 우리는 정신역동적 공식화를
마음에 두면서 그것들을 듣는다.

치료 시 정신역동적 공식화를 활용하기

이것을 더 알아보기 위해 A여사의 사례를 살펴보자. 그녀는 43세의 여성으로, 그
녀의 남편이 그녀를 떠날 것이라는 걱정 때문에 Dr. Z에게 치료를 받으러 왔다. 그
녀는 그녀의 남편은 '천재'이고, 남편이 그저 집안을 돌보고 아이들을 양육만 하는
사람과 결혼생활을 왜 유지하고 싶어 하는지 이해할 수 없다고 설명했다. 그녀는
이렇게 말했다.

> 저는 따분한 가정주부 중 하나가 돼 버렸어요. 제가 대화할 수 있는 유일한 주
> 제는 축구 경기 시간표뿐이에요.

치료 권고와 목표 설정

Dr. Z는 평가를 하면서 A여사가 그녀 자신에 대해 어떠한 장점도 말하지 못하는
것을 알게 되었다. 또한 Dr. Z는 A여사의 자기비하가 눈에 띄게 타고난 그녀의 자
질과는 맞지 않는 것처럼 보인다는 것을 알아챘다—그녀는 화가로서 재능이 있었
는데 결혼하면서 활동을 그만두었다. Dr. Z는 왜 A여사가 자신에 대해 이러한 관점
을 가지게 되었는지 궁금해지기 시작하였다. Dr. Z는 A여사의 발달력을 들으면서
A여사의 어머니는 세계적으로 유명한 과학자인데 자신의 딸이 과학에 흥미가 전혀

없다며 잔소리가 심하였고, 물리학자가 된 A여사의 남동생을 편애한 것을 알게 되었다. Dr. Z는 A여사가 무의식적이고, 부적응적인 방식으로 자신을 지각하고, 그녀의 자기 존중감을 규제하였다는 것과 이러한 무의식적인 자기-지각과 갈등은 A여사와 어머니 사이의 복잡한 관계로부터 생겨났을 것이라고 초기 정신역동적 공식화(가설)를 구성하였다. A여사에 대해 더 알아 갈 것들이 많다는 것을 알면서도 Dr. Z는 예비 공식화를 활용하여 치료 권고를 하였고, A여사와 작업해 나갈 초기 목표를 설정하기 위해 이렇게 말했다.

당신이 남편과 당신과의 관계에 대해 걱정이 많다는 것을 제가 분명히 알겠어요. 하지만 당신은 자신에 대해 너무 과하게 모질고, 당신을 흥미롭게 하는 것에 대해 스스로 아무것도 하지 못하게 하는 것처럼 보이는군요. 이런 어려움들은 당신이 자신에 대해 오랫동안 가져왔던 느낌들과 연관이 있을 수 있습니다. 아마도 당신 어머니와의 초기 관계로까지 거슬러 올라갈 것입니다. 정신역동적 정신치료에서 이러한 느낌들을 탐색하는 것은 왜 당신이 현재 상황에서 불행한지를 우리가 이해하는 데 도움이 될 것이고, 당신이 당신의 인간 관계와 당신 자신에 대한 느낌들을 개선할 수 있도록 도울 것입니다.

치료 전략 만들기

A여사는 이에 동의하였고, 그녀와 Dr. Z는 일주일에 두 번 정신역동적 정신치료를 시작하였다. Dr. Z는 A여사가 적절한 자기감각(sense of self)을 발달시킬 수 없었다는 가설을 활용하였는데, 그 이유는 A여사가 자기-지각과 자기 존중감 규정을 위한 그녀의 능력을 향상시키기 위해 발달해야 할 필요성(developmental need)을 갖고 있다는 것을 이해하고자 함이었다. 이것은 Dr. Z의 치료 전략을 만드는 기초가 된다. Dr. Z는 A여사가 말하는 모든 것에 귀를 기울이면서 A여사의 자기감각에 관련된 어려움들과 연결되어 있는 내용에 집중하였다.

치료 수행하기

예를 들자면, 치료가 일 년째 접어들면서 A여사는 Dr. Z에게 이렇게 말했다.

선생님은 제가 날이면 날마다 제 문제들만 이야기하는 것 때문에 힘드신 게 분명해요. 선생님에게는 아마 저보다도 선생님의 도움이 더 필요한 다른 환자들이 있겠지요.

Dr. Z는 A여사가 그녀의 문제가 되는 자기-지각에 주목할 수 있도록 공식화를 활용하여 이렇게 말했다.

내 생각에는 당신이 내가 마치 당신의 어머니처럼, 당신에게 실망하고 다른 사람들에게 더 관심을 갖게 될 것이라고 추측하는 건 아닌가 싶네요.

인생사 만들기

시간이 흐르면서 A여사는 Dr. Z가 실제로도 그렇고, 자신에게 진심으로 관심을 갖는다고 믿기 시작했다. Dr. Z와의 대화를 통해서 A여사는 Dr. Z가 마치 A여사의 어머니가 그랬듯이, A여사가 게으르고 능력 없는 사람인 것을 알게 될 것이라고 지레짐작하는 왜곡된 기대를 갖고 있다는 것을 깨달았다. 그들은 함께 이 공식화를 활용하여 A여사에 대한 인생사를 만들어(Creating a life narrative) 그렇게 하는 작업이 그녀가 어떻게 이런 부적응적인 무의식적 공상을 만들어 내게 되었는지에 대한 이해를 할 수 있게 돕는다. A여사의 말에 따르면,

저는 제 어머니가 남동생에게 했던 것만큼 저에게는 관심을 두지 않았다는 것이 제게 얼마나 상처가 되었는지 전혀 몰랐어요. 또한 저는 이것이 제가 제 자신에 대해 생각했던 방식에 손해를 끼쳤다는 것도 전혀 이해할 수 없었어요. 저는 이제 제 남편이 제게 관심이 없지 않다는 것을 알게 되었어요—전 정말 전에는 모든 사람이 그럴 것이라고 추측했어요.

치료를 진행하면서 Dr. Z는 자신의 공식화를 심화시키고 바꾸어 가긴 하였지만, Dr. Z는 그것을 지속적으로 활용하여 목표를 세우고, 치료 전략을 개발하고, 환자의 말을 듣고, 개입할 것들을 구성하고, A여사가 자신의 인생을 이해할 수 있도록 도왔다. 그것은 시작부터 끝까지 치료의 모든 부분에서 비결이다.

우리는 환자들과 우리의 공식화를 공유하는가

때때로 우리는 우리의 정신역동적 공식화를 환자들과 공유하기도 하고, 우리의 치료 전략들과 개입들을 만들기 위해 개인적으로 그것들을 활용하기도 한다. 제22장에서 더 다루겠지만, 우리가 생각하는 것이 그 순간에 환자들에게 임상적으로 가장 도움이 될지를 따져 보아 공유할지 여부를 결정한다. 환자들이 자기-성찰 능력이 있고 그들의 무의식적인 생각들과 느낌들의 영향과 발생에 대해 생각할 수 있다면, 우리의 공식화를 공유하는 것이 도움이 될 수 있다.

🗀 사례

B양은 30세 여성으로, 자신의 다가오는 결혼에 대해 확신이 서지 않아 Dr. Y에게 치료를 받기 위해 왔다. 그녀는 그녀의 약혼자를 사랑하기는 하지만, 그녀의 어머니가 그랬던 것처럼 결국에는 불행한 아내가 될까 봐 걱정하고 있다고 말했다. 치료 중에 B양과 그녀의 치료자는 B양이 다음과 같은 무의식적인 갈등을 가졌다는 가설을 전개한다.—비록 그녀가 약혼자를 사랑하고 그와 남은 생을 함께 보내기를 원하지만, 그녀는 자신의 어머니가 결코 경험해 보지 못했던 그런 종류의 결혼생활을 하게 되는 것에 대해 죄책감을 느낀다. 이것을 이해하게 되어 그녀는 결혼을 진행할 수 있었고, 그녀 자신의 관계 능력에 대해 더욱 긍정적인 느낌을 갖게 되었다.

환자들이 자기-성찰적이지 않다면, 우리의 공식화를 치료자만 개인적으로 활용하는 것이 유용할 것이다.

🗂 사례

C여사는 58세 여성으로, 6개월 전에 25년 동안 함께 살아온 남편과 사별하였다. 그녀는 혼란스러움을 치료 받기 위해 클리닉에 오게 되었는데, 그녀는 Dr. X에게 고지서를 내거나 가계부 정리 같은 일들을 하는 데 어려움을 겪는다고 설명했다. C여사에게 불안이나 우울, 인지 장애 증상은 없다고 판단되자, Dr. X는 C여사에게 그녀의 남편이 집 재정을 도맡아 관리했었는지를 물어보았다. C여사는 그가 그렇게 했다고 답은 하였지만, 그녀는 그녀의 현재 문제가 남편의 죽음과 아무런 관련이 없다고 생각한다고 말했다. "전 항상 독립심이 강했어요. 그래서 전 혼자서도 잘할 수 있을 거예요." Dr. X는 C여사가 그녀의 남편이 하던 일들을 떠맡아 하는 것이 어려운 것은 남편과의 사별에 대한 느낌과 연관이 있을 것이라고 가정하였지만, C여사는 아직 이것에 대해 이야기할 준비가 되지 않았고, 그녀가 독립심이 강하다고 느끼는 데 온 힘을 쏟고 있다고 생각했다. 그래서 Dr. X는 자신의 공식화를 은밀히 활용하여 C여사가 한 번에 한 가지 일을 해결할 수 있도록 전략을 세우는 데 도움을 주었다. 이것은 C여사가 이러한 일들을 다루는 데 자신감을 얻도록 해주고 더욱 독립심이 강하다고 느끼게 해주지만, 아직은 그녀가 그녀의 남편을 얼마나 그리워하는지에 대해서는 이야기를 꺼내지 못한 채로 있다.

Dr. Y와 Dr. X는 그들의 환자에 대한 정신역동적 공식화를 만들었는데, Dr. Y는 자신의 공식화를 B여사와 공유했던 반면, Dr. X는 자신의 공식화를 드러내 놓고 공유하지 않고 사용하였다. 그렇다면 이 치료자들은 그들의 공식화를 어떻게 구성하였을까? 우리는 제3장에서 알아 나갈 것이다.

제3장
우리는 정신역동적 공식화를 어떻게 구성하는가

✎ 주요 개념

우리가 정신역동적 공식화를 구성할 때, 우리는

환자의 주요 문제와 패턴을 **기술한다.**

그들의 발달력을 **검토한다.**

발달에 대한 조직화된 견해를 활용하여 문제와 패턴을 과거력과 **연결한다.**

우리는 우리가 관찰한 것들을 설명하기 위한 가설들을 어떻게 전개할까? 그것은 문화적 경향성, 두 사람 사이의 관계, 자연 현상—어느 방식으로도 할 수 있다. 가령, 한 마을에 평상시보다 강설량이 적었다고 사람들이 느끼고 있는데, 앞으로도 이런 경향일지 알고 싶어 한다고 해 보자. 먼저, 사람들은 세심한 관찰과 측정을 통해서 이 현상을 분명히 할 필요가 있다. 이후, 사람들은 이 지역 내의 과거 강설량 기록을 연구해야 한다. 일단 이렇게 한 후, 그들이 했던 관찰과 과거 현상들을 연결하여 현재 무슨 일이 일어나고 있고 미래에 어떠한 일이 일어날지에 대한 가설을 만들기 위해 기상학 이론들—가령, 지구 온난화 이론들—을 활용할 수 있다. 그래야 설득력 있는 방식으로 다른 사람들에게 그들의 가설을 설명할 수 있다.

정신역동적 공식화를 만들기 위한 기본 3단계

우리는 정신역동적 공식화를 구성할 때 사람들이 왜 그리고 어떻게 생각하고, 느끼고, 행동하게 되는 특징적인 패턴을 발달시켜 왔는지를 이해할 수 있도록 일정하게 동일한 단계를 따른다. 이 과정은 다음의 기본 3단계를 포함한다. 우리는

주요 문제와 패턴을 기술한다.
발달력을 검토한다.
발달에 대한 조직화된 견해를 활용하여 문제와 패턴을 과거력과 연결한다.

종합하자면, 이 3단계가 공식화를 구성하게 된다. 각 단계는 과정 중에 매우 중요한 것이고, 제2~4부에서 자세하게 다룰 것이다. 우리는 여기서 그것들을 간략히 서론 수준으로 개괄하고자 한다.

주요 문제와 패턴을 기술하기

사람들이 그들의 주요 문제와 패턴을 발달시키게 된 이유에 대해 생각해 보기 전에 우리는 그것들이 무엇인지 기술할 수 있어야 한다. 여기서 우리는 단순히 주소(chief complaint)만을 이야기하는 것이 아니라, 한 사람이 생각하고, 느끼고, 행동하는 주된 방식의 기저를 이루고 있는 문제들에 대해서 이야기할 수 있어야 한다. 우리는 이것들을 5개의 기초 기능 영역으로 나눌 수 있다.

- 자기(self)
- 관계(relationships)
- 적응(adapting)
- 인지(cognition)
- 일과 놀이(work and play)

한 사람이 기능하는 방식을 이해하기 위해 이들 각 영역을 기술하는 것은 중요하다. 이렇게 하기 위해 우리는 환자들이 우리에게 보여 주는 것뿐만 아니라 말하는 것들로부터 알아내야 한다. 예를 들면, 한 환자가 자기는 다른 사람들과는 잘 지낸다고 하지만 평가과정 내내 치료자와 논쟁을 벌이고 있다고 하자. 우리는 그 환자가 다른 사람들과의 관계가 어떤지를 기술할 때 양쪽 측면의 정보를 활용해야만 한다. 또한 우리 환자들을 제대로 이해하기 위해 이들 각 기능의 표면적인 기술 이상을 확보하는 것이 필수적이다. 우리는 제2부에서 이 영역에 대해 그리고 어떻게 기술할 것인지에 대해 구체적으로 다룰 것이다.

발달력 검토하기

환자들이 우리를 만나러 올 때, 우리는 현재 문제에 이르도록 한 사건들을 이해하기 위해 '과거력을 조사한다'. 그러나 정신역동적 공식화를 구성하기 위해 우리는 이 이상으로 많은 것을 해야 한다. 우리의 목표는 환자의 과거력과 그들의 주요 문제와 패턴 사이의 연결점을 찾기 위해 우리 환자들에 대해 가능한 한 모든 것을 알아내야 한다. 이렇게 하기 위해서는 발달력을 조사해야 한다. 이런 종류의 과거력은 출생 이전, 환자의 가문 혈통, 임신 중 발달 상태, 유전적 기질로 시작한다. 애착, 양육자와의 초기 관계, 외상과 같은 출생 후 첫 몇 년 동안의 모든 측면을 포함하고, 유년기, 청소년기, 성인기를 거쳐 현재까지로 이어진다. 우리는 사람들이 그들의 전형적인 패턴을 만들어 내는 이유를 모르기 때문에 모든 것을 고려해야만 한다―우리는 유전적 성향과 환경 요인, 그 둘 사이의 관계 모두에 관심을 가져야 한다. 우리는 발달 과정들을 잘 거쳐 왔는지 뿐만 아니라, 문제가 있었던 과정들까지 이해하고자 한다―과거력과 환자의 주요 성격적 특성의 발달 사이에 원인적 연결에 관한 가설을 세우기 위해 가능한 한 얻을 수 있는 모든 정보를 필요로 한다. 발달력을 검토하는 것은 제3부의 주제로 다룰 것이다.

발달에 대한 조직화된 견해를 활용하여 문제와 패턴을 과거력과 연결하기

정신역동적 공식화를 구성하는 마지막 단계는 환자들이 왜 그리고 어떻게 자기가 그렇게 생각하고, 느끼고, 행동하게 되는 방식을 만들게 되었는지에 관한 가설들을 제공하는 종단적 이야기(longitudinal narrative)를 만들어 문제와 패턴을 발달력과 연결하는 것이다. 이렇게 하는 데 있어서 우리는 발달에 대한 조직화된 견해들의 도움을 받게 된다. 이 조직화하는 견해들은 우리가 환자들의 발달 경험을 다양한 방식으로 개념화하고 이해할 수 있도록 해 준다. 그것들은 우리가 과거력을 통해서 알게 된 정보를 가지고 그것이 어떻게 우리 환자들에게서 보이는 문제와 패턴에까지 이르게 되었는지를 생각할 수 있도록 도와준다. 각기 다른 견해들이 각기 다른 문제와 패턴을 이해하는 데 더 도움이 될 수 있다. 앞으로 제4부에서 논의하게 될 조직화하는 견해들은 다음과 같은 것들이 발달에 미치는 영향을 다룰 것이다.

- 정신적 외상
- 초기 인지적 · 감정적 어려움
- 갈등과 방어
- 타인과의 관계
- 자기(self)의 발달
- 애착

자, 이제 제2부—기능을 기술하기에서부터 정신역동적 공식화를 구성하는 것을 시작해 보자.

제1부 참고문헌

1　　Eels, T. D. (Ed.) (2007). *Handbook of Psychotherapy Case Formulation.* New York: Guilford Press.

2　　Campbell, W. H., & Rohrbaugh, R. M. (2006). *The Biopsychosocial Formulation Manual.* New York: Routledge.

3　　Wright, J. H., Basco, M. R., & Thase, M. E. (2006). *Learning Cognitive-Behavior Therapy.* Washington, DC: American Psychiatric Publishing, Inc.

4　　Locke, J. (1975). *An Essay Concerning Human Understanding.* Oxford: Oxford University Press.

5　　Wilson, E. O. (2000). *Sociobiology: The New Synthesis 25th Anniversary Edition.* Cambridge: Harvard University Press.

6　　Freud, S. (1937). Analysis Terminable and Interminable. In Strachey, J. (Ed.), *The Standard Edition of the Complete Psychological Works of Sigmund Freud (1937-1939)* (Volume XXIII, pp. 209-254). London: Hogarth Press.

7　　Cabaniss, D. L., Cherry, S., Douglas, C. J., & Schwartz, A. R. (2011). *Psychodynamic Psychotherapy.* Oxford: Wiley.

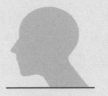

제2부

기술하기

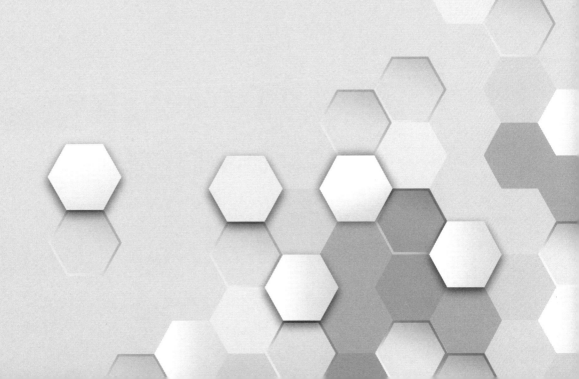

서론

✎ 주요 개념

정신역동적 공식화는 우리가 사람들이 왜 그리고 어떻게 그러한 방식으로 기능하는지를 설명할 수 있도록 도와준다.

우리는 누군가의 기능을 설명하려고 하기 전에 그것을 **기술할 수** 있어야 한다.

우리는 다음 두 가지를 기술함으로써 이렇게 할 수 있다.

- **문제 –** 이 환자가 무엇 때문에 지금 치료 받으러 왔는가?
- **사람 –** 환자가 생각하고, 느끼고, 행동하는 특징적인 패턴

우리는 이것들을 다음과 관련된 패턴들로 구분할 수 있다.

- 자기
- 관계
- 적응
- 인지
- 일과 놀이

우리는 그 사람이 인식하고 있는(의식적인) 것뿐만 아니라 인식하지 못하는(무의식적인) 것에 관한 기능의 측면을 기술할 필요가 있다.

각 패턴마다 어려움을 겪는 영역들뿐만 아니라 강점이 되는 영역들에 대해 생각하는 것이 중요하다.

우리는 무언가가 어떻게 기능하는가를 생각할 때, 그것이 의도된 대로 되는지를 고려해야 한다. 냉장고는 낮은 온도에서 음식물을 저장하기 위해 고안된 것이기 때문에 만약 우유가 차갑다면 냉장고가 잘 기능하는 것이고, 만약 우유가 따뜻하다면 제대로 기능하지 못하는 것이다. 자동차는 사람들을 한 곳에서 다른 곳으로 이동시키는 수단으로 만들어졌기 때문에 만약 우리가 목적지에 제대로 도착하게 된다면

자동차가 잘 기능하는 것이고, 만약 항상 수리점에 있다면 제대로 기능하지 못하는 것이다. 다양하게 기능하도록 고안된 것들은 때때로 한 곳에선 잘 작동하다가도 다른 곳에서는 그렇지 못할 수 있다. 예를 들어, 만약 편안함과 스타일을 동시에 추구하도록 만들어진 책상의자가 사무실에서는 근사해 보이더라도 근로자에게 허리 통증을 유발시킨다면, 그것은 한 기능만 제대로 만족시키면서 다른 기능은 그렇지 못한 것이다.

냉장고나 자동차의 고유 기능을 아는 것은 쉬울지 모르지만, 사람이 무엇을 할 수 있어야 하는지를 아는 것은 더더욱 어렵다. 예를 들어, 모든 사람은 일을 해야만 하는가? 결혼을 해야 하는가? 자녀를 가져야 하는가? 종교 단체에 속해 있어야 하는가? 이타주의적이어야 하는가? 비록 어떤 사람들은 모든 사람이 이 모든 것 중 한 가지 혹은 전부 할 수 있어야 한다고 믿을지 모르겠지만, 정신건강 전문가로서 이런 종류의 판단을 하는 것은 우리의 일이 아니다. 반대로, 우리는 지구 상에 존재하는 사람들만큼이나 다양하게 살아가는 방식이 있다는 것을 안다. 그러나 사람들이 고통을 겪을 때, 우리는 그들의 기능이 어떠한 방식으로든 불안정해지고 있다는 것을 안다.

설명하기 전에 먼저 기술하라!

사람들은 생각하고, 느끼고, 행동하는 것을 통해 기능한다. 우리는 사람들이 왜 그리고 어떻게 그런 식으로 기능하는지 설명하기 위해 공식화를 구성한다. 그러나 우리는 그것을 설명하기 전에 먼저 그들의 기능을 기술할 수 있어야 한다. 우리는 문제와 사람 둘 다를 기술함으로써 이렇게 할 수 있다.

문제를 기술하기

문제란 바로 지금 그 사람에게 가장 큰 어려움을 주는 것을 말한다. 항상 그런 것은 아니지만, 일반적으로 그 사람이 정신건강 전문가를 찾게 되는 이유를 말한다. 때때로 우리는 환자들이 호소하는 주 문제에 동의하기도 하고, 그렇지 못할 때도 있지만, 어떤 쪽이든 우리는 그들의 걱정을 인정해 주고 다뤄야만 한다. 여기 환자들이 정신치료를 받으러 오게 되는 문제의 몇 가지 사례가 있다.

> A씨는 그의 십 대 딸을 이해할 수 있도록 도움을 받기 위해 진료실에 찾아왔다.
> B여사는 자신이 이혼을 원하고 있는지 확신이 서지 않아 치료자에게 상담을 받으러 왔다.
> C양은 일에서 점차 불안을 느끼는 것 때문에 진료 예약을 했다.
> D씨는 해고당한 이후로 다시 회복할 수 없었기 때문에 그의 주치의가 의뢰하여 상담을 받으러 왔다.
> E양은 그녀가 왜 깊은 관계를 맺을 수 없는지 알 수가 없어 치료를 받으려 한다.

당연히 많은 환자가 단 한 가지 문제만 갖고 있지는 않다. 그들은 우울증을 갖고 있으면서 배우자와 계속되는 문제가 있을 수도 있고, 혹은 술을 너무 많이 마실 수도 있고, 편찮은 부모님을 모시고 있을 수도 있다. 여하튼, 우리는 이 문제가 어떻게 발생한 것인지 정신역동적 공식화 관점에서 설명하기 위하여 바로 지금 그 사람을 가장 힘들게 하는 문제가 무엇인지 확인하고 기술하는 솜씨를 향상시키는 것이 중요하다. 당신 스스로에게 다음과 같이 질문하고 답하여 보라. "왜 이 사람이 이제서야 나를 찾아오게 되었을까?" 그렇게 해야 당신은 주 문제를 확인할 수 있을 것이다.

그 문제가 대인관계의 어려움인지 아니면 기분 장애나 불안 장애의 증상인지―모든 구체적인 것을 파악하는 것이 중요하다. 우리가 정신역동적으로 생각한다면, 환자의 인지적·감정적 문제를 꼼꼼히 진단하는 데에도 관심을 둘 것이다. 한 환자가 주요 우울증이나 식이 장애 혹은 물질 남용을 갖고 있는 것을 이해하는 것은 우리가 치료를 권고하고 수행하는 방식에 있어서 핵심이 된다. 그러나 정신역동적 공식화를 구성하기 위해서는 우리가 현재 문제만으로 알 수 있는 것 이상으로 환자들에 대해 더 많은 것을 아는 것이 필요하다.

사람을 기술하기

문제란 환자에게 바로 지금 가장 큰 어려움을 주는 것을 말한다. 그러나 누군가가 기능하는 방식을 완전히 이해하기 위해서 우리는 그 사람이 보통 생각하고, 느끼고, 행동하는 방식을 기술할 수 있어야만 한다. 우리는 이것을 사람에 대해 기술하기라고 부른다. 문제와 사람 사이의 차이점을 살펴보기 위해 F여사와 G여사의 사례를 살펴보자. 비록 그들이 같은 문제를 가지고 있긴 하나, 그들은 아주 다르게 겪고 있다.

F여사는 두 자녀를 둔 35세 여성으로, 얼마 전 결혼한지 10년 만에 남편이 집을 나가 버렸다. 친구들도 거의 없는 F여사는 공포에 질려 절망적이고 외롭다고 느꼈다. 그녀는 날마다 남편에게 전화를 해서 집으로 돌아오라고 간청을 하는가 하면 자해하겠다고 협박도 했다. 그녀는 자신이 전혀 사랑스러운 구석이 없다고 느끼고, 결코 다른 관계도 맺지 못할 것이라고 확신하였다. 그녀는 자신뿐만 아니라, 그녀의 자녀들과 집도 돌보지 않았다.

G여사는 두 자녀를 둔 35세 여성으로, 얼마 전 결혼한지 10년 만에 남편이 집을 나가 버렸다. 그녀는 충격을 받고 화가 났지만, 그녀의 친구들과 가족을 만나 기운을 차리고 그녀의 좋은 자기 감각을 유지할 수 있었다. 그녀는 자녀들에게 집중하고 안정적인 집안을 유지하려고 노력한 덕분에 그녀의 삶은 거의 흔들림이 없는 것 같아 보였다. 아직 데이트할 단계는 아니지만, 그녀는 미래에 또 다른 관계를 맺을 수 있을 것이라고 긍정적으로 생각하고 있다.

F여사와 G여사 모두 자신의 남편이 집을 나가긴 했지만, 그들은 이 상황에서 다른 방식으로 반응했다. 이것은 F여사와 G여사가 문제가 생기기 이전부터 아주 다르게 기능해 왔기 때문이다. 우리는 이 기능을 사람이라고 부른다. 그래서 우리는 그 사람이 겪고 있는 문제뿐만 아니라 그 사람이 어떠한지도 알아야만 한다.

패턴을 기술하는 것은 사람에 대해 기술하는 것을 돕는다

우리는 환자가 특징적으로 생각하고, 느끼고, 행동하는 방식들을 기술함으로써 사람에 대해 기술할 수 있다. 우리는 이러한 것들을 그 사람의 특징적인 패턴이라고 부른다. 사람들은 성인이 될 때까지 삶의 다양한 측면에서 특징적인 패턴들이 발달하게 된다. 모든 시대를 통틀어 인간 행동을 관찰해 온 사람들은 사람들이 특징적으로 기능하는 방식들을 기술하기 위해 다른 방법을 사용해 왔다. 이 방식들 중 일부는 두드러지게 공통적으로 나타나는 특징들에 기초하여 사람들을 범주로 나누려고 하였다. Hippocrates는 사람들을 4가지 필수 체액의 균형에 따라 범주화하였고,[1] Sigmund Freud는 사람들의 정신성적 발달 단계에서 어디에 고착되는가에 따라 집단화하였으며,[2] DSM(정신질환의 진단 및 통계 편람)은 공통적으로 나타나는 특징들에 따라 사람들을 범주화하였다.[3] 그러나 이 분야의 더 많은 연구자는 사람들이 생각하고, 행동하는 특징적인 패턴들을 특정한 차원(dimensions)에 따라 기술하는 것이 그들을 이해하는 최선의 방법을 제공한다는 것을 발견했다.[4, 5] 이 책에서 우리는 5가지 기능의 기본 영역을 활용하여 차원적 접근을 할 것이다.

- 자기
- 관계
- 적응
- 인지
- 일과 놀이

우리는 일련의 변인들을 활용하여 더 깊이 있게 각 영역을 기술할 것이다. 이들 각각의 영역에서 모든 환자의 기능을 알게 되고 기술할 수 있는 것은 그들을 한 사람으로서 알게 되는 데 필수적이다. 왜 그리고 어떻게 한 사람이 다른 것들에 대해서보다 한 가지 패턴이 발달하는가는 우리가 정신역동적 공식화에서 설명하고자 하는 중요한 측면이다. 우리는 앞으로 제4~8장에 걸쳐 각 영역의 기본, 해당 영역에서 나타나는 공통적인 패턴, 각 영역을 평가하는 방법을 포함하여 이들 각각의 영역을 기술할 것이다.

강점과 어려움

사람들은 복잡한 존재이기 때문에 기능의 한 영역 안에서조차 강점과 어려움을 가지고 있다. 어떤 사람들은 한 영역에서 매우 잘 기능하지만 다른 영역에서는 더 많은 어려움을 겪는다. 다음의 사례를 살펴보자.

H씨는 35세의 이성애자로, 한 여성과 장기간의 연애 관계를 가져 본 적이 한 번도 없었다. 그러나 그는 남자와 여자 모두에서 친한 친구들이 많아 교제를 하면서 속마음도 터놓고 지낸다.

I여사는 55세의 대기업 CEO이다. 그녀는 유능한 관리자이자 뛰어난 사업가이다. 그러나 그녀는 사교 관계에서는 극도로 불안하고 주말에 남는 시간이 생기면 편치 않다.

H씨의 관계 패턴을 보면, 그는 친밀한 우정을 나눌 수 있는 능력이 강점이 되는 반면, 연애 상대를 만나는 데 어려움이 있다. I여사의 사례에서 그녀의 탁월한 업무 기능은 분명한 강점인 반면, 그녀의 관계와 여가 생활에서의 기능은 더 많은 어려움을 가져온다. 대부분의 사람과 같이, 이 사람들도 한 영역에서는 좋은 기능을 갖고 있고 다른 영역에서는 더 많은 어려움을 가진 모자이크와 같다.

때때로, 정신건강 전문가로서 우리는 문제들에만 국한해서 초점을 맞추고 그 외의 강점이나 회복력(resilience)은 무시해 버린다. 그러나 우리는 환자들이 새롭고, 더 건강한 방식의 기능을 구축하도록 돕기 위해 그들의 강점에 기대를 걸 필요가 있다. 환자들의 강점과 어려움을 기술하는 것은 우리의 정신역동적 공식화에서 그 두 가지에 대한 가설을 세울 수 있도록 해 준다.

의식적인, 그리고 무의식적인 패턴들

사람들은 자신이 어떤 방식으로 생각하고, 느끼고, 행동하는지에 대해 일부만 인식할 뿐, 전부를 인식하는 것은 아니다. J양과 K여사의 경우를 살펴보자.

J양은 35세 여성으로, 치료를 받으러 와서 이렇게 말했다. "저는 제 자신에 대해 긍정적인 느낌을 갖는 게 너무 어려워요. 전 어렸을 때부터 항상 이랬어요. 그런 것들을 제가 다루고 싶은 거예요."

K여사는 35세 여성으로, 치료를 받으러 와서 이렇게 말했다. "제 남편은 치료를 받든지 아니면 이혼을 하든지 하재요. 그는 제가 자기 말을 안 듣는다고 해요. 제가 왜 그래야만 하죠? 그는 항상 일 얘기만 해요—회계 쪽이에요—얼마나 지루한지 아세요? 그런데 선생님은 직원을 새로 뽑는 게 좋겠어요. 그녀는 제 이름을 두 번이나 잘못 불렀어요—별로 똑똑하지 않군요."

J양은 그녀가 자기 존중감에 어려움이 있다는 것을 의식하고 있지만, 왜 그런지에 대해서는 인식하지 못한다. 반대로, K여사는 그녀 스스로에게 만족하기 위해 다른 사람들을 헐뜯는 경향으로 보아 그녀는 자기 존중감에 무의식적인 어려움이 있을 것이라고 가설을 세울 수 있다. 우리는 정신역동적으로 생각할 때, 의식적인 패턴과 무의식적인 패턴 모두에 관심을 가질 수 있다.

앞을 내다보기

기능의 각 영역은 중요하기 때문에 우리 스스로 이 모든 영역에 대해 배우는 것은 우리의 환자들을 기술하는 데 필수적이다. 자, 이제 다음 제4장의 자기(self)와 관련된 패턴들로 넘어가도록 하자.

제4장
자기

✎ 주요 개념

성인이 되기까지 사람들은 자기 자신에 대해서 경험하는 특징적인 패턴을 익힌다. 우리는 이러한 패턴을 다음의 변인들을 이용하여 기술할 수 있다.

- 자기-지각, 다음을 포함하여
  - 주체성(identity)
  - 자기에 관한 공상
- 자기 존중감, 다음을 포함하여
  - 자기 존중감 위협에 대한 취약성
  - 자기 존중감 위협에 대한 내적 반응
  - 자기 존중감 규제를 위해 다른 사람들을 활용

시험 낙방, 이별, 해고, 질병—이처럼 삶은 우리가 누구인가에 대한 감각과 스스로에 대해서 좋게 느낄 수 있는 능력을 위협하는 경험들로 가득차 있다. 왜 어떤 사람들은 이러한 상황들을 자기 존중감의 상실 없이 잘 대처해 나가는 반면, 다른 사람들은 무너져 내리는 것일까? 이에 대한 가설을 세우기 위해서 우리는 한 사람이 자기(self)에 대해 경험하는 특징적인 방식들을 기술할 수 있어야 한다.[6]

영역을 정의하기: 자기

우리가 인생에서 하는 모든 것은 다른 사람들과 관계를 맺는 것부터 시작해서 우리가 무슨 일을 하고, 무슨 놀이를 할지를 결정하는 것까지 우리 자신에 대해 어떻게 생각하는가와 관련되어 있다—즉, 우리의 자기-경험(self-experience)과 관련되어 있다. 우리가 할 수 있는 것과 하고 싶은 것에 대해서 현실적으로 생각하는 것은 우리로 하여금 만족과 기쁨을 누릴 수 있는 관계와 활동들을 선택할 수 있게 해 주고, 역경에 처하더라도 우리 자신에 대하여 좋은 느낌을 유지할 수 있게 해 준다. 따라서 우리의 자기-경험은 우리가 기능하는 방법의 중심이 된다.

자기와 관련된 패턴들을 기술하기 위한 변인들

우리는 다음의 두 가지 주요 변인을 사용하여 한 사람의 자기-경험을 기술할 수 있다.

- 자기-지각
- 자기 존중감 규제

자기-지각

우리가 심리적 혹은 의학적 과거력에서 사람들에 관한 '신원 정보(identifying information)'를 적을 때, 보통 그들의 나이, 성별, 직업, 대인관계 상태와 같이 그들에 관한 특정한 것들을 요약하는 한 문장으로 시작한다. 그러나 우리가 정신역동적 공식화에서 사람들의 자기-지각에 관해서 생각할 때에는 그들의 인구학적인 정보뿐만 아니라 자신에 관한 의식적·무의식적 생각과 느낌을 고려해야만 한다. 이것은 주체성(identity)에 대한 그들의 감각과 자신에 관한 공상을 포함한다.

주체성(identity)

우리의 주체성에 대한 느낌이란 우리가 누구인가에 대한 느낌이다.[7] 이것은 우리가 무엇을 좋아하고 무엇을 싫어하는지 아는 능력뿐만 아니라, 우리의 재능과 한계를 아는 능력을 포함한다. 제12장에서 더 자세히 다룰 것인데, 우리의 주체성에 대한 감각은 삶 전체에서, 특히 청소년기 시절에 성장한다. 주체성에 대해 안정적인 감각을 가지고 있는 성인들은 관계에서부터 직업 선택에 이르기까지 모든 것에서 선택을 할 때 이를 사용한다. 주체성에 대해 덜 안정적인 감각을 가지고 있는 성인들은 선택을 하는 데 어려움을 자주 겪기도 하고, 더 많은 불규칙한 인생 궤적을 갖기도 한다. 다음의 사례들을 고찰해 보자.

A군은 27세의 동성애 남성으로, 공학 분야 석사과정 중에 있다. 대학에 다닐 때, 그는 화학을 전공하여 우수한 성적을 거뒀고 공학에서도 학습의욕을 고취시키는 수업을 받았다. 그는 지금 화학 공학을 전공하면서 그의 관심영역들을 결합시키기를 기대하고 있다. 그는 이렇게 말했다, "전 수학과 과학을 잘하긴 하지만, 글쓰기는 별로이지요. 전에는 소설을 쓰고 싶다고 생각했는데, 지금은 그럴 가능성이 없어요―전 정말로 지금 하고 있는 일들이 좋아요." 그는 지금 만나는 애인과 오랫동안 만나고 있고, 언젠가 아이를 갖고 싶어 한다.

B군은 27세의 이성애 남성으로, 웨이터 일을 하면서 대학 친구들과 함께 살고 있다. 그는 말했다, "전 무언가 다른 쪽의 일을 해야 한다고 생각하는데 그게 뭐가 될지는 모르겠어요. 전 대학 때 생물학을 전공했어요. 제 부모님은 제가 싫어하는 쪽인데도 해야만 한다고 하셨거든요. 아마 전 소설을 써 볼 것 같아요… 돈을 좀 벌기에는 좋을 것 같긴 한데 제가 대단한 작가가 될지는 잘 모르겠어요." B군은 여성들과 짧고 강렬한 관계를 갖는 편이었으며 이렇게 말했다, "전 제가 정말로 좋아하는 사람과 데이트를 해 본 적이 없는 것 같아요."

비록 두 사람이 그들의 삶 속에서 비슷한 시점에 있긴 하지만, A군은 B군보다 주체성에 대해서 훨씬 더 굳건한 감각을 가지고 있다. A군은 일과 그의 관계들에 있어서 그가 좋아하는 것들과 싫어하는 것들에 대해 불편함이 없고, 그는 자신의 재능과 한계에 대해서 긍정적인 감각을 가지고 있다. 이와 반대로, B군은 그가 좋아하는 것이 무엇인지 불분명하고, 그의 강점이나 어려움들을 분간할 줄 모른다.

자기에 관한 공상

학생은 선생님으로부터 숙제를 잘했다고 칭찬받는 것을 상상하고, 십대 소년은 자기가 좋아하는 소녀와 데이트하는 것을 상상하고, 과학자는 노벨상을 받는 것을 상상하고, 은퇴한 사람은 존경받는 할아버지가 되는 것을 상상한다—모든 삶의 단계에서 자기에 관한 공상들(fantasies about the self)은 우리에게 위로와 목표, 탈출구가 되어 준다.[8, 9] 그것들은 또한 우리가 전진하고, 노력하고, 성취할 수 있도록 돕는다. 스스로에 대한 공상들이 자신의 재능과 한계에 정확하게 들어맞는 사람들은 자신의 능력에 맞지 않게 개인적인 목표에 매달리는 사람들보다 스스로에 대해 더 긍정적으로 느낄 가능성이 있다.[10]

사람들은 자신에 관한 의식적인 공상과 무의식적인 공상 둘 다를 가지고 있다. 사람들은 우리에게 자신의 의식적인 공상들을 말해 줄 수는 있을지라도, 우리는 다른 방식으로—가령, 그들의 꿈 이야기를 듣거나 행동에 주목하는 것을 통해 그들의 무의식적인 공상들을 알아내야만 한다.

🗇 사례

C양은 한 번도 결혼한 적 없이 미혼으로 살고 있는 44세 여성으로, 우울 증상 때문에 치료를 받으러 왔다. 그녀는 그녀의 여동생이 결혼식을 올린 이후로 수주 동안 처음으로 슬픔을 느꼈다고 말했다. 치료자가 그녀의 여동생이 먼저 결혼한 것 때문에 기분이 나쁜지 물어보자 C양은 이렇게 말했다, "전혀요. 전 절대 결혼하고 싶지가 않거든요. 전 신부보다 들러리가 되는 게 더 좋아요. 결혼식 이후로 제가 왜 이렇게 화가 나는지 이유를 모르겠어요—저의 건배 제의는 피로연의 백미였죠."

비록 C양이 의식적으로 그녀 자신을 만년 들러리라고 느끼긴 하지만, 여동생의 결혼식 이후에 발생한 그녀의 우울증은 그녀가 '관심을 독차지하고 싶다'는 소망처럼 보일 뿐만 아니라, 그녀가 신부로서 무대의 주인공이 되고 싶다는 무의식적인 공상을 가지고 있다는 것을 시사한다.

자기 존중감 규제

존중감이란 존중 혹은 칭찬을 말한다. 그래서 자기 존중감이란 우리가 스스로에 대해서 존중하거나 칭찬하는 것을 말한다. 우리는 대부분 우리의 능력에 탄복하며 인생을 시작한다―아기가 처음으로 말을 하거나 걷기 시작할 때 아기의 얼굴에 나타나는 기쁨을 떠올려 보라. 그러나 사는 동안 우리에게 닥치는 모든 일을 직면하면서 자기 존중감을 유지한다는 것은 때때로 끝이 없는 장애물 경기를 하는 것처럼 느껴질 때도 있다. 실망이나 낙담 속에서 벗어날 수 있는 능력을 우리는 자기 존중감 규제(self-esteem regulation)라고 부르고, 이는 세상 속에서 사람들이 어떻게 역할을 하는지에 관한 중요한 부분이다.[11, 12]

한 사람을 자기 자신에 대해 좋은 느낌을 갖지 못하도록 위험에 빠뜨리는 어떤 것이든 그것을 자기 존중감 위협(self-esteem threat, 또한 자기애적 손상으로도 불린다)이라고 한다.[13] 사람들은 자기 존중감 위협을 인지하고 그에 반응하는 방식에서 다양한 모습을 보이기 때문에 우리는 다음의 변인들을 활용하여 자기 존중감 규제의 독특한 패턴에 대해 기술하고자 한다.

- 자기 존중감 위협에 대한 취약성
- 자기 존중감 위협에 대한 내적 반응
- 자기 존중감 규제를 위해 다른 사람들을 이용

자기 존중감 위협에 대한 취약성

어떤 사람들은 심각한 질환이나 실직과 같이 아주 힘든 감정적 상처들을 직면하고도 그들의 긍정적인 자기존중을 유지할 수 있는 반면에, 어떤 사람들은 길을 가다가 지나가던 사람이 이상하게 쳐다보는 것으로도 무너져 내린다. 때때로 자기 존중감 위협에 매우 취약한 사람들을 연약한 자기 존중감을 가지고 있다고도 한다. D씨와 E양의 차이점을 살펴보자.

D씨는 50세 남성으로 아내, 두 자녀와 함께 살면서 꽤 많은 주택 융자금을 안고 살고 있는데, 20년 동안 일해 온 직장에서 해고되었다. 그는 크게 충격을 받

고 이 경험으로 인해 좌절된 상태이다. 여러 날을 아내와 늦은 밤까지 상의한 후, 아내는 내년부터 자녀를 갖기 전까지 해 왔던 간호사 일을 다시 하기로 했고, 그는 새로운 직장을 찾는 동안 아이의 양육을 도맡아 하기로 결정했다. 처음엔 놀이터에 가서 '엄마들'과 함께 있는 것 때문에 부끄럽게 느끼긴 했지만, 그는 그의 아이들의 삶에 더 가까워지는 것을 즐겼고, 체력 단련을 하는 데 더 많은 시간을 할애했으며, 결국 그의 관심영역에 잘 들어맞는 직업을 찾게 되었다. 일기장에 그는 올해가 더 나은 사람이 될 수 있도록 도와주었다고 적었다.

E양은 26세 독신 여성으로, 얼굴에 작은 여드름이 조금씩 나기 시작했다. 그것 때문에 그녀는 심란해져서 사교 활동을 피하고, 결코 장기간의 관계를 맺지 못하게 될 것이라고 끊임없이 걱정했다.

한 집안의 가장으로서 실직한다는 것은 어느 누구라도 자기 존중감을 상실하기에 충분하다. 그렇지만 어느 정도 불안함에도 불구하고, D씨는 자신을 바로 세우고 자기 존중감의 상실을 최소화하는 상황을 만들었다. 이와 반대로, E양은 사소한 미용임에도 불구하고 자기 감각이 완전히 무너져 버렸다. 우리는 E양이 D씨보다 자기 존중감 위협에 더 취약하다고 말할 수 있다. 때때로 사람들은 특정한 형태의 자기 존중감 위협을 갖고 있어 그것에 특히 취약할 수 있다. 예를 들어, 어떤 사람은 직장에서 사람들로부터 비판을 받아도 잘 넘길 수가 있지만 부모에게서 받는 비판에는 매우 민감할 수 있다.

종종 자기 존중감 취약성은 누군가가 다른 사람과 비교당할 때 반응하는 방식으로 두드러지게 나타난다. 어떤 사람들은 다른 사람은 갖고 있는데 자신에게는 부족하더라도 자기 자신에 대해 좋은 느낌을 유지하는 것이 어렵지 않은 반면에, 다른 사람들은 이것을 견디기 힘들어 한다. 사람들은 이런 상황을 견딜 수가 없어서 다른 사람들이 가지고 있는 것을 파괴하고 싶은 욕구를 느낄 때, 우리는 그러한 사람들을 시기심이 강하다고 말한다. 만약 그들이 다른 사람들과 꼭 같은 수준이 되기를 바란다면 우리는 그들을 질투심이 강하다고 말한다.[14]

🗋 사례

파티장에 가면서 F양은 자기가 알기에 그녀가 구입하기에는 꽤 값비싼 드레스를 입고 있는 지인을 만났다. 큰 목소리로 F양은 이렇게 말했다, "어떤 사람들은 지나치게 화려한 옷을 입어요. 어울리지도 않게 말이죠." 그녀는 지인이 얼굴을 붉히며 방을 나가 버리는 것을 보자 기분이 좋아졌다.

　　같은 파티에서 G양은 그녀가 감탄해 마지않는 패션 감각으로 스카프를 두르고 있는 여성을 보았다. 그녀는 잠깐 동안 자신이 입고 있는 옷이 구닥다리처럼 보인다고 느꼈다. 그녀는 똑같은 스카프를 사서 저런 식으로 해야겠다고 속으로 다짐했다. 다음 날, 그녀는 스카프를 사러 갔다.

F양은 시기심이 강하다. 그녀는 다른 여성이 그렇게 옷 입는 즐거움을 파괴하려는 욕구가 있다. 이와 대조적으로, G양은 질투심이 강하다. 그녀는 새로운 스카프를 갖기만 한다면, 다른 여성이 하는 경험을 파괴할 욕구를 느끼지 않는다.

자기 존중감 위협에 대한 내적 반응

　　사람들이 자기 감각에 대한 위협을 경험할 때, 그들은 스스로 자신의 자기 존중감을 북돋을 수 있는 방식으로 반응한다. 이 전체 과정은 무의식적으로 일어날 수 있다. 사람들이 자신에 관해 좋은 느낌이 들도록 북돋기 위해 사용하는 기전들은 아동기에 생겨나기 시작하여 성인이 되면서 상당히 안정적인 패턴으로 굳어진다. 보다 더 적응적인 패턴은 대인 관계와 같은 다른 기능들을 잘 유지하면서 긍정적인 느낌들을 유연하게 회복시킨다. 보다 덜 적응적인 패턴은 더 불안정하고 종종 다른 기능들과 대인관계를 위태롭게 만든다.[15]

보다 덜 적응적인 내적 반응들

　　자기 존중감 위협에 대해 보다 덜 적응적인 내적 반응들에는 한 사람의 자기 감각을 과장시키거나 위축시키는 것들이 포함된다. 과대성(grandiosity)이란 막대하고 부적당한 과신으로 사람들이 그들의 한계를 직면할 때 느끼는 고통으로부터 보호해 준다. 과대성에 의존하는 사람들은 종종 자기애적(narcissistic)이라고 묘사된다.[16] 그들은 자신의 실패를 외부 원인으로 돌리는 경향이 있고, 쉽게 격분하고, 요구적이며, 다른 사람들을 과소평가한다. 비록 이것들 때문에 그들의 자기 존중감이 보호를 받을 수는 있더라도, 종종 다른 사람들과의 관계가 희생된다는 것을 알지 못한다. H양을 보자.

H양은 32세 여성으로, 아직까지 부모의 도움을 받고 있으면서 작가가 되고 싶어 한다. 그녀는 영화 시나리오를 쓰면 많은 돈을 벌 수 있다고 생각이 들어서 굉장한 아이디어를 가지고 글을 쓸 계획이 있다고 말했다. 그녀는 어떠한 책도 출판한 적이 없는데도 불구하고, 자기가 '보잘 것 없는 작가들보다는 더 재능이 많다'고 말했다. 뿐만 아니라, 그녀는 TV 산업 쪽에 VIP 한 사람을 알고 있다고 말하며 '전화 한 통화면 된다'고 확신하고 있었다.

이와 대조적으로, 자기 감각을 위축시키는 것은 자기비난(self-deprecation)과 피학적 성향(masochism)으로 이어진다.[17] 스스로에 대해 결점을 보충하는 자질들을 떠올릴 수 없기 때문에 이런 식으로 반응하는 사람들은 종종 자기파괴적이고 스스로의 욕구를 부정해 버린다.

I양은 32세 여성으로, 아직까지 부모의 도움을 받고 있으면서 작가가 되고 싶어 한다. 그녀는 아무런 재능이 없기 때문에 작가로 결코 성공하지 못할 것이라고 확신한다고 말했다. 그녀는 "제가 출판했던 것들은 모두 시원찮은 잡지에 있는 것들이에요." 라며 이미 여러 편의 글을 출판한 사실을 별것 아니라고 여기고 있었다. 그녀는 현재 평생 교육원의 공개강좌에서 글쓰기 수업을 듣고 있다. 담당 선생님은 그녀의 첫 번째 과제 말미에 "정말 잘 썼어요! 다음 초고도 기대합니다." 라고 썼는데, I양은 이 글이 형편없다는 뜻으로 해석했다.

실패에 직면해서 이 두 사람은 제대로 기능하지 못하고, 종종 우울증에 빠지고, 자살의 위험에까지 이르게 되었다.

보다 더 적응적인 내적 반응들
보다 더 적응적인 내적 반응들을 가진 사람들은 자기 존중감 위협에 보다 더 경쟁적으로 되거나 보다 덜 경쟁적으로 되는 것으로 반응하기도 한다. 비록 이런 반응들이 그 사람의 전체적인 기능 수준에 별로 영향을 끼치지 않더라도, 이것들로 인한 어려움이나 불편함이 생길 수도 있다. 다음의 사례들을 살펴보자.

J양은 테니스 선수였는데, 학창 시절 내내 대표팀의 스타 육상 선수였던 언니와 함께 자라면서 항상 과도하게 경쟁적이었다. 그녀의 실력은 좋기는 했지만, 그녀의 거슬리는 경기 매너와 친선 경기 때에도 꼭 점수를 따지려고 하는 것 때문에 많은 사람이 그녀와 경기하는 것을 좋아하지 않았다.

K씨는 음식배달 회사를 잘 운영해 오고 있었다. '중요한 행사들'에서 동업자들과 경쟁을 하게 되면서 매우 불안해진 이후로, 요즘 그는 큰 건을 성사시키기 위해 재빠르게 제의하는 것을 자주 '잊어버린다'. 그는 가끔 아내에게 돈을 많이 벌었으면 좋겠다고 얘기하면서도 '사업을 작게 꾸리고 싶다'고 말했다.

J양은 불안감을 느낄 때 자신이 보다 더 경쟁적으로 되는 것을 통해 해결하는 반면, K씨는 비슷한 느낌을 방관하는 것으로 해결한다.

자기 존중감 위협에 대한 가장 적응적인 반응들은 융통성 있는 경우가 많고 가장 적응적인 방어(defenses)를 사용하는 경향이 있다(제6장 참조). 유머, 승화, 이타주의는 다른 기능들이나 대인관계의 희생 없이 사람들이 자신에 대한 좋은 느낌을 회복할 수 있도록 돕는다.

🗇 사례

L씨는 병든 어머니를 간호해야 했기 때문에 법대에 입학하는 꿈을 이룰 수가 없었다. 그는 가족 사업을 이어 받아 편안한 삶을 살고 있었다. 그는 동생 M군이 법대에 입학할 수 있도록 돈을 댔는데, 자신의 좌절된 계획에 대해 약간 아쉬운 느낌이 있긴 했지만 동생 M군이 자랑스러웠다. 동생 M군이 자기가 밟고 있는 과정이 얼마나 어려운지 불평할 때, L씨는 웃으면서 어깨를 다독여 주며 이렇게 말했다. "걱정하지 마, 넌 시험을 잘 치뤄 낼 거야. 그리고 내가 늙었을 때 도울 일이 있을 거야!"

이타주의와 유머는 L씨가 자신에 대한 좋은 느낌을 좌절시킬 수도 있었던 깊은 실망감을 잘 대처할 수 있게 돕는다.

자기 존중감 규제를 위해 다른 사람들을 활용

우리 모두는 우리가 사랑하는 사람들로부터 칭찬 듣기를 갈망한다. 일이 잘 되었을 때 "정말 잘했어!" 라는 말을 듣는 것만큼 기분 좋은 것도 없다. 적절한 수준으로 칭찬을 듣는 것은 자기 존중감 발달의 핵심이다(제17장 참조). 그러나 어떤 사람들은 자기 존중감을 규제하기 위해서 다른 사람들로부터 지속적인 관심과 칭찬, 인정을 필요로 한다. 그들은 칭찬하도록 유도하고, 반복적으로 인정을 요구하며, 스스로가 관심의 중심에 서려고 한다—종종 그들의 지속적인 요구로 인해 가족과 친구들이 지칠 정도로 말이다. 이런 사람들은 자기 존중감 규제를 위해서 다른 사람들로부터의 공급을 필요로 한다. 그들은 마치 다른 사람들이 오직 자신의 자기 존중감을 키우기 위해 존재하는 것처럼 행동하기도 하는데, 이는 공감(empathy)의 부족을 나타낸다(제5장 참조).[18]

🗇 사례

N여사의 치료자가 그녀에게 3개월 간 출산 휴가를 가게 될 것이라고 말하자, N여사는 울면서 말했다. "전 선생님이 계시지 않게 된다는 것을 믿을 수가 없어요. 게다가 그땐 제 인사 고과 시기란 말이에요—제게 있어서 한 해에 가장 힘든 시기가 될 거예요."

일이 끝나자마자, O씨는 그의 아내에게 입맞춤 인사조차 하기도 전에 그날 있었던 일들을 늘어놓기 시작하면서 그가 결정을 잘 내렸다고 생각하는지를 물었다.

N여사는 그녀의 치료자가 자신의 자기 존중감을 유지하는 데 도움을 주는 방식으로만 생각하는 것으로 보아 심각할 정도로 공감이 부족한 것을 보여 준다. 이와 비슷하게, O씨는 그의 아내를 자신의 경험에 대한 타당성을 인정받기 위해서만 존재하는 것으로 본다.

보다 더 적응적인 자기 존중감 규제 전략을 가진 사람들은 충고를 듣고, 이를 소화시켜 스스로 결정을 내릴 수 있다. 그들은 오직 다른 사람들의 칭찬에만 의지하지 않고도 자신이 성취한 일들에 기쁨과 만족을 누린다.

🗐 사례

퇴근 후 집에 가는 길에 P여사는 발표를 잘 해낸 것을 떠올리며 스스로 미소지었다. 집에 도착했을 때, 그녀는 저녁 식사를 하고 아이들이 숙제하는 것을 도와주었다. 비록 아무와도 그날 있었던 일들을 이야기 나누지 않았지만, 그녀는 좋은 느낌으로 잠자리에 들었다.

P여사는 다른 어느 누구로부터의 조언 없이도 자신이 한 일에 대해서 기분 좋게 느낄 수 있다.

자기와 관련된 패턴에 대하여 배우기

자기(self)와 관련된 다른 사람의 패턴에 대하여 배운다는 것은 적극적인 듣기와 질문하기를 포함한다. 다음은 당신이 이 기능의 중요한 영역을 이해하는 데 도움을 주는 지침이다.

자기-지각에 대하여 배우기

때때로 주체성과 공상에 관한 직접적인 질문들이 도움이 될 수 있다. 예를 들면,

당신은 당신의 강점과 어려움들에 대해 정확한 감각을 갖고 있다고 생각합니까? 다른 사람들은 그것에 대해 뭐라고 합니까? 당신이 할 수 있다고 생각하는 것 이상으로 할 수 있다고 사람들이 생각하는 경향이 있나요?

당신은 당신이 실제로는 할 수 있는 것들인데도 할 수 없을 것이라고 생각합니까?—아니면 그 반대입니까?

사람들은 당신이 당신 자신에 대해서 아는 사람이라고 봅니까?

자기 존중감에 대하여 배우기

자기 존중감 취약성에 대하여 배우기

시기, 질투심, 자기 존중감 취약성에 관해 직접적으로 질문을 하면 사람들은 불안해지거나 방어적이 될 수 있다. 대신에, 이 영역에 대하여 배우기 위해 일반적인 상황들에 대한 질문을 해 보자.

> 당신은 당신보다 더 부자이거나, 더 교양 있거나, 더 많이 배운 것처럼 보이는 무리의 사람들 가운데 있다면 어떤 기분이 듭니까?

> 당신이 정말로 원했지만 갖지 못했던 무언가가 있었던 때에 대해 얘기해 보세요. 그것이 당신에게 어떤 기분을 갖게 만들던가요?

> 한 친구가 당신이 결코 할 수 없었던 무언가를 해냈을 때 당신은 어떻게 느낍니까?

> 모든 사람에게는 스스로에 대해 덜 좋게 느끼게 하는 것들이 있습니다. 당신의 경우에는 어떤 것들이 그렇게 느끼게 합니까?

자기 존중감 위협에 대한 내적 반응들에 대하여 배우기

실망이나 실패에 관련된 이야기들을 듣고, 그 사람의 반응에 대하여 배울 수 있도록 돕는 질문들을 하라. 예를 들면,

> 당신은 주변의 다른 사람들이 능력이 없다고 느끼는 경향이 있습니까?

> 당신은 대체로 교실에서 가장 똑똑한, 혹은 멍청한 사람 같다고 느낍니까?

> 당신은 사람들이 당신에 관해 경쟁적인 사람이라고 보는 경향이 있다고 생각합니까?

> 당신은 보통 당신이 원하는 무언가를 얻기 위해 어떻게 합니까?

자기 존중감 규제를 위해 다른 사람들을 활용하는 것에 대하여 배우기

당신은 다른 사람들에게서 칭찬을 들을 필요도 없이 일을 잘 끝냈던 적을 알고 있습니까?

당신은 다른 사람들의 조언 없이 판단을 내릴 수 있습니까?

자기-경험을 기술하기

앞에서 소개된 변인들을 활용하여 Q씨의 자기와 관련된 패턴을 우리가 어떻게 기술할지 살펴보자.

Q씨의 자기 감각과 관련된 패턴들을 보면 그는 눈에 띄는 어려움과 어느 정도의 강점을 가지고 있다. 그는 **자기-지각**에서 어려움을 가지고 있는데, 그가 매번 부정적인 인사 고과 결과를 받는데도 불구하고 매니저로 승진할 것이라고 기대하는 것을 보면 그렇다. 이것은 그가 실제 그가 가진 능력과 일치하지 않는 **자기에 관한 과대화된 공상**을 가지고 있다는 것을 시사한다. 그가 두 명의 십 대 딸들에게 착실한 아버지라는 것에 자부심을 가지고 있는 것으로 보아 그는 가족과 관련하여 꽤 견고한 **주체성**을 가지고 있다. 그는 자기 존중감과 관련하여 심각한 어려움이 있다. Q씨는 가령 고속도로에서 다른 운전자 때문에 운전에 방해받는 것과 같이 사소한 자기 존중감 위협들을 잘 견뎌 낼 수 있는 반면에, 직장 상사에게서 비난받는 것과 같이 더 심한 위협들에는 극도로 취약해진다. 이러한 위협들 때문에 그는 과민해지고, 아내와 아이들을 포함하여 다른 사람들에게 화를 잘 낸다(**자기 존중감 위협에 대한 내적 반응**). 그는 자주 **자기 존중감 규제를 위해 다른 사람들을 이용**한다. 예를 들어, 저녁 식사 때 그는 종종 자화자찬한다. 또한 그는 존경받기 위해 자신보다 더 어린 친구들과 사귀는 경향이 있고, 가끔은 사무실에서 자기를 무척이나 매력적인 사람으로 보고 있다고 확신이 드는 젊은 여성들과 시시덕거린다.

이 사례에서 볼 수 있듯이, 자기-경험은 관계에 주요한 영향을 끼치기도 한다. 이것은 제5장의 주제가 될 것이다.

자기에 관해 기술하기 위한 변인들

자기-지각
  주체성
  자기에 관한 공상
자기 존중감
  자기 존중감 위협에 대한 취약성
  자기 존중감 위협에 대한 내적 반응
  자기 존중감 규제를 위해 다른 사람들을 이용

권장 활동

A씨의 자기와 관련된 패턴들을 당신은 어떻게 기술할 것인가?

  A씨는 43세의 기혼 남성으로, 두 자녀가 있다. 그는 여러 해 동안 직업을 여러 번 바꿨다. 그는 현실적인 방향 감각 없이 이 직업에서 저 직업으로 옮겨 다녔다. 한때, 그는 예술가가 되고 싶어서 직장을 그만두고 근처 차고를 임대해서 그림을 그리기로 결정하였다—예술 관련 교육을 한 번도 받은 적이 없는데도 불구하고 말이다. 그는 '출세하는' 직업에 '정착'하려는 사람들을 경멸했는데, 그럼에도 불구하고 실제로 그는 그들의 생활방식을 종종 부러워했다. "사람들은 노동자에 불과하지만, 살면서 좋은 것은 다 가지고 있어요." 라고 그는 불평했다. 여태 그의 아내와 자녀는 정처없이 살아가는 그를 따라와 주었다—가족이 그를 못마땅하게 여길 때면 자신에게 감사하지 않는다고 말했다.

해설

A씨는 자기-지각과 자기 존중감 규제에 어려움이 있다. 그가 걸어온 불확실한 직업 행로로 보아 그의 주체성 감각은 제대로 형성되지 못했다. 그가 교육도 제대로 받지 않고 소질이 있는지 알지도 못한 채 화가가 되려는 것은 그의 자신에 관한 공상들이 현실적인 재능과 한계에 조화를 이루지 못하고 있음을 시사한다. 그는 잘난 체하고 다른 사람들을 무시함으로써 자기 존중감을 규제하고, 자기 존중감 위협에는 예민하게 취약하다. 그가 가족을 어려움에 빠뜨리면서도 공감이 부족한 것은 그가 자기 존중감을 규제하기 위하여 다른 사람들을 이용하고 있다는 것을 시사한다.

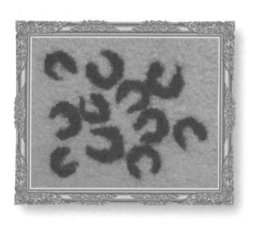

제5장
관계

✎ 주요 개념

관계를 맺을 수 있는 능력은 사람이 기능하고 발달하는 방식에 있어서 중심이 된다.
우리는 다음의 변인들에 따라서 한 사람의 관계 패턴들을 기술할 수 있다:

- 신뢰
- 자기와 타인에 대한 감각
- 안정감
- 친밀감
- 상호 관계

대부분의 사람에게 가족, 친구, 중요한 사람들, 동료들과의 관계는 우리의 삶에서 가장 값진 경험을 제공해 준다. 그러나 관계는 좌절과 고통, 혼란의 원천이 될 수도 있다. 예를 들어, 쉽게 다가갈 수 없는 여성에게 매력을 느끼는 똑똑하지만 고독한 32세 남성이나, 아니면 의욕적이긴 하지만 상사를 멀리하면서 매번 승진할 수 있는 기회를 놓쳐 버리는 중년 여성을 생각해 볼 수 있다. 우리는 성인이 되기까지 보다 더 적응적이거나 아니면 보다 덜 적응적인 특정 패턴에 따라서 관계를 형성하는 경향이 있다. 이러한 패턴들을 기술할 수 있는 것은 사람이 어떻게 기능하는지를 이해하는데 중심이 된다.[19, 20]

영역을 정의하기: 관계

관계란 우리가 살면서 사람들과 갖게 되는 상호 작용을 말한다. 다음과 같이 다양한 종류의 관계가 있다. 초기 아동기의 부모-아이 관계, 후기 아동기의 친구 관계, 성인기의 연애와 성적인 관계 등이 있다. 관계는 짧을 수도 길 수도 있고, 깊거나 피상적일 수도 있다. 어떤 사람들은 많은 관계를 갖고 있는 반면, 다른 사람들은 거의 없기도 하다. 대부분의 사람은 다양한 형태의 관계를 가질 수 있는 능력이 있다.

관계와 관련된 패턴들을 기술하기 위한 변인들

우리는 타인과의 관계에 관한 한 사람의 패턴들을 기술하기 위해 다음의 5가지 변인들을 활용할 수 있다.

- 신뢰
- 자기와 타인에 대한 감각
- 안정감(security)
- 친밀감
- 상호 관계

신뢰

다른 사람을 신뢰하는 능력은 의미 있고, 서로 간에 만족스러운 관계를 형성하는데 필수적이다. 이것은 가족 구성원과의 관계일 수도 있고, 연인, 배우자, 혹은 동료와의 관계일 수도 있다. 신뢰는 사람들이 서로 의지할 수 있게 해 주고, 돌봄을 받을 수 있다는 믿음을 갖게 해 주고, 한결같은 관계에 대한 확신을 갖게 해 준다. 신뢰의 부족은 다른 사람들로부터 공격받는다는 끊임없는 두려움, 무시당한다는 느낌, 영원히 혼자라는 느낌으로 이어진다.

다른 사람에 대한 신뢰는 발달 초기 동안에 형성되고, 기질과 양육자와의 초기 관계 둘 모두에 영향을 받는다(제10장 참조).[21-23] 그러나 우리는 한 사람이 신뢰할 수 있는 능력의 근원에 대해 생각하기 이전에 먼저 그 신뢰가 존재하는지 아닌지 여부를 판단할 수 있어야 한다. 은퇴 후 무엇을 하며 시간을 보낼지 모르겠다는 것을 주소로 치료 받으러 온 두 70세 남성의 사례를 살펴보자.

A씨는 여러 해 동안 열심히 일해 왔는데 결국은 회사가 자기를 '내쫓았다'며 "세상은 인정사정 없는 곳이에요."라고 말했다. 결혼을 했는데도 불구하고, 그는 "피는 물보다 진하다고 생각해요."라며 아내가 대부분의 시간을 친정 식구하고만 보낸다고 말했다. 그는 "사람들 모두가 선생님에게 원하는 것은 돈뿐이지요."라며 더 이상 그의 친구들이나 지인들 대부분에게 말을 하지 않는다고 했다. 그의 치료자가 그에게 우울증에 걸렸으니 약물치료와 정신치료를 통해 도움을 받을 수 있을 것이라고 하자, 그는 "그래요, 선생님께서 그렇게 얘기를 하시면 제약회사에서 얼마나 돈을 준다고 합니까?" 라고 말했다.

B씨는 소규모 사업장을 운영하는 사업가로, 최근에 그의 아들에게 가게를 물려주었다. "아들은 잘 해낼 겁니다."라고 그는 말했다. "그리고 제가 제 자식들에게 해 준 것처럼 아들도 자기 가족에게 똑같이 행복한 삶을 살게 해 주기를 바라고 있어요. 하지만 전 여전히 제가 무언가 쓸모 있는 일을 할 수 있다는 기분을 느끼고 싶어요." 그는 은퇴 후 걱정거리들에 대해 함께 이야기 나눠 왔던 가까운 친구의 제안으로 치료를 받으러 왔다. "역할이 바뀐다는 것은 어려운 것이에요—전 제가 할 수 있다고 생각하지만 그것에 대해 충분히 이야기를 나누고 싶습니다."

A씨와 B씨 모두 누구에게나 어려울 수 있는 힘든 변화의 시점에 직면해 있다. 그러나 A씨는 다른 사람들이 그에게 마음을 쓰는 것에 대해 신뢰가 없기 때문에 더 큰 어려움을 가지고 있다. 이것은 평생 지속되는 경계심, 반감, 고립의 패턴으로 나타난다. 다른 한편, B씨는 다른 사람들이 그에게 마음을 쓰는 것에 대해 신뢰를 갖고 있기 때문에 70세의 나이에 사랑하는 관계들로 인해 근심거리들이 누그러진다. 또한 이러한 차이들은 두 남자가 치료에 접근하는 방식에서도 분명하게 드러난다.

과도하게 신뢰하는 것 또한 문제가 될 수 있다—아무나 신뢰하거나 아니면 그래서는 안 되는 사람에게까지 신뢰하는 사람도 신뢰에 어려움이 있다. 그러나 적응적인 기능을 하려면 당신이 진심으로 신뢰하는 사람이 적어도 한두 명은 필요하다.

자기와 타인에 대한 감각

자신에 대해서 그리고 타인에 대해서 삼차원적인 방식으로 생각할 수 있는 능력은 건강한 관계를 맺는 데 매우 중요하다.[24, 25] 우리가 삼차원적이라고 말할 때, 이것은 그 사람이 자기 자신과 타인에 대해 다음과 같은 것들을 가지고 있다는 견해를 의미한다.

- 나쁜 면과 좋은 면 모두
- 독립적이고 저마다 독특한 느낌, 믿음, 욕구 혹은 동기
- 과거로부터 현재까지 자신과 타인에 대해서 전체적으로 일관된 느낌

다음의 두 사람이 자기 상사에 대해서 어떤 방식으로 생각하는지 고려해 보자.

🗐 사례

C군은 그의 상사 D씨를 자기 승진 밖에 모르는 '멍청이'라고 말했다. 그가 채용되던 당시만 해도 C군은 D씨를 '무척 좋아했다'. 하지만 그가 생각한 만큼 개인적인 관심을 받지 못하자 상황이 바뀌었다. C군은 자기가 받아야만 한다고 생각했던 수준의 보너스가 나오지 않자, D씨가 50명 이상의 직원을 관리하는 것은 아랑곳하지 않고 하루 종일 전화하여 미팅을 요구하면서 D씨가 자기 이야기만 듣는 데 정신을 쏟게 했다. D씨가 부서 내 모든 사람의 보너스가 삭감되어야 한다는 것을 설명하자, C군은 D씨를 나약하다고 욕하면서 회사를 그만두려고 마음먹었다.

E군은 그의 상사 F씨가 똑똑하고 창의적이지만 조금은 수동적이라고 생각했다. 그는 자신이 받을 만하다고 생각했던 보너스를 받지 못하자, 이 문제로 F와 상의하기 위해 약속을 잡았다. F씨는 부서가 그 분기에 기대했던 것만큼 해내지

못해서 직원 모두가 타격을 입게 된 것이라고 설명했다. E군은 실망했고, 아마도 F씨가 그의 '상사들'이 볼 때 '제 몫을 해내지' 못한 것은 아닌지조차 궁금했지만, 동시에 F씨도 받고 있을 압력을 이해했다. 그는 전반적으로 F씨와 일을 잘하고 있고, 그의 공평무사와 동료 간의 협력관계를 좋아하지만 때때로 그의 보다 덜 적극적인 품성에 좌절을 느꼈다.

C군과 E군 모두 상사로 인해 실망하고 좌절했다. 그러나 C군은 상황의 단편만 보고 상사 D씨의 한쪽 면밖에 보지 못한 반면, E군은 상사 F씨의 복잡한 성향을 이해할 수 있었다. C군은 D씨를 '좋아하는 것'과 '싫어하는 것' 사이에서 왔다갔다 한 반면, E군은 F씨의 인격에서 어떤 부분을 다른 부분보다 더 좋아하는 여러 측면이 있다는 것을 깨달았다. C군이 D씨에 대해서 생각하는 방식을 우리는 분리(splitting)라고 부른다[26]—즉, 사람들을 전적으로 선하거나 전적으로 악하다고 보는 것이다(제6장과 제10장 참조). 분리(splitling)가 어린 아이들에게는 정상적이라고 보지만, 성인이 되어서도 지속되면서 C군과 같이 다른 사람들에 대해서 삼차원적으로 생각할 수 없게 된다면 이는 상당히 부적응적이다. 뿐만 아니라, C군은 D씨를 자신과는 독립된 존재로 상상하는 것을 어려워했다—그로서는 D씨의 모든 업무를 그가 돌봐 주는 것이었다. 결과적으로, C군은 D씨와 지속적이고 의미 있는 관계를 유지하기 어려운 반면, E군은 좌절했음에도 불구하고 F씨와 계속해서 일을 할 수가 있다. 또한 이러한 사안들은 한 사람이 자기 자신에 관해서 더 미묘한 방식으로 생각하는 능력을 손상시킬 수 있어 결국에는 만성적으로 위축되거나 과대해진 자기 감각을 갖게 된다(제4장 참조).

또한 E군이 F씨의 마음 속에서 일어나는 것을 생각할 수 있는 능력은 그가 자신과 타인에 대해 삼차원적으로 생각할 수 있도록 돕는다. 이것을 마음 헤아리기(mentalization)라고 부르는데(제6장, 제10장, 제18장 참조), 이는 타인이 자기 자신과 다른 견해와 느낌을 가지고 있다고 생각하는 능력이다.[27, 28]

안정감

안정감(security)이란 위험이 없는 상태를 말한다. 관계에서 안정감이란 다른 사람에게서 안전하다고 느끼는 것을 말한다.[29, 30] 이것은 다음과 같은 상황에서도 그 관계가 지속될 것이라고 느낄 수 있는 것을 의미한다.

- 물리적인 이별
- 다툼
- 다른 부정적인 느낌들

발달상 이것은 종종 안정된 애착(secure attachment)이라고 불린다(제10장, 제18장 참조).[31] 좀더 안정된 관계를 가진 사람들은 일반적으로 다음과 같은 일들을 할 능력이 있다.

- 다른 사람들에 대해 다양한 양가 감정을 받아들일 수 있다.
- 여러 종류의 지속적인 관계를 가질 수 있다.
- 다른 사람들을 알아가는 데 시간을 갖고, 더 천천히 관계를 형성할 수 있다.[32]

다음의 사례들을 살펴보자.

G양은 아직 학위를 끝마치지 못한 29세 대학원생으로, 사귀던 남자친구가 파티에서 그녀의 절친한 친구에게 찝쩍댄다고 생각한 뒤로 최근에 그와 헤어졌다. 남자친구는 그녀의 비난을 부정하면서 그녀가 종종 다른 남성들에게 찝쩍댄다는 것을 알게 되었다고 말했다. 그녀는 화가 나서 그녀의 남자친구나 그녀의 절친한 친구를 보지 않으려 한다고 했다. 그녀가 당신에게 일주일 전에 멋진 남자를 만났다고 얘기하면서 "전 사랑에 빠진 것 같아요, 그 남자는 정말 완벽해요!"라고 말했다. 그녀는 새로운 남자친구의 아파트로 이삿짐을 모두 옮겼다.

H양은 29세 대학원생으로, 최근에 학위를 끝마쳤다. 그녀는 2년째 남자친구와 동거하고 있다. 그들은 1년 후 즈음에 그녀가 새로운 직장에 정착하게 되면

결혼할 것에 대해 이야기를 나누어 왔다. 그녀의 남자친구는 여성 동료와 가깝게 지낸다고 했다. F양은 처음에 이 문제로 살짝 불안하긴 했지만, 지금은 그 여성 동료와도 가까운 사이가 되었다. 그녀는 때때로 자신이 그렇게 걱정했던 것이 얼마나 바보같았는지 농담을 하곤 한다.

H양은 G양보다 관계맺기에서 더 안정적이기 때문에 그녀는 다른 여성이 있더라도 덜 위협을 받는다. 이러한 것은 그녀가 불안함해도 불구하고 관계를 유지할 수 있게 해 준다.

친밀감

친밀감은 가까움과 마음 편함을 말한다. 사람들은 다른 사람과 느낌이나 경험, 소망, 실망과 같이 자신에 관한 개인적인 것들을 공유할 때 친밀해진다. 사람들이 일반적으로 다른 사람들과 공유하는 친밀감의 정도는 그들이 관계를 형성하는 패턴에서 중요한 측면이다.[33] 관계의 형태에 따라 친밀감은 다른 방식으로 나타난다. 연인 사이에서 성적인 관계는 친밀함의 중요한 방식이 되기도 한다. 친구 사이에서 삶과 희망, 두려움을 공유하는 것은 친밀감을 강화시킨다. 최소한의 친밀감이라도 없다면, 관계는 피상적일 수밖에 없다. 그러나 친밀감은 사적인 견해와 느낌을 공유하는 것을 의미하기 때문에 많은 사람들을 불안하고 상처받기 쉽게 만든다.

어떤 사람들은 극단적인 경향이 있어 너무 많이 공유하거나 거의 공유하지 않으려고 하는 반면에, 어떤 사람들은 친밀감의 정도를 좀더 잘 조율할 수 있다.

🗐 사례

I군은 34세 남성으로, 술집에서 한 여성을 만나 처음 술 마시는 자리인데도 그녀에게 지난 3번의 관계에 대한 이야기를 꺼냈다.

J군은 34세 남성으로, 그의 남자친구와 3년을 동거하고 나서야 그가 조현병 동생을 둔 것을 공유하였다.

I군과 J군 모두 그들의 파트너와 가까워지는 것에 불안해하지만 이를 반대 방식

으로 다룬다. I군은 너무 성급하게 말을 하고, 반면에 J군은 너무 말을 아낀다.

환자들은 종종 성관계에 대해 이야기할 때, "저는 지난 밤에 제 여자친구와 친밀한 시간을 보냈어요."라고 말하는 것처럼, '친밀감'이라는 단어를 사용한다. 그러나 단순히 두 사람이 성관계를 가졌다고 해서 그들이 진실로 친밀하다는 것을 의미하지는 않는다. 우리가 그들의 관계가 정말로 친밀하다고 말할 수 있으려면 느낌과 사적인 견해를 성관계 상대와 공유하고 있는지를 확인하는 것이 중요하다.

상호 관계

다음의 상황들을 살펴보자. 한 사람은 끊임없이 자기 자신에 대해서 이야기하고, 반면에 다른 사람은 듣기만 하는 친구 사이, 두 사람 모두 풀타임 직장이지만 한 사람만 모든 가사일을 도맡아 하게 되는 커플, 아들은 내켜 하지도 않는데 매년 어린이 야구단에 보내는 야구 광팬 아버지가 있다. 각각의 상황은 불공평해 보이는데, 이는 마치 한 사람은 주기만 하고, 다른 사람은 받기만 하는 것처럼 보이기 때문이다. 받는 사람은 공감하는 능력이 부족하기 때문에(제4장 참조) 다른 사람들의 욕구를 개의치 않는다. 이러한 공감이 없다면, 관계는 불균형적이 되고 상호 의존은 결여될 수밖에 없다. 주는 사람은 좀더 공감적일 수는 있겠지만, 그들은 또한 관계를 균형 있게 해 주는 무언가를 놓치고 있는 셈이다. 연관된 두 사람이 서로 주고받을 수 있을 때 관계는 상호 관계적이다.[34, 35] 이것이 상부상조(two-way street)이다. 다음의 K여사와 L여사의 사례를 살펴보자.

K여사는 16세 딸이 가족보다 친구들과 더 많은 시간을 보내는 것 때문에 항상 화가 나 있었다. K여사는 먼 사촌과 가족 모임이 있다며 딸이 같은 날 행사하는 학교 무도회에 가는 것을 허락하지 않았다.

L여사는 전업주부로, 날마다 그녀의 아이들을 이곳저곳으로 데려다주고 또 데려오는 데 시간을 보낸다. 그녀는 자신을 위한 시간이 전혀 없다. 아이들은 집에 오자마자 자기 방으로 달려가 비디오 게임을 하고, L여사는 집안일을 하느라 바쁘기만 하다. 그녀는 가끔 자신의 아이들이 이기적이고 버릇없이 자라는 것 같다는 생각을 갖고 있는 것에 죄책감을 느끼고 있다.

L여사는 너무 많은 것을 주고, K여사는 너무 많이 받기만 하기에 두 사람 모두 상호 관계가 부족한 관계를 만들게 된다.

관계 패턴의 다양성

기능의 모든 영역과 마찬가지로, 사람들은 강점과 어려움의 측면을 모두 가질 수 있다. 예를 들어, 어떤 사람은 정서적으로 친구들과는 친밀할 수 있지만 연인 사이에서는 그러지 못할 수도 있다. 또 어떤 사람들은 그들의 연인과 매우 안정적인 관계를 유지하지만 성적인 친밀감은 부족할 수 있다. 결국, 사람들은 관계의 어떤 측면에서는 강점을 갖고 있는 반면 다른 측면에서는 어려움을 겪을 수도 있다. 예를 들어, 함께 살면서 서로를 돌보고 있는 두 사람이 안정감과 상호 관계를 형성할 수는 있어도 서로 간에 개인적인 것은 전혀 이야기를 하지 않기 때문에 친밀감은 결여될 수 있다. 관계 패턴에서 이러한 다양성을 명확히 하는 것은 이 기능의 매우 중요한 영역을 이해하는 데 필수적이다.

관계에 대해 배우기

신뢰에 대해 배우기

당신은 신뢰에 대해서 사람들에게 단도직입적으로 물어볼 수 있다. 초기 평가 중에 다음과 같은 질문을 해 보자.

세상에서 당신이 진심으로 신뢰하는 사람이 있습니까?
당신의 삶에서 가장 신뢰하는 사람은 누구입니까?
당신은 위급한 상황에서 그 사람이 당신을 도울 것이라고 생각합니까?
당신은 그 사람이 정말로 당신을 좋아한다고 생각합니까?
당신은 평소에 사람들이 당신을 잘 보살펴 줄 것이라고 느낍니까?

당신은 제가 당신을 도울 수 있을 것이라고 생각합니까?

그 사람의 자기감각과 타인감각에 대해 알아보기

당신은 이렇게 물어보는 것으로 시작할 수 있다.

당신에게 중요한 누군가에 대해서 제게 이야기해 주세요. 그 사람은 어떤 사람이지요?

만약 아주 이차원적인 대답만 한다면 다음과 같이 질문하자.

그/그녀는 항상 그런가요? 그 사람은 멋진/형편없는 것 같이 들리는데, 그 사람에게 다른 결점/좋은 점은 없나요?

사람들이 스스로를 어떻게 여기는지에 대해 물어보는 것은 솜씨를 필요로 할 수 있다. "잘 모르겠어요."라는 대답에 만족하지 말자. 다음과 같은 질문들이 도움이 될 수 있다.

당신은 다른 사람들이 당신을 어떻게 본다고 생각합니까?
당신은 시간이 지나면서 사람들이 당신을 한결같은 사람으로 보거나, 아니면 변덕이 심한 사람으로 보는 것에 대해 어떻게 생각합니까?

당신은 또한 다음과 같은 질문을 던져서 그 사람이 마음을 헤아릴 수 있는 능력이 있는지를 이해하고 싶을 것이다.

당신과 가까운 사람이 당신과 언쟁했던 때에 대해 제게 이야기해 주세요.
당신은 왜 그 사람이 그런 식으로 느낀다고 생각합니까?

안정성에 대해 배우기

다음의 질문들은 당신이 관계에서 안정성과 관련된 환자의 패턴들을 기술하는 데 도움을 줄 것이다.

당신은 혼자가 되었을 때 어떻게 느낍니까? 당신은 초조하거나 당황스럽게 느껴집니까?

당신은 당신의 연인이 당신과 함께 있지 않을 때도 여전히 당신과의 관계에 대해 확신을 느낄 수 있습니까?

당신은 혼자 남겨질 것에 대해 걱정을 자주 합니까?

당신은 친한 친구가 있습니까? 몇 명이나 있습니까? 얼마나 오래 됐습니까?

당신은 오래된 친구들과 연락을 주고받는 경향이 있습니까?

당신은 (남자들, 여자들 혹은 둘 모두와) 데이트를 합니까? 그렇다면 보통 그 관계가 얼마나 지속됩니까?

당신은 관계를 천천히 혹은 빨리 시작하는 경향이 있습니까?

당신은 친하다고 느끼는 사람들이 당신을 떠날 것이라고 걱정하는 경향이 있습니까?

당신이 화가 났을 때 다른 사람들이 당신을 진정시킬 수 있습니까?

친밀감에 대해 배우기

감정적인 친밀감에 관해서

당신 친구들이 당신을 그들에게 어떠한 사람이라고 묘사할 거라고 생각하나요?

당신은 자신을 감정적으로 어느 정도는 개방적이라고 볼 수 있습니까?

당신이 별로 자랑스럽게 생각하지 않는 것도 당신 친구들에게 편하게 말할 수 있습니까?

당신은 어떤 것이든 다 이야기할 수 있다고 느끼는 사람이 있습니까?

당신은 친하다고 느끼기 시작할 때 사람들을 밀어내는 경향이 있습니까?

성적인 친밀감에 관해서

당신은 어느 한 시점에 얼마나 많은 성관계 파트너가 있습니까?

당신은 원하는 만큼 자주 성관계를 갖습니까? 얼마나 자주입니까?

당신은 당신의 파트너가 성관계를 갖자고 할 때 응할 수 있나요? 당신은 성관계를 갖자고 요구할 수 있나요?

당신은 보통 관계를 맺을 때 초기에 성관계에 관심을 더 갖게 되나요? 아니면 나중에 관심을 더 갖게 되나요?

당신은 성관계하는 동안에 당신 파트너와 얼마나 가깝다고 느끼나요?

당신이 당신 파트너와 성관계를 가지면 더 가깝게 느껴지나요, 아니면 그/그녀로부터 멀어진다고 느껴지나요?

관계에서 상호 관계에 대해 배우기

상호 관계는 주고받는 것을 필요로 하기 때문에 당신은 다음과 같은 질문들을 할수 있다.

당신은 당신의 파트너/친구/부모님이 당신이 필요로 하는 것을 준다고 느낍니까?

당신은 당신의 파트너/친구/부모님이 당신에게서 필요로 하는 것을 받는다고 생각합니까?

관계를 기술하기

여기에 당신이 한 사람의 관계 패턴에 대해서 어떻게 기술할지 보여 주는 사례가 있다.

M군은 이혼한 부모님과 **안정적인 관계**를 유지하고 매주 두 분에게 전화도 하지만, 그는 다른 사람들과의 관계에서는 심각한 어려움을 겪고 있다. 특히, 그는

친구들과 연인 모두의 관계에서 **친밀감**을 형성하는 데 어려움이 있다. 대학 졸업 후, 그는 외톨이가 되어 지금은 친한 친구가 한 명밖에 없다. 그는 고등학생 때 몇몇 여학생들과 데이트를 했지만 이후로는 관계가 없은지 오래되었다. M군은 자기가 수년 전에 매춘부와 성관계를 가지기 전까지는 동정남이었다고 말했다는 사실이 그가 친밀감에 어려움이 있다는 것을 더 잘 보여 준다. 그는 주말을 홀로 보내고 그의 아파트에 고립된 채로 기타를 치고 책을 읽으며 시간을 보내는 것에 낙담해 있다. 그가 여자친구에게 홀딱 반했다가도 여자친구의 '궁핍'에 쉽게 짜증이 나는 패턴들은 그가 피상적인 **자기와 타인에 대한 감각**을 가지고 있고 **상호 관계**가 부족하다는 것을 시사한다. 그가 치료자의 치료 비용과 치료 시간에 빠지더라도 치료비를 내는 방침에 대해서 초기부터 의심을 하는 것은 **신뢰**에 어려움이 있다는 것을 시사한다.

비록 M군이 부모님과는 비교적 안정적인 관계를 갖고 있다 하더라도, 그는 다른 사람들과는 감정적인 그리고 성적인 친밀감에 문제가 있다. 이로 인하여 심각한 좌절과 외로움이 생겨나고 그의 기능에 분명한 영향을 준다.

관계를 기술하기 위한 변인들

신뢰
자기와 타인에 대한 감각
안정감
친밀감
상호 관계

권장 활동

다음의 두 사람의 관계 패턴에서 강점과 어려움은 무엇인가?

1. A씨는 45세 이혼남으로, 십 대인 두 딸에 대해 공동친권을 가지고 있다. "저는 아이들과 함께 있을 때가 가장 행복해요." 그는 설명했다. "저는 아이들이 이사가게 되면 어떻게 해야 할지 모르겠어요." 그는 7년 전 아내와 이혼한 후로 다른 여자들과 5~6번의 관계를 가져왔는데 그 여자들에 대하여 "처음에는 괜찮았는데 결국에는 별 볼 일 없더군요."라고 말했다. 그는 멀리 사는 남자친구들이 몇몇 있는데 그들과는 좀처럼 대화하지 않는다고 했다.

해설

강점:

A씨가 결혼해서 아이를 가질 수 있었다는 사실은 그가 안정감을 느끼고 다른 사람을 신뢰할 수 있는 기본적인 능력이 있다는 것을 시사한다. 그는 그의 십대 딸들과의 관계에서도 계속해서 안정감을 느낀다.

어려움:

A씨가 전 부인에 대해 언급하는 것으로 보아 그가 자기와 타인에 대한 감각에서 곤란을 겪고 있다는 것을 알 수 있다. 그가 아내와 결혼하고 아이를 낳기로 선택한 긍정적인 이유가 있겠지만 그는 그의 아내를 '완전히 나쁜' 사람으로 표현해야만 했다. 그는 그의 아이들에게서 그가 필요로 하는 것에 대해서만 말하는 것으로 보아 그가 상호 관계에 어려움이 있다는 것을 시사한다. 상호 관계와 관련된 그의 어려움은 그가 여자친구들에 대해 말하는 것에 의해 확인할 수 있다. 그는 여자친구들이 그가 주고 싶어 하는 것보다도 더 많은 것을 그에게서 원할 때면 곤란을 겪는다. 그가 가진 관계들이 상대적으로 짧고 남자 친구들은 멀리 살기 때문에 친밀감에서도 어느 정도 어려움이 있다.

2. C여사는 68세 여성으로, 40년 동안 함께 살아온 남편과 최근에 사별하였다. 그녀는 그를 '내 인생의 사랑'으로 묘사하였고 두 사람이 모든 방면에서 서로를 돌봤다고 말하면서 덧붙이기를 "우리는 일심동체나 다름없었어요."라고 말했다. 그들에게는 자녀가 없었고, 친구들도 거의 없었다. 그녀는 지금 몹시 외로워한다. 그녀는 어떻게 해야 친구를 사귈 수 있는지 모르겠고, 때로는 한동안 아무도 만나지 않는다고 말했다.

해설

강점:

C여사의 40년 동안의 결혼 기간과 남편에게 느낀 친밀감은 그녀에게 깊은 신뢰와 안정이 그 관계에 있었다는 것을 가리킨다. 그녀는 또한 그 관계를 꽤 상호관계적이었다고 묘사했다.

어려움:

C여사가 남편과 가졌던 관계의 강도가 긍정적이긴 하였더라도, 이것은 그녀에게 문제가 되기도 한다. 그녀의 자기와 타인에 대한 감각은 그녀가 남편이 떠난 후 상실감을 느끼는 정도까지 남편과 동화되었다. C여사가 친구를 사귀는 데 곤란한 것은 그녀가 친밀감에 어려움이 있다는 것을 시사한다.

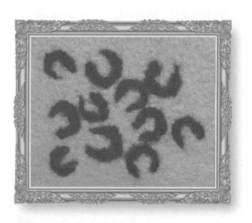

제6장
적응하기

✎ 주요 개념

매일 우리는 내외적 자극에 적응해야 한다.
모든 사람은 그들 자신만의

- 내외적 자극을 견딜 수 있는 한계
- 내외적 자극에 적응하는 방식

을 가지고 있다.
우리는 다양한 적응 방식을 가지고 있다. 다음과 같은 것들이 포함된다.

- 방어 기제
- 충동 통제
- 감정 관리
- 감각 규제

　　인생은 변화무쌍하다. 매일 우리는 안팎으로 우리의 일상 기능을 위협하는 다양한 분량의 자극을 직면한다. 성공이나 사랑, 기쁨의 흥분과 같이, 어떤 자극은 환영할 만하지만, 나쁜 소식이나 상실, 혹은 불안과 같이 어떤 것들은 달갑지 않다. 압도적인 자극을 때로는 스트레스라고 부르는데, 이는 우리가 인생을 살아가는 방식에 부담을 주기 때문이다.[36] 그래서 우리 모두는 내외적 자극 모두에 적응하거나 이

를 관리하는 방식을 필요로 한다.[37~41]

영역을 정의하기: 적응하기

적응하기란 무언가에 맞게 조정하는 것을 의미한다. 일상생활 속에서 우리가 적응할 필요가 있는 내외적 자극에는 다양한 형태가 있다.

내적 자극은 다음을 포함한다.

- 견해와 공상
- 느낌과 불안
- 통증과 다른 신체 감각

외적 자극은 다음을 포함한다.

- 다른 사람과의 관계
- 경제적, 그리고 일과 관련된 압박
- 외상과 다른 환경 사건

누구나 자극을 견딜 수 있는 그들 자신만이 가진 역치가 있다. 어떤 사람들은 높은 수준의 정동, 불안, 환경적 스트레스를 견딜 수 있는 반면, 다른 사람들은 꽤 낮은 수준에서도 어려움이 발생한다.

적응하기 패턴을 기술하기 위한 변인들

모든 사람이 고유의 지문을 갖고 있듯이, 모든 사람은 내외적 압박에 적응하려는 독특하고 특정적인 방식을 가지고 있다.[3, 18, 42~44] 우리는 다음의 4가지 변인을 활용하여 이에 대해 기술할 수 있다.

- 방어
- 감정 관리
- 충동 통제
- 자극 규제

방어

우리가 스트레스에 적응하거나 스트레스를 관리할 때, 우리는 과도한 자극의 양을 우리가 기능을 지속할 수 있는 수준에서 유지한다. 우리는 느낌을 차단하거나, 자극을 거르거나, 잊어버리거나, 다른 것에 주의를 집중하는 것과 같이 다양한 방식으로 이를 유지해 간다. 때때로 우리는 의도적이고 의식적으로 하기도 하는데, 가령 우리가 스스로에게 "나는 당장에 이것을 해결하지 못할 거야. 나중에 생각해 봐야겠어."라고 말할 때가 그렇다. 그러나 일반적으로 우리는 우리가 하고 있다는 것을 알지 못한 채로 스트레스를 다루고 있다. 우리는 우리가 스트레스에 적응하는 무의식적인 방식을 방어(defenses)라고 부른다.[45~47] 방어는 우리가 배의 갑판 위에 있을 때 똑바로 서 있으려고 할 때 우리의 균형 감각이 작동하듯이—우리가 인식하지 못하는 가운데 자동적이고 지속적으로 미세한 조절을 통해 기능한다. 우리의 균형 시스템이 배의 미세한 움직임을 자동적으로 감지하여 똑바로 서 있을 수 있도록 근육의 움직임을 효율적으로 조정하는 것처럼, 우리의 마음도 불안과 감정 상태에서 일어나는 미세한 변화를 감지하여 우리의 마음이 평온한 상태로 기능해 나갈 수 있도록 방어를 효율적으로 조정한다.

성인이 되면서 우리는 일정한 규칙에 따라 특정 방어를 사용하는 경향이 생긴다. 우리는 한 사람의 특징적인 방어가 얼마나

- 적응적인지
- 유연한지
- 생각과 느낌에 연결되어 있는지

에 따라 기술할 수 있다.

보다 더 적응적인, 보다 덜 적응적인 방어

방어는 다양한 방식으로 분류될 수 있다. 우리는 기능에 초점을 맞추고 있기 때문에 한 사람이 기능을 유지하면서 스트레스에 적응하는 데 방어가 얼마나 도움이 되는지에 따라 스펙트럼으로 분류한다(〈표 6-1〉 참조). 보다 더 적응적인 방어는 기능을 유지하거나 향상시키고, 보다 덜 적응적인 방어는 기능을 방해한다.[48~50] 예를 들어, 만약 당신이 친구에게 화가 났다면 그 사람의 행동을 합리화하는 것은 당신이 관계를 유지할 수 있도록 돕는다. 반면 그 사람을 평가절하하는 것은 관계를 위태롭게 한다. 보다 덜 적응적인 방어가 '작동'하면 고통스런 느낌에 대한 인식을 경감시키지만, 기능을 손상시킬 정도로 비싼 대가를 치르게 된다. 이와 관련한 다른 사례들의 예를 들면, 분열이라는 방어기제를 사용하여 의미 있는 관계를 희생시키면서라도 강렬한 반대되는 느낌을 다루는 경우가 있고, 또는 극도로 나쁜 느낌에서 빠져나오기 위하여 현실과 연결할 수 있는 능력을 희생시키면서라도 해리상태에 빠지는 것이다.[51]

어떤 상황에서 적응적인 것이 다른 상황에서는 그렇지 않을 수 있다는 것에 주의해야 한다. 예를 들어, 만약 전쟁 동안 생존 위기에 처해 있다면 공황 상태에 빠지지 않기 위해 부정을 활용하는 것은 적응적일 수 있지만, 의학적 상태에 대해 부정하는 것은 생명 유지에 꼭 필요한 치료를 받지 못하게 방해할 수도 있다. 또한 사람들은 주어진 상황에서 할 수 있는 만큼 스트레스에 적응해 나가려 한다. 그리고 그 사람의 삶의 어떤 시점에서는 필요했었기 때문에 그것이 설사 덜 적응적인 방어라 할지라도 발달되어 왔다는 것을 기억하자.

A여사의 주된 방어가 그녀의 기능을 돕는지 아니면 방해하는지 고찰해 보자.

A여사는 45세 무직 여성으로, 불안하고, 외롭고, 고립되었다며 치료를 받으러 왔다. 그녀는 빠른 속도로 강렬하고, 가까운 친구를 사귀었다가 친구가 무뚝뚝한 것을 감지하면 실망하여 충동적으로 절교를 한다고 했다. 치료 초기 면담에서 그녀는 치료자에게 "선생님은 저를 정말 잘 이해하세요! 우리 내일 또 만날 수 있을까요?"라고 말했다.

A여사는 분열과 이상화, 평가절하를 사용하는 경향이 있다. 이상화는 A여사가 자

신의 불안에도 불구하고 관계를 형성할 수 있도록 해 주지만, 관계가 제대로 시작되기도 전에 비현실적인 기대를 설정하여 친구 관계를 깨뜨려 버린다. 뿐만 아니라, 그녀가 분열을 사용하는 경향은 직장을 지속적으로 다니는 것을 어렵게 할 수 있다. 이로 보아 그녀의 방어 전략은 특별히 적응적인 것은 아니다.

유연성

스트레스에 적응하는 전략이 아무리 좋다 하더라도, 모든 상황에서 잘 작동할 수는 없다. 결과적으로, 사람들은 다양한 적응적인 전략을 활용할 수 있을 만큼 유연할 필요가 있다. 방어에 대한 유연성이 없는 사람들은 종종 지배적이고, 까다롭고, 불안정해 보인다. 그럴 만한 상황이 아닌데도 불구하고—항상 싸움에 이기려고만 하는 사람이나 항상 농담으로만 스트레스를 다루려고 하는 사람을 생각해 보자. 뿐만 아니라, 어떤 방어가 인생의 특정한 시기에는 잘 작동할 수 있는 반면, 같은 전략이라도 나중에는 걸림돌이 될 수 있다.

🗐 사례

B여사는 엄청나게 불안이 심한 40세 여성으로, 극도로 조직적인 생활을 하고 인생에서 새로운 것은 절제하며 사는 것으로 불안을 다룬다. 이러한 전략은 그녀가 결혼하기 전까지만 해도 잘 작동하였지만, 지금은 아이들의 친목 스케줄, 가족 휴가 계획, 남편의 여가 활동에 방해가 되고 있다. 그녀의 친구들이 그녀에게 "제발 느긋해져 봐."라고 말하는데도 불구하고, 그녀는 그런 패턴을 바꿀 수가 없다.

B여사의 방어 전략은 그녀의 불안을 견딜 수 있는 범위 내에서 유지시키는 데 도움이 되긴 하지만, 너무나 융통성이 없어 관계에 부정적인 영향을 미치고 있다.

〈표 6-1〉 방어기제

방어	정의
보다 덜 적응적인	
분열(splitting)	좋은 느낌을 보호하기 위해서 좋은 느낌과 나쁜 느낌을 분리해 놓음 (A양은 학대하는 어머니는 전적으로 좋고, 언니는 전적으로 나쁘다고 느꼈다.)
투사(projection)	받아들일 수 없는 성질이나 느낌을 자신의 외부로부터 비롯되었다고 지각함 (B군은 그의 친구가 자신을 좋아하지 않는다고 걱정하였는데, 실제로는 그가 그의 친구를 좋아하지 않았다.)
투사적 동일시(projective identification)	생각이나 느낌을 다른 사람에게 투사한 후, 그 사람과 상호 작용하여 그 사람이 투사된 느낌을 경험하게 만듦 (C양은 자기가 남자친구에게 화가 났다는 것을 인식하지 못했다; 그리고 그녀는 데이트에 한 시간 늦어 그가 그녀에게 화를 내게 만들었다.)
병적인 이상화와 평가절하(pathological idealization and devaluation)	극도로 긍정적이거나 부정적인 느낌을 다른 사람에게서 기인하는 것으로 돌림 (첫 치료 시간에 D씨는 치료자에게 말했다. "선생님은 이 도시에서 최고의 치료자예요. 저의 지난 치료자보다 훨씬 더 잘하세요. 그 선생님은 멍청했죠.")
부정(denial)	받아들일 수 없는 느낌과 생각을 부인함 (E여사는 알코올 금단으로 인한 간질발작을 자주 경험하는데도 자기는 음주 문제가 없다고 말했다.)
해리(dissociation)	받아들일 수 없는 생각과 느낌을 현실과 분리시킴 (F씨는 그의 상사가 호통치던 것을 기억하지 못했다.)
행동화(acting out)	받아들일 수 없는 생각이나 느낌을 행동으로 표현함 (힘든 치료 시간을 끝낸 후, G양은 대용량 아이스크림을 한 통 다 먹어 버렸다.)
퇴행(regression)	스트레스가 되는 사건이나 느낌을 해결하기 위해 발달 초기에 썼던 대처 전략을 사용함 (시험 기간 동안, H군은 샤워와 방청소를 하지 않았다.)
보다 더 적응적인	
감정의 고립(isolation of affect)	느낌은 잊어버리면서 연관된 생각은 의식에 남겨 둠 (I여사는 남편에게 버림받은 것에 대해 아무런 느낌이 없다고 말했다.)

지식화(intellectualization)	고통스럽거나 불편한 느낌 대신 지나치게 생각하는 것으로 대치함 (J씨는 암진단을 받자 병에 대한 방대한 연구 자료를 수집하는 것에 몰두하는 것으로 대처했다.)
합리화(rationalization)	받아들일 수 없는 행동이나 느낌을 논리적인 방식으로 설명함 (K양은 자기 직업을 전혀 좋아하지 않았기 때문에 해고당한 것이 기뻤다고 말했다.)
이동(displacement)	느낌이나 충동을 다른 사람이나 활동으로 방향을 바꿈 (L씨는 아내에게 향한 분노를 인식하지 못한 채, 그의 아들에게 폭발해 버렸다.)
신체화(somatization)	불편한 느낌이나 생각을 신체적 증상으로 경험함 (M양은 나쁜 평가를 받은 후에 두통이 생겨 하루 병가를 냈다.)
취소(undoing)	받아들일 수 없는 생각이나 느낌, 행동을 '고치기 위해' 반대되는 행동을 함 (N양은 절친한 친구에게 못되게 굴고 나서 그녀에게 유별나게 좋은 생일 선물을 사 주었다.)
반동형성(reaction formation)	받아들일 수 없는 느낌을 반대로 경험함으로써 그것을 반전시킴 (O씨는 자신의 갓난 아기에게 화가 나서 과잉보호하게 되었다.)
과도한 정서성(excessive emotionality)	생각은 잊어버리고 연관된 감정만 인식하는 상태로 남아 있음 (결혼에 대한 양면성을 인정할 수가 없는 P씨는 결혼 준비 과정 동안 불안하고 예민해졌다.)
동일시(identification)	시기심이나 경쟁심을 다루기 위해 다른 사람과 같아지려고 노력함 (Q양은 더 인기 많은 룸메이트와 똑같은 옷을 입기 시작했다.)
외현화(externalization)	내적인 갈등이나 경험을 외부 환경에서 생겨난 것으로 지각함 (R씨는 자신감이 부족하다고 느끼는 것을 직장에서 하찮은 직급에 있기 때문이라고 탓했다.)
성애화(sexualization)	불편한 생각이나 느낌을 교태를 부리거나 과도한 성적 행동으로 표현함 (입사 면접 때문에 불안하자, S양은 부적절하게도 신체가 심하게 드러나는 옷을 입었다.)
억압(repression)	불편한 생각과 느낌, 공상을 의식에서 인식하지 못하게 막음 (T양은 불쾌한 치료 시간을 끝낸 후, 다음 치료 시간에 깜박 잊고 불참했다.)
자기에게로 향함(turning against the self)	다른 사람을 향해서 받아들일 수 없는 느낌을 경험하지 않고 자기 스스로를 비난함 (U씨는 화가 난 어머니가 그에게 이야기하는 것을 그치자 스스로를 자책하였다.)

가장 적응적인	
유머(humor)	불편한 생각이나 느낌을 농담으로 표현함 (V양은 약혼자가 결혼식장을 떠나가 버리자 이렇게 말했다. "저는 우리가 다른 피로연장을 선택했어야 했단 걸 알았다니깐요.")
이타주의(altruism)	고통스런 느낌을 다른 사람을 위해 무언가 하는 것으로 돌려 버림 (아버지가 암으로 돌아가신 후, W씨는 암으로 고통받는 환자와 가족들을 위한 기금 재단을 설립하는 것을 통해 위안을 찾았다.)
승화(sublimation)	받아들일 수 없는 충동을 더 유용한 형태로 바꿈 (X양은 슬플 때마다 놀랄 만큼 아름답고, 우수에 젖은 그림을 그렸다.)
억제(suppression)	어려운 생각이나 느낌에 관심을 두지 않기로 의식적으로 결심함 (직장에서 업무 마감 시간이 다가오자 Y씨는 현재 겪고 있는 가족과의 갈등을 잊어버리기로 결심했다.)

출처: Gabbard 에서 인용함 [47]

방어가 생각과 느낌을 어떻게 다루는가

어떤 방어들은 스트레스가 되는 느낌을 인식하지 못하게 하는 것을 통해 작동하고, 반면 다른 방어들은 스트레스가 되는 생각을 인식하지 못하게 하는 것을 통해 작동한다. 다음에서 두 남자가 최근 겪은 이혼에 대한 스트레스를 해결하는 방식을 살펴보자.

C씨는 부동산 경기가 좋아 집을 쉽게 팔 수 있기 때문에 이혼하기에 적기라고 말했다.

이혼한 지 3주 지나자, D씨는 다리에 생겨난 종기 때문에 극도로 불안해졌고 여러 소견을 듣기 위해 피부과 의사들을 찾아다니기 시작했다.

C씨는 **합리화**를 활용하여 느낌은 인식 밖으로 몰아내고 생각만 인식할 수 있게 된다. D씨는 **신체화**를 활용하여 불안한 느낌은 의식에 남겨 두지만 이혼에 관한 생각은 인식하지 않게 된다. 느낌을 인식하지 않도록 하는 방어를 활용하는 경향이 있는 사람들을 때때로 **강박적인**(obsessive) 방어 스타일을 가졌다고 말하고, 반면에 생각을 인식하지 않도록 하는 방어를 활용하는 경향이 있는 사람들을 **연극적인**(hysterical) 방어 스타일을 가졌다고 말한다.[52]

감정 관리

첫발을 내디딜 때의 흥분, 대학을 졸업할 때의 자부심, 당신의 아이가 태어나는 것을 지켜보는 기쁨—이러한 느낌들이 없다면 삶은 무미건조할 것이다. 또한 슬픔이나 상실, 실망감 같이 더 힘든 느낌들을 경험할 수 있다는 것도 중요하다. 이것들은 우리가 우리 자신과 타인들을 이해하는 데 도움을 준다—이것들이 없다면 우리는 경험으로부터 배우는 것이나, 공감을 하는 것이나, 관계를 맺는 것에 어려움이 생길 것이다. 느낌은 또한 우리에게 동기부여를 하고 삶을 '풍요롭게' 한다. 어떤 사람들은 다음의 사례처럼 다른 사람들보다도 더 다양한 범위의 느낌을 경험하고, 견디고, 표현할 수 있다.

E씨   저는 손주들과 함께 있는 것이 너무 좋아요. 아이들이 너무나 활기 넘치죠! 그네 타고 왔다갔다하는 것을 보고 있노라면 숨이 막힐 지경이에요. 또 보고 싶어 안달이 나요!

F씨   손주들과 하루를 같이 보냈어요. 점심도 먹었지요. 제 딸은 너무 바쁘답니다. 아마도 몇 주 뒤면 아이들을 또 보게 되겠지요.

두 할아버지는 서로 다르게 경험을 했다. E씨는 느낌이 풍부하다—당신은 그의 목소리에서 흥분이 느껴질 것이다. F씨는 더 밋밋하게 들리고, 느낌이 덜 스며들어 있다. 그 사람이 다양한 범위의 감정을 가지고 있는지를 염두에 두는 것이 중요하다—어느 것이 전부 좋거나 전부 나쁠 수는 없다.

느낌을 경험할 수 있는 것도 중요하지만, 이 느낌을 관리할 줄 아는 것도 중요하다. 통제불능의 느낌은—그것이 긍정적이든 부정적이든 간에—압도당하거나 스트레스가 될 수 있다. 각 사람은 불안과 같은 느낌을 견딜 수 있는 능력이 서로 다르다. 예를 들어, G양과 H양의 경우를 보자.

G양은 남자친구로부터 헤어지자는 말을 듣자 걷잡을 수 없는 느낌이 들기 시작했다. 그녀는 주체할 수 없이 소리를 지르기 시작했고, 그러고 나서 서랍장으로 가 접시들을 깨뜨리기 시작했다.

H양은 남자친구로부터 헤어지자는 말을 듣자 많은 느낌이 들었다. 그녀는 침착하게 앉아 그가 말을 마치기를 기다렸다. 그녀는 당황하지 않고 곧바로 대답할 수 없다는 것을 알았다. 그녀는 그에게 헤어져야겠다고 말하고는 집으로 운전해 가서 뜨거운 물로 목욕을 했다. 그날 저녁에 그녀는 울면서 그녀의 룸메이트에게 하소연을 했다. 그들은 함께 저녁을 먹으러 갔고 영화를 봤다.

두 사람 모두 당황한 상황에서 H양은 느낌을 관리하고 스스로 분별력 있게 침착할 수 있었지만, G양은 그러지 못했다.

사람들은 작은 정도의 불안을 다루는 데에도 곤란을 겪거나 혹은 만성적인 불안과 기분 증상에 압도당하기 때문에 감정을 관리하는 데 어려움이 있을 수 있다는 것에 주의하자.

충동 통제

충동은 여러 가지 종류로 나타난다. 충동을 통제하는 데 곤란을 겪는 사람들은 다음과 같은 것에서 어려움이 있을 수 있다.

- 식욕 관리(물질, 음식, 성적 행동)
- 도박
- 공격성/폭력성 통제
- 도벽

다음의 충동적인 두 사람을 살펴보자.

I씨는 먹는 것을 좋아한다. 그는 상당히 뚱뚱하고 콜레스테롤 수치도 매우 높다. 그는 매일 일어나면서 "오늘은 다이어트를 할 거야."라고 말하지만 저녁 7시만 되면 서랍장과 냉장고를 열어 쿠키와 아이스크림을 찾는다. 그는 종종 몰래 먹기에 가족은 그가 얼마나 먹는지 알지 못한다. 그는 매일 밤 패배감에 젖어 잠든다.

J양은 수업 시간에 말을 참는 것을 어려워한다. 그녀는 늘 자신이 무언가 흥미로운 소재로 발표할 것이 있다고 느끼고, 언제나 손을 들고 있다. 마지막 시험에서 그녀의 교수님은 '다른 친구들에게도 발표할 기회를 주자'고 제안했지만, 그녀는 조용히 있으려고 하는데도 불구하고 말이 그냥 '튀어나와 버리는 것'처럼 보였다.

충동적인 것이 꼭 항상 나쁜 것만은 아니다. 때때로, 과도하게 통제하는 것이 문제가 될 수도 있다. 무언가 자발적으로 하는 것이 불가능한 사람은—새 신발을 사는 것부터 퇴근 후 즉흥적인 회식 제안에 동의하는 것까지—종종 다른 사람들과의 관계에 어려움이 생긴다. 이와 유사하게, 충동 통제와는 반대로 관련된 위험 감수는 자기-파괴적인 행동으로 이어질 수가 있지만 큰 규모의 사업 계획에서는 필수적일 수도 있다. 어떤 사람에게는 번지 점프나 동굴에서의 스쿠버 다이빙과 같이 위험 감수 활동이 즐거울 수 있지만, 다른 사람에게는 공포스러운 일일 수 있다.

사람들은 여러 방식으로 충동을 통제한다. 속도를 줄이고, 만족을 지연시키고, 10까지 세는 것을 배우게 된다. 어떤 사람은 스스로 해낼 수 있지만, 또 어떤 사람은 12단계 프로그램이나 종교적 신념의 도움을 필요로 한다. 한 사람이 자기 자신을 통제하는 성공적인 전략에 대해 이해하고 기술하는 것은 자기 자신의 충동 통제에 대해 고군분투하는 것을 상세히 기록하는 것만큼이나 중요하다—다시 말하면, 환자의 어려움뿐만 아니라 강점도 기억해야 한다.

자극 규제

소음, 냄새, 질감—이러한 자극들은 어디에나 있기 때문에 우리는 이것들에 적응할 수 있어야 한다. 우리가 언급했던 다른 형태의 자극들과 같이, 사람들마다 이들 감각을 수용하고 적응하는 능력은 매우 다양하다. 어떤 사람들은 전화벨 소리만 들어도 쉽게 놀라거나 나쁜 냄새를 조금만 맡아도 속이 울렁거린다. 다른 사람들은 잘 알아채지도 못한다. 어떤 사람들은 록 콘서트나 새해 전야의 타임 스퀘어 광장과 같이 매우 자극적인 환경을 즐기기도 한다. 다른 사람들은 공원을 걷고 있을 때 아이들이 노는 소리에 방해만 받아도 짜증이 난다. 감각 자극에 적응하기 어려운 것은 적절히 기능하는 데 주된 장애물이 될 수 있다. K양의 경우를 보자.

K양은 사람들에게서 나는 냄새를 참을 수가 없기 때문에 비행기 타는 것과 같이, 대중 교통이라면 무엇이든 이용할 수가 없다. 이것은 특히 지하철과 버스에서 문제가 되는데, 그녀는 다른 사람들에게서 향수와 같이 냄새가 아주 미세하게 풍기기만 해도 견딜수가 없다. 이것 때문에 그녀는 일에서나 놀이에서나 어려움을 겪는다. 왜냐하면 그녀는 타 지역에서 열리는 중요한 회의나 가족모임 여행에 참가할 수 없었기 때문이다.

K양은 감각 자극에 적응할 수 없는 것 때문에 그녀의 기능은 와해되고, 그녀의 적응 능력의 중요한 측면에서도 마찬가지이다.

누군가가 어떻게 적응하는지에 대해 배우기

방어에 대해 배우기

다음은 당신이 환자의 방어 스타일에 대해 알 수 있도록 도와주는 몇 가지 질문들이다.

당신이 불안과 강렬한 느낌에 반응하는 것에 대해 당신은 어떻게 생각하는가? 다른 사람들이 동의하겠는가?
당신은 항상 같은 방식으로 반응한다고 느끼는가, 아니면 상황에 따라 다른 전략이 있다고 느끼는가?

여기 당신이 이러한 질문들에 스스로 답을 할 수 있도록 도와주는 질문 몇 가지가 있다.

이 사람은 주된 방어로써 분열을 사용하는 경향이 있는가?
이 사람의 방어 양식이 그 사람의 대인관계에 방해가 되는 것처럼 보이는가?

만약 당신이 사물을 보는 방식에 대해 대안을 제시한다면, 그 사람은 관점을 유연하게 바꿀 수 있는가 아니면 그렇게 할 수 없는가?

당신에게 말을 할 때, 그 사람은 감정이 충만한 단어들을 많이 사용하는가?

그 사람이 무언가 고통스럽거나 흥분되는 것에 대하여 이야기 할 때조차도, 그 사람이 하는 말이 메말라 보이거나 느낌이 결여된 것처럼 보이는가?

무언가 고통스러운 것에 대하야 이야기 할 때, 그 사람은 자신의 느낌을 보여주는가? 그 사람은 그 느낌에 대한 설명이나 변명을 하는가?

당신은 그 환자의 드라마틱한 이야기에 사로잡혔다고 느끼는가? 아니면 당신은 그 사람이 말하고 있는 것에 대해 지루하고 동떨어져 있다고 느끼는가?

충동 통제에 대해 배우기

많은 임상가는 물질사용과 섭식장애에 대해서 질문을 하지만, 충동 통제와 판단력에 대해서 배우는 것은 이보다 훨씬 더 많은 것들을 포함한다. 우리는 사람들이 가지고 있는 충동과 관련된 문제의 종류에 대해 기술할 수 있기를 원하면서도, 한편으로 충동을 억제하려고 하는 개인적인 방식에 대해 기술하기도 원한다. 다음과 같은 질문들이 도움이 될 수 있다:

당신은 사람들이 당신을 보고 위험을 즐기는 사람이라 평할 것이라고 생각합니까?

당신은 당신이 너무 충동적이라고 느낀 적이 있습니까?

누군가 당신을 보고 화를 잘 내는 사람이라고 평할 것 같습니까?

당신은 망설이는 편입니까 아니면 일단 행동부터 하는 편입니까?

당신은 해서는 안 된다고 생각하는 것들을 참는 것이 어렵다는 것을 알고 있습니까?

당신은 전에 폭음/폭식한 적이 있습니까? 그렇다면, 얼마나 많이 했습니까?

당신은 스스로 충동적이지 않으려고 어떠한 종류의 일을 합니까?

감정 관리에 대해 배우기

당신이 화가 나거나 불안할 때 무슨 일이 일어납니까? 당신은 그 느낌을 가진 상태로 '차분히 있을' 수 있습니까 아니면 무언가를 해야 할 것 같이 느낍니까? 그렇다면, 무엇을 합니까?

사람들은 당신을 보고 침착하고 차분한 성격이라고 평할 것 같습니까? 아니면 감정기복이 심할 거라고 합니까?

당신은 전에 다른 사람들에게 물리적으로 난폭해졌던 적이 있습니까? 무슨 일이 일어났습니까?

감각 규제에 대해 배우기

당신은 시끄러운 소리나 냄새와 같은 것들에 특히 예민하다고 생각합니까?

당신은 다른 사람들이라면 그렇게 하지 않을 것이라고 생각하는 방식으로 주위 환경을 경험한 적이 있습니까?

적응에 대해 기술하기

여기에 지금까지 우리가 보여 주었던 변인들을 이용하여 누군가가 적응해나가는 능력은 어떻게 기술할 것인지 예시가 있다:

L양의 적응 능력은 큰 장점이다. 그녀는 어린 시절부터 류마티스 관절염을 오랫동안 앓아왔기 때문에, 스트레스에 대처하기 위해 고도의 적응적인 방어를 사용한다. 예를 들어, 류마티스 관절염 아동을 위한 기금을 운영하면서 1년에 수백만 달러를 모금하는데 이는 그녀에게 뜻깊은 만족감을 주고 (승화), 길에서 마주치는 사람들이 그녀에게 젊은 나이에 지팡이를 짚는다며 말을 걸 때, 그녀는 직면을 피하기 위해 종종 유머를 사용한다. 고도의 스트레스 상황에서, 그녀는 **감정을 강조하는** 경향이 있는 방어들을 사용하면서, 울 수도 있고 드라마틱해질 수도 있다. 그녀가 사용하는 방어들의 범주는 꽤 유연하다. 오히려, 그녀는 **충동 통제**를 지나치게 잘한 나머지, 모험하는 것을 꺼리다보니 때때로 기회를 놓쳐 버리기도 했다.

이 사례는 L양이 사용하는 두 가지 유형의 방어들, 이것들의 유연성뿐만 아니라 생각과 느낌을 다루는 방식을 고찰한다. 또한 그녀의 충동 통제도 고찰한다.

이제 다음으로 우리는 기능의 네 번째 영역인, 인지를 고찰하기 위해 넘어갈 것이다.

적응하기를 기술하기 위한 변인들들

방어 기제
더 적응적인/덜 적응적인
유연성
생각과 느낌의 연결성
충동 통제
감정 관리
감각 규제

권장 활동

당신은 A씨의 적응 패턴에 대해 어떻게 기술할 것인가?

A씨는 65세 남성으로 얼마 전 전립선암을 진단받았다. 그는 두통과 치통을 호소하기 시작하였고 끊임없이 의사와 치과의사를 찾는다. 그는 과민해지고 모든 사람들에게 자신이 얼마나 놀랐는지를 안다고 말한다. 그는 쉴 새 없이 친구들에게 전화를 하다 보니, 친구들은 그를 피하기 시작한다. 곧 있을 치료에 대한 걱정을 그의 마음에서 떨쳐 버리기 위해서, 아내는 그가 여러 해 동안 만들고 싶었던 주방 식탁 가구 제작을 다시 마무리하도록 설득하지만, 그는 다시 집중할 수가 없다. 그녀는 점점 그에게 화가 나기 시작해서 꼭 그가 오래 전 아들이 남용 약물로 인해 문제가 있었을 때처럼 행동한다고 말한다.

> **해설**
>
> A씨의 주된 방어는 신체화다. 이 방어 전략으로 인해, 그는 병원 및 치과 진료를 과용하고 주변과의 관계를 깨뜨리고 있기 때문에, 별로 적응적이지 못하다. 현재의 위기 상태에서 대처 전략을 바꾸는 것이 그로써는 불가능할 뿐더러, 그가 현재 보이는 그가 현재 사용하는 기제들과 오래 전 사용했던 기제들 사이의 유사성은 그가 스트레스를 다루는 패턴이 꽤 경직되어 있음을 의미한다. 또한 그는 친구에게 반복적으로 전화하는 것을 참지 못하는 것으로 보아, 감정 관리에 어려움이 있고, 충동 조통제가 불량하다. 마지막으로, 그가 사소한 신체적 통증에 집착하는 것은 자극 규제가 손상되어 있음을 반영하는 것일 수 있다.

제7장
인지

✎ 주요 개념

사람들이 생각하는 방식은 그들이 기능하는 방식의 중심이다.
우리는 다음과 같은 변인들을 활용하여 인지 기능을 기술할 수 있다.

- 일반적인 인지 능력
- 결정 내리기와 문제 해결하기
- 자기 성찰과 현실 검증력
- 마음 헤아리기
- 판단

영역을 정의하기: 인지

나는 생각한다, 고로 나는 존재한다—이 유명한 Descartes의 명제는 우리가 생각하는 것이 우리의 존재의 증거라는 사실을 말하고 있다.[53] 우리가 생각하는 방식은 우리가 하는 거의 모든 것, 예를 들면 문제를 해결하거나, 생각을 정리하거나, 사실을 기억하거나, 주의를 집중하기에 반영된다. 어떤 사람은 인지 기능의 한 분야에서는 강점을 보이지만 다른 분야에서는 그렇지 못한 경우가 있다—강의할 때에는 아주 똑똑하고 번뜩이지만, 그 외의 분야에서는 엉망이고, 모든 약속에 늦는 건망증 심한 교수를 떠올려 보면 알게 될 것이다. 우리는 한 가지 유형의 사고에 가치를 두기보다는 사람들이 생각하는 모든 방식을 기술하고, 그들이 어느 정도의 적응력이 있는지 밝히고 싶다.

어떤 사람의 인지 기능을 기술하는 것은 다음의 몇 가지 이유로 정신역동적 공식화를 구축하는 과정에 있어 필수적이다. 첫째, 우리가 생각하는 방식은 우리의 기능의 핵심이고, 따라서 발달에 대한 가설을 세울 수 있기를 기대한다. 둘째, 우리가 생각하는 방식은 발달의 다른 측면에 영향을 미칠 수 있다. 예를 들어, 어린이가 집중이나 조직화에 문제가 있을 때 그러한 일은 그들이 자신을 지각하는 방식(자기존중감)과 학교에서 선생님이나 친구들로부터(타인과의 관계) 받는 시선과 대우에 영향을 끼칠 수 있다. 마지막으로, 인지 기능은 그 사람의 일생을 통해 발달하고 변화하므로(제3부 참조) 이 영역의 문제를 주의 깊게 관찰하고 기술하는 것은 그 사람의 발달과정에서 언제 문제가 발생했는지에 대한 단서를 우리에게 제공해 줄 수 있다.

인지를 기술하기 위한 변인들

넓은 범위에서의 인지 기능을 검토하는 것은 이 책의 범위를 벗어난 것이다. 그러나 일반적으로 꼭 기술해야 하는 인지 기능의 몇 가지 일반적인 군집에 대해서는 다음과 같은 것들을 생각할 수 있다.

- 일반적인 인지 능력
- 결정 내리기와 문제 해결하기
- 자기 성찰과 현실 검증력
- 마음 헤아리기
- 판단

일반적인 인지 능력

그는 얼마나 똑똑한가? 왜 그 여자는 건망증이 심한가? 왜 그는 숙제를 하지 못하는가? 치료자로서 우리는 환자에 대해 이런 질문들을 우리 자신에게 수없이 던진다. 그리고 이런 질문들은 바로 환자들의 일반적인 인지 능력(〈표 7-1〉 참조)과 연결되어 있다. 인지 기능의 이러한 영역을 평가하기 위해서는 종종 정식 검사(예를 들면, 지능, 기억력, 집중력)가 필요한 경우도 있기도 한데,[54] 환자들이 뚜렷한 강점이나 어려움을 보이는 경우에 우리는 이러한 영역의 일반적인 기능에 대하여 언급을 할 수 있고 해야만 한다.

🗐 사례

A양은 3학년 때부터 과학경시대회에서 수상하였다. 그녀는 대학에 다니면서 첫 특허권을 땄고, 28세에 MIT의 종신교수로 임명되었다.

B군은 직장에서 일에 집중하는 데 어려움이 있다고 했다. 그는 숙제에 전혀 집중을 할 수가 없다고 하였고, 그래서 2학년을 두 번이나 다녀야 했다고 한다.

C여사는 자기 회사의 CEO로 재직중이다. 그녀는 매번 치료 시간에 올 때마다 열쇠, 수표, 우산 등 항상 무언가를 잊어버린다. 그녀는 "이런 점이 제 남편을 화나게 해요. 저는 직장에서는 모든 걸 다 기억하는데, 제 개인적인 것들은 전부 다 잊어버리고 말아요!" 라고 말했다.

D씨는 그의 모국에서 교수로 재직하였고, 60세에 미국으로 이민을 왔다. 그는 영어로 얘기할 때 항상 불편함을 느낀다고 했다.

앞 사람들의 인지 기능은 그들이 스스로에 대해 생각하는 방식이나 다른 사람들과 관계를 맺는 방식, 어떻게 스트레스에 적응하고, 일하고, 여가 시간을 보내는지와 같은 다른 모든 영역에서 그들의 기능에 영향을 끼칠 것이다. 이것은 우리 모두에게는 사실이지만, 특히 인지 기능이 강점이나 어려움을 나타낼 때에는 특별히 의미가 있다.

〈표 7-1〉 일반적인 인지 능력

지능
기억력
집중력
말하기와 언어

결정 내리기와 문제 해결하기

사람들은 매우 다른 방식으로 결정을 내리고 문제를 해결한다. 새 차를 선택할 때 사람들이 각각 활용하는 다양한 방법에 대하여 생각해 보자.

E씨는 뷰익 자동차를 샀다. 왜냐하면 그것은 그의 아버지가 항상 운전하던 차였기 때문이다.

F씨는 첫 번째로 본 자동차 전시장으로 가 전시되어 있던 차를 샀다.

G씨는 색상을 보고 차를 샀다.

H씨는 자동차에 대한 소비자 보고서 3년치를 읽고, 5개 모델을 시승해 본 뒤에 평가체계를 만들어 결국 그 등급에 따라 가장 높은 점수를 받은 차를 구매했다.

이들 모두는 결정을 내릴 능력은 있지만, 그들이 결정을 내리는 과정은 매우 다르다. 결정을 내리는 방식에 따라 사람들은 다양하게 나뉘어진다. 어떤 사람들은 굉장히 사소한 부분을 중시하며, 어떤 사람들은 전반적인 인상에 따른다. 어떤 사람들은 조사에 기반을 두고 결정을 내리는가 하면, '직감'에 따라 움직이는 사람도 있다. 어떤 사람들은 계획을 세우고, 또 다른 사람들은 그저 '되는 대로 받아들인다'. 또 다른 사람들은 문제를 해결하는 것뿐만 아니라 새로운 과학적 발견을 하기 위한 새로운 방안들을 고안하는 데 도움을 주는 창조적인 재능을 가지고 있기도 하다. I양과 J양이 파티를 계획하는 방식을 살펴보자.

I양은 파티를 열 예정이다. 그녀는 자신이 해야 하는 일의 목록을 만들고 체크해 나갔다. 파티 일주일 전에 음식 담당자가 전화를 하여 다리가 부러져서 일을 못하겠다는 말을 하였다. I양은 이전에 생각해 두었던 음식 담당자의 목록을 꺼내어 그중 가능한 사람을 찾을 때까지 전화를 걸기 시작하였다.

J양은 파티를 열 예정이다. 그녀는 파티의 주제와 사람들에게 대접할 음식의 유형에 대해 5번이나 마음을 바꿨다. 그녀는 냅킨 뒤쪽에 '해야 할 일'들에 대해 낙서하듯 적었지만, 다시 그것들을 쳐다보지 않았다. 파티 전날 저녁 빵집에 들러 그녀가 원했던 디저트가 전부 팔린 것을 알고는 집에 돌아와 자신이 제일 좋아하는 음악을 틀고 밤새 빵을 만들었다.

I양은 조직적이다. 세부 사항에 주의를 기울이고, 앞서 생각하고, 차분하게 문제를 해결하는 것이 가능하다. 대조적으로 J양은 즉흥적이다. 빈번하게 마음을 바꾸고, 감정적인 방식으로 문제를 해결한다. 결론적으로, 두 파티는 모두 성공을 거둘 수 있었다. 그러나 그 파티를 계획한 사고과정은 완연히 달랐다. 우리가 할 일은 어떤 것이 더 좋은지 판단하는 것이 아니라, 환자의 문제 해결 양식을 묘사하고 그것이 어떻게 긍정적으로, 또는 부정적으로 기능에 영향을 미치는지를 생각하는 것이다.

문제 해결하기는 생각하기를 조직화하고, 미리 계획을 세우고, 창조적으로 생각하는 능력을 요구한다(〈표 7-2〉 참조). 일반적인 인지 능력과 같이, 이런 능력들은 다른 기능의 발달에 주요한 영향을 줄 수 있다.

🗐 사례

K양은 18세의 대학교 2학년 학생으로, 그녀의 모든 친구가 그녀를 '싫어한다'고 말하면서 치료 시간에 왔다. "친구들이 저를 기숙사 배정에 대한 서명에 책임을 지게 임명하였는데, 제가 다 망쳐 버렸어요. 과정이 너무 복잡해요! 기한이 다가오는 건 알았지만 모든 서류를 한꺼번에 모으는 것과 방을 확인하는 것을 같이할 수가 없었어요. 단지 제가 대처할 수가 없었어요. 저는 앞으로 뭘 해야 하죠?"

이 계획을 조직화하고 창조적으로 문제를 해결하는 데 있어서 K양의 무능력은 확실히 그녀의 인간관계를 방해하고 있으며, 아마도 이런 일이 그녀에게 벌어진 것은 처음이 아닐 것이다.

〈표 7-2〉 문제 해결 능력

결정 내리기
문제 해결하기
생각을 조직화하기
계획 세우기
창조적인 생각을 하기

자기 성찰

사고의 또 다른 중요한 측면은 자기 자신의 생각과 행동을 검사하는 능력이다. 이것을 자기 성찰이라고 부른다.[55] 어떤 사람들은 "내가 왜 그런 말과 행동을 했지?"라고 스스로에게 질문하며 자연스럽게 자기 성찰을 하는 반면, 다른 사람들은 "그냥 그런 거지." 라고 말하기 쉬우며 더 이상 나아가지 않는다. 자기 성찰이란 자기의 경험으로부터 가끔은 약간 뒤로 물러서서 그것을 이해하기 위해 노력하는 능력이다. 심리적 마음가짐[55]이란 자기 성찰과 관련이 있는데, 자신의 생각, 느낌, 행동의 무의식적 동기에 대해 생각할 수 있는 능력이다. 자기 성찰을 할 수 있게 되면 자기 자신에 대한 느낌과 다른 사람들과의 관계에 대해 배우는 데 도움이 된다. L군의 예를 보자.

> 발렌타인 데이 1주일 전에 L군과 그의 1년 된 여자친구 M양은 꽃가게를 지나가고 있었다. 가게를 지나치며 여자친구는 "나는 노란 장미를 제일 좋아해." 라고 말했다. 발렌타인 데이에 L군은 M양에게 카드를 써 주었다. 그날 밤 늦게 M양은 울며 "난 네가 장미를 사 줄 거라고 생각했어!" 라고 이야기했다. L군은 얼떨떨해져서 "왜 그렇게 생각했어?" 라고 했다. 두 달 뒤 M양의 생일에 그가 또다시 카드를 주었을 때, 그녀는 그와 절교하였다. L군은 뒤통수 맞은 기분이 되어 "당신은 여자들을 이해할 수 없을 거예요." 라고 치료자에게 이야기했다.

자기 성찰을 하는 것이 불가능했기 때문에 L군은 그가 어떻게 그 상황에 기여하게 되었는지를 묻지 않았다.

자기 자신에게 성찰할 수 있는 능력은 현실 검증력[55]과도 관련이 있다. 현실 검증력이란 공상으로부터 현실을 구분할 수 있는 능력이다. 말할 필요도 없이, 이 능력은 인간 관계나 일하는 것까지 기능의 모든 측면에서 필수적이다. 어떤 사람들은 스트레스를 받는 동안에 현실을 검증하는 능력을 간헐적으로 잃기도 하고, 또 다른 사람들은 현실을 검증할 수 있으나 때때로 그들의 결론에 대해 의심을 갖는다.

🗂 사례

N양은 "그 사람은 제가 특별한 힘을 가지고 있는 걸 발견했고 위협을 당할 거라고 느끼고 있어요."라고 말하며, 그것 때문에 상사가 그녀를 곧 해고할 것이라고 확신했다.

O여사는 "나는 남편이 믿음직하다는 걸 알아요. 그러나 나는 화가 나면 그가 바람을 피우고 있다고 생각해요. 그 순간에 나는 그것을 바로 보는 게 어려워요."라고 말했다.

N양은 솔직히 현실을 검증할 수 없는 반면에, O여사는 이것에 대해 간헐적인 어려움을 보인다. 두 가지 문제 모두가 주의하고 기술해야 할 만큼 중요하다.

마음 헤아리기

마음 헤아리기(제5장과 제10장 참조)란 다른 사람들이 나와 다른 생각과 느낌을 가질 수 있다고 이해하는 능력이다.[56] 마음을 헤아리는 능력은 다른 사람을 공감하는 능력의 핵심이다. P양과 Q양의 다른 점을 살펴보자.

P양의 치료자가 평소와 다르게 10분 정도 치료 시간에 늦자 그녀는 "어떻게 나에게 이러실 수가 있죠? LSAT 시험이 내일이어서 제가 불안해 미쳐 버릴 것 같은 걸 아시잖아요! 무슨 생각을 하시는 거예요?" 라고 말했다.

Q양의 치료자가 평소와 다르게 10분 정도 치료 시간에 늦자 그녀는 "안녕하세요. 당신이 늦다니 이상한 일이네요. 평소에 그런 적이 없으셨잖아요. 모든 일이 잘 되었으면 좋겠네요. 저는 당신이 무슨 응급 상황에 있는 것은 아닌지 걱정했어요. 치료자가 되는것이 쉬운 게 아니네요."

Q양과 달리 P양은 그녀와 관련 없이 치료자의 마음과 삶에서 무슨 일이 일어날 수 있다는 것을 상상할 수 없었다. 이 능력을 기술하는 것이 가능한 것은 인지 기능을 이해하는 데 있어 중요하다.

판단

종종 판단이라고 불리는[55] 행동의 결과를 고려할 수 있는 능력은 또 다른 인지 기능이다. 판단은 의도된 행동의 적절함과 가능한 결과를 인식할 수 있는 것뿐 아니라 이러한 인식을 반영하여 행동하는 것을 포함한다. 정신역동적 용어로 옳은 것과 잘못된 것을 구분할 수 있는 것은 초자아 기능의 부분이다.[55] 앞에서 설명한 다른 인지 기능들처럼, 판단력도 작동하거나 하지 않는(on or off) 기능이 아니라 상황에 따라 증감(wax and wane)할 수 있다.

🗐 사례

R씨는 보통은 매우 책임감 있는 아버지이나 술에 취했을 때에는 아이들을 학교에서 데려오는 것을 종종 잊어버리곤 한다.

S양은 새로운 상대방과 성관계를 가질 때에는 콘돔을 사용해야 한다는 사실을 알고 있으나 그녀는 가끔 '순간에 휩쓸릴' 때가 있다고 말한다.

앞의 사례의 사람들은 해야 할 올바른 일을 '알고' 그 행동의 결과에 대한 감각도 가지고 있으나 때때로 그것에 따라 행동하지 않는다. 사람들의 판단이란 그들의 기능의 모든 측면에서 막대한 영향력을 가질 수 있고, 그렇기 때문에 이것들을 기술하는 것이 중요하다.

인지에 대해 배우기

일반적인 인지 기능에 대해 배우기

일반적인 인지 기능에 대한 정보는 사람들과의 직접적인 경험에서 얻을 수 있다. 당신은 다음과 같은 것들을 알아차릴 수 있다.

그들은 자신의 이야기를 할 때, 일관된 방향으로 조직화되어 있는가?
그들은 약속을 기억하고, 새로운 약속을 계획할 수 있는가?
그들은 약속 시간에 맞춰 오고, 제때 비용을 지불하는가?
그들은 타당한 많은 지식을 가지고 있는가?

당신은 다음과 같은 직접적인 질문을 할 수도 있다.

당신은 평소에 시간 약속을 잘 지키는 사람인가요? 아니면 종종 늦나요?
당신은 직장 또는 학교에서 집중할 수 있고, 일을 마무리하는 게 가능한가요?
당신은 전반적으로 잘 조직화되어 있나요? 아니면 무질서한가요?

만약 당신의 평가하기가 일반적인 인지 기능에 주요한 문제를 시사한다면, 당신은 간이정신상태검사(Mini-Mental Status Examination: MMSE)[54] 같은 간단한 인지 선별 검사를 해 보거나 신경심리학적 검사를 해 보도록 환자를 의뢰할 수 있다. 우울증이나 불안장애 같은 다른 정신장애와 연관된 인지 문제의 저하가 있다면, 당신은 이런 장애가 인지에 영향을 줄 가능성에 대해 고려해 봐야 한다.

결정 내리기와 문제 해결하기에 대해 배우기

당신은 환자의 주소나, 환자가 만날 시간을 정하거나, 치료를 시작하기를 결정하는 방식으로부터 종종 이것들에 대해 배우게 될 것이다. 또한 당신은 다음과 같은 직접적인 질문을 할 수도 있다.

당신은 결정을 내리는 것이 쉽다거나 어렵다는 것을 압니까?

최근에 당신이 내린 결정에 대해 말해 주세요. 어떻게 그 결정에 도달했나요?

당신은 늘 다른 가능성에 대해서도 조사를 하나요? 아니면 당신의 '직감을 믿는' 편인가요?

당신은 해야 할 일이 많을 때, 목록을 만드나요?

자기 성찰에 대해 배우기

자기 성찰에 대해 평가하는 좋은 방법은 시험적 해석에 의한 것이다. 다음의 T양과 그녀의 치료자 간 주고받는 대화를 살펴보자.

T양	제가 자느라 여동생의 출산 전에 축하선물을 주는 파티인 베이비 샤워를 못 갔다니 믿을 수가 없어요. 저는 몹시 피곤했거든요. 제 생각에는 저의 알람시계가 제대로 작동하지 않은 것이 틀림없어요.
치료자	음, 지난 시간에 당신은 남자친구와 헤어진 직후에 여동생이 아이를 가진 것이 힘들었다고 이야기를 했었지요. 아마도 당신은 그 파티에 가기를 원하지 않았을 것이라고 생각합니까?
T양	와, 지금 제가 일부러 늦잠을 잤다고 얘기하시는 건가요? 그건… 저다운 행동이네요. 사실 전 가고 싶지 않았어요. 동생은 제가 어떻게 지내는지 물어보지도 않았어요.

심리적 마음가짐이라는 것은 모든 것을 즉각 이해하는 것을 의미하지 않는다. T양은 자신이 동생에 대해서 양가감정적일 수도 있다는 것을 즉시 고려하지는 않았으나, 치료자가 그녀에게 가능한 무의식적 동기를 고려하라고 요구했을 때 그녀는 수용적이었고 이를 깊이 생각할 수 있었다. T양은 합리적으로 심리적인 마음가짐이 되어 있고, 자기 성찰적이다. 심리적인 마음가짐이 덜 되어 있는 사람이라면 치료자의 말에 이렇게 대답했을지도 모른다. "말도 안 돼요! 그건 당연히 기쁜 일이죠. 치료자들은 항상 모든 일에 이중적인 의미가 있다고 생각한다니까요."

마음 헤아리기에 대해 배우기

마음 헤아리기를 평가하는 좋은 방법은 환자에게 다른 사람은 어떻게 생각하고 느끼는지를 생각해 보라고 하는 것이다. 다음의 예와 같이:

U양　　저는 제 친구 제인한테 화가 많이 났어요. 그녀는 제 마지막 전화호 출에 응답이 없었는데, 제 생각에는 그녀가 저한테 화가 나서 그런 게 확실해요.

치료자　언제 전화를 거셨죠?

U양　　20분 전요.

치료자　아직까지 그녀가 전화를 하지 않는 다른 이유가 있을 수 있다고 생각 하시나요?

U양　　아니오. 만약 사람들이 당신을 좋아한다면 그들은 즉시 전화를 하겠 죠.

　U양이 친구의 행동에 대한 다른 이유를 생각할 능력이 없다는 것은 그녀가 마음 헤아리기에 문제가 있다는 것을 시사한다. 사람들에게 다음과 같은 것들을 물어보 는 것은 그들의 마음 헤아리기 능력을 판단하는 데 도움을 줄 수 있다.

당신은 그 사람이 사물을 다르게 볼 수도 있다고 생각하시나요?
당신은 제가 느끼게 되는 것에 대해 어떻게 상상하시나요?

판단에 대해 배우기

판단을 평가하기 위해서 다음과 같이 질문을 하는 것을 고려해 보자.

당신은 규칙을 따르는 경향이 있는 사람인가요?
당신은 규칙을 어겨 본 적이 있나요? 왜 그러기로 결정했나요?
당신을 아는 사람들은 당신이 올바른 판단을 내리는 사람이라고 생각할까요?

늘 그렇듯이, 여기서는 이야기를 듣는 것이 도움이 된다. 잘못된 투자나 규칙 위반, 콘돔이나 다른 피임 방법 사용의 실패, 중독된(intoxicated) 상태에서 운전하기 등은 그 사람의 판단력에 대해 많은 것을 말해 준다. 만약 이야기가 명백히 손상된 판단을 보여 주는 것이라고 생각한다면, 그 사람 스스로 자신이 현명하게 행동했다고 생각하는지 여부를 찾아보라. 이것은 당신이 판단과 충동 통제를 구별하는 데 당신을 도와줄 것이다. 다음의 주고받는 예를 보자.

환자#1　나는 술집에서 이 남자를 만났어요. 그리고 그 남자 집으로 가서 성관계를 가졌어요.
치료자　당신은 콘돔을 사용했나요?
환자#1　아니요.
치료자　당신이 그렇게 하려고 했던 건가요?
환자#1　네, 전 괜찮아요. 그리고 남자들은 콘돔을 싫어하잖아요.

이 환자는 분명히 잘못된 판단을 사용하였다. 반면에 같은 질문에 대답한 다른 환자의 반응을 살펴보자.

환자#2　아뇨, 장난하세요? 그건 아주 위험해요─하지만 그 순간에는 단지 내가 안전하다는 것을 확인하기 위해 멈출 수가 없었어요─그냥 해 버린 거죠.

이 환자는 어떤 것이 옳고 그른지를 알고 있지만, 충동 통제에 문제를 보인다. 이전 사례와 마찬가지로 판단력은 상실되어 있으나, 이 차이를 아는 것은 치료에 있어 중요하다.

인지와 관련된 패턴을 기술하기

정신역동적 공식화에서 어떻게 인지의 패턴을 묘사하는지 사례를 보자.

　　V여사는 좋은 **일반적인 인지 기능**을 가진 것으로 보인다. 그녀는 평가 치료 시간에 맞추어 도착하였고, 즉시 자신의 인생 이야기를 유연하고 일관성 있는 방식으로 이야기하기 시작하였다. 말을 끝내는 마지막 순간의 어려움이 있었음에도 불구하고, 최근에 자신의 새 아파트를 고르고 구매하는 능력에서 입증되었듯이 그녀는 결정을 내리고, 문제를 해결하고, 올바른 판단력을 발휘할 능력이 있다.

　　자기 성찰의 능력은 강점으로 보인다. 자신의 어린 시절이 '행복'했다는 그녀의 표현은 모친의 알코올 중독과 분노 폭발에 대해 이야기하는 것과 완전히 들어맞지 않는다는 것을 치료자가 지적하자, 그녀는 "흥미로운 지적이네요. 저는 전혀 그것에 대해 생각하지 않았거든요." 라고 말했다. 이런 강점에도 불구하고, 그녀는 마음 헤아리기에 어려움이 있는 것처럼 보인다. 왜냐하면 최근에 있었던 그녀의 외도가 남편이 그녀를 떠나기로 한 결정에 영향을 미쳤을 것이라는 것을 상상할 수 없었기 때문이다.

마지막으로, 제8장에서 우리는 기능의 마지막 영역인 일과 놀이에 대해 다룰 것이다.

인지를 기술하기 위한 변인들

일반적인 인지 능력
문제 해결 능력
자기 성찰 능력
마음 헤아리기
판단

권장 활동

당신은 이 환자들의 인지 기능을 어떻게 기술할 것인가?

재능 있는 35세의 인테리어 디자이너인 A씨는 다른 사람들을 관리하도록 승진하기 전까지는 아주 일을 잘하였다. 그는 지금 분노와 불안 사이를 오가느라 그의 팀원들이 하고 있는 일을 파악할 수가 없다. 그는 일을 다른 사람들에게 맡기기 어려워 팀원들이 한 일들의 많은 부분을 다시 하게 된다. 상사와의 첫 번째 회의에서 그가 가져간 10개의 목록이 전부 엉망이 된 이후에 그는 매주 있는 상사와의 미팅이 두려워졌다.

B여사는 일에 너무 많은 시간을 쏟고 있는 남편이 '지긋지긋하다'고 했다. 그녀의 남편은 은행에서 높은 자리에 있고, B여사가 향유하는 호화로운 생활은 그가 지불하는 것이다. 그녀는 "우리 결혼의 문제는 남편이 일 중독이기 때문이에요. 이게 좋아지기 위한 유일한 방법은 남편의 상사가 남편한테 늦게까지 남아 일을 하라고 했을 때 거절하는 것뿐이에요!" 라고 말했다.

해설

A씨는 창조적인 재능을 가진 것으로 보이나, 문제를 조직화하는 능력은 부족해보인다. 그는 또한 팀을 관리하는 데 있어서 결정을 내리는 데에도 어려움을 겪고 있다. B여사는 마음을 헤아리는 것과 자기 성찰을 하는 능력이 부족하다.

제8장
일과 놀이

✎ 주요 개념

사람들은 삶의 대부분을 어떤 형태의 일, 또는 놀이에 참여하며 보낸다.
사람들의 일과 놀이가

- 그들의 발달 수준/재능/한계와 잘 맞는지
- 편안하고 만족감을 주는지
- 자신과 다른 가족을 돌보기에 적합한지
- 문화적으로 용인될 만한지

기술하는 것은 이 영역에서 그들의 기능을 이해하는 데 도움이 된다.

사람들은 무수히 많은 것을 하며 시간을 보낸다. 사람들은 일하고, 공부하고, 쉬고, 사람들을 사귄다. 정신건강 전문가로서 우리는 사람들이 무엇을 해야만 한다는 선입견을 가지지 않는다. 대신 우리는 그들이 무엇을 할지 고르는 것이 그들의 삶에 개인으로서, 또 사회의 일원으로서 어울리는지 평가하는 데 관심을 둔다. Sigmund Freud는 사람들이 '사랑하면서 일할' 수 있어야 한다고 말한 것으로 유명하다.[57] 많은 사람은 여기에 '놀이'를 추가했다.[58, 59] '사랑'(관계)에 대해서는 제5장에서 이미 논의했기 때문에 이제 일과 놀이에 대해 생각해 보자.

영역을 정의하기: 일과 놀이

일

웹스터 사전에서는 일을 "어떤 것을 하거나 만들기 위한 육체적인 또는 정신적인 노력, 목적이 있는 행동"으로 규정하고 있다.[60] 정신적으로나 육체적으로 완전히 무능력하게 되지 않는 한 대부분의 사람은 어떤 종류의 일에 참여하게 되어 있다. 우리는 일반적으로 일이란 누군가 돈을 벌기 위해 무언가를 하는 것이라고 생각하지만, 일에는 온갖 종류가 있다. 일은 다음과 같을 수 있다.

- 돈을 위해서, 또는 돈과 관련 없이: 초등학교 2학년생의 일은 학교에 가는 것이고, 집안에 있는 부모의 일은 아이들을 돌보는 것이다. 자원봉사자들 또한 여전히 일을 한다.
- 지속적이거나, 산발적이거나: 두 소녀는 아이를 돌보는 일을 한다. 그런데 한 명은 매 주말마다 일하고, 다른 한 명은 가끔만 일한다면 이들의 일하는 패턴은 아주 다르다.
- 집 안에서 일하거나, 집 밖에서 일하거나: 다시 말하지만, 청소, 요리, 아이 키우기, 노인 돌보기 등을 포함하여 집 안에서 할 수 있는 많은 일이 있다는 것을 기억하는 것은 중요하다.
- 숙련되었거나, 미숙하거나: 어떤 일들은 매우 짧은 지도만으로도 해낼 수 있고, 한편 다른 일들은 광범위한 교육이 요구된다. 기술 학교나, 대학원이나, 견습 기간 같이 교육에도 많은 형태가 있다는 것을 유의하자.

놀이

해변에서 쉬거나, TV를 보거나, 소설을 읽거나, 사람들을 만나거나, 축구를 하거나, 여행하거나, 요리하는 등 누구나 다른 놀이 방식이 있다. 어떻게 놀지를 아는 사람들은 건강한 정서적 생활을 하고, 더 성공적으로 나이 들어갈 것이다.[61, 62]

정신건강 분야의 전문가로서 우리는 종종 사람들이 쉬기 위해 무엇을 하는지 물어보는 것을 잊어버린다. 그러나 놀이의 패턴은 사람의 기능에 중요한 부분이다. 놀이에 대하여 생각할 때, 다음과 같은 것들을 고려해야 한다.

- 그것이 그 사람의 삶에 얼마나 많은 시간을 차지하는지: 책읽기를 좋아한다는 두 사람이 있다. 한 명은 한 달에 잡지 몇 권을 읽고, 다른 한 명은 일주일에 두 개의 북클럽에 참여한다. 그들은 놀이의 패턴이 다르다.

- 혼자 시간을 보내는지 아니면 다른 사람과 함께 보내는지: 어떤 사람들은 지하실에서 모형만들기를 하는 등 고독한 형태의 안식을 즐긴다. 그러나 또 다른 사람들은 대규모 록 콘서트에 가거나 매주 디너 파티를 여는 것을 즐긴다.

- 참여하는 깊이와 넓이: 어떤 사람들은 한 가지 형태의 놀이만을 참여하나 다른 사람들은 여러 가지를 시도해 본다. 예를 들면, 어떤 사람은 여가 활동으로 요트타기 한 가지를 열정적으로 하는 반면, 다른 사람은 많은 활동에 피상적으로 참여한다.

- 놀이로서의 성: 성은 사람들이 긴장을 풀고 즐기는 방식의 중요한 측면이 될 수 있다. 성적인 활동은 성인의 정신적·정서적 건강에 중요하다고 알려져 있다.[63] 환자의 삶에서 그들이 정기적으로 성적인 활동을 하는지, 그렇다면 만족스러운지, 누구와 성관계를 가지는지, 연인 관계에서 일어나는 것인지를 포함한 이 부분에 대해 질문하는 것은 중요하다.

- 놀이의 부재: 사람들이 여가 활동에 대해 이야기하지 않는다면, 꼭 물어봐야 한다. TV를 보거나 신문을 읽는 것이라도, 그 사람이 즐겨 하는 것이 있는지를 알아내는 것은 매우 중요하다. 그러나 어떤 사람들은 여가 활동을 전혀 하지 않는데, 이것은 그들이 긴장을 풀거나, 즐기는 것에 상당한 어려움을 겪고 있다는 것을 시사한다.

일과 놀이에 대해 기술하기 위한 변인들

사람이 일과 놀이를 위해 무엇을 하는지 기술하는 것과 더불어 우리는 이러한 양식이 개인으로서, 그리고 사회의 일원으로서 얼마나 잘 어울리는지에 대해 생각하고 싶다. 이 작업을 하기 위해 우리는 그 사람의 일과 놀이 패턴이 다음과 같은지 고려할 수 있다.

- 발달 수준/재능/한계와 잘 맞는지
- 편안한지/만족스러운지/즐거운지
- 자신과 다른 가족을 돌보기에 적합한지
- 문화적으로 용인될 만한지

일과 놀이가 그들의 발달 수준, 교육, 재능, 한계와 잘 맞는가?

용돈을 벌기 위해 패스트푸드 식당에서 일하는 16세의 고등학생은 매우 의욕이 있을 수 있지만, 박사 학위를 소지한 45세의 화학자의 경우에는 능력 이하의 일을 하고 있다고 볼 수 있다. 주말에 친구들과 비디오 게임을 하는 12세 소년은 발달 수준에 적절하게 즐거운 시간을 보내고 있지만, 직장에서 하루 종일 게임만 하는 55세의 남자는 직업이 위태로울 것이다. 일과 놀이를 생각할 때에는 그 사람이 무엇을 하고 있는지만 생각할 것이 아니라, 이것이 그 사람의 발달 수준, 교육의 정도, 재능, 한계와 어울리는지를 고려해야 한다.

🗐 사례

35세 여성인 A양은 영문학 박사 학위를 취득하느라 7년을 보냈다. 논문으로 상도 탔고, 가까운 대학에서 종신 교수로 가는 위치의 자리도 제안받았다. 그녀는 그 일을 시작했으나 6개월만에 학계의 압박이 싫다며 일을 그만두었다. 최근 5년간 그녀는 작은 잡지사의 오류 점검팀에서 일하고 있다.

교육의 정도를 봤을 때, A양의 일은 그녀의 교육 수준과 맞지 않는다고 기술할 수 있다.

일과 놀이가 편하고 즐거운가

즐거움은 아이들만을 위한 것은 아니다. 모든 사람은 자기가 즐기는 일을 할 필요가 있다. 어떤 사람들은 그들의 일을 사랑하고, 반면 다른 사람들에게 일은 그저 일용할 양식을 위하여 해야만 하는 것에 불과하다. 일은 만족스러울 수 있으나 항상 즐거울 필요는 없다. 흥미롭게도, 어떤 사람들은 여가 활동에서도 즐거움을 찾지 못한다. 캠핑을 싫어하지만 배우자나 연인 때문에 늘 억지로 숲에 끌려온 경우나, 골프를 싫어하지만 매주 아버지와 골프를 해야 할 것처럼 느끼는 아들의 예를 생각해 보자.

🗍 사례

40세 남자인 B씨는 매일 30km를 달린다. 이 때문에 그는 수많은 부상을 입었고, 달리기 전에는 속이 메스꺼울 정도이다. 대학에서 그는 트랙과 육상에서 스타였고, 늙지 않기 위해서는 지속적으로 이렇게 달려야만 할 것처럼 느끼고 있다.

한때는 B씨도 이 정도 수준의 운동을 즐거워했지만 그것은 이제 강박적으로 되었고, 그에게 기쁨을 주지 못하게 되었다.

일과 놀이가 자신과 다른 가족을 돌보기에 적합한가

사람들은 일을 사랑할 수 있지만, 그것만으로는 생활비를 충당하지 못한다. 소설을 쓰는 것을 좋아하지만 건강보험료를 낼 수 없는 작가를 생각해 보자. 어떤 사람들에게는 많은 돈을 버는 것이 우선 순위는 아니다. 그렇다고 해도 그들에게는 여전히 자신과 가족을 돌볼 만큼의 음식과 거주비와 의료비 등을 포함한 기본 생활비를 지불할 정도의 돈을 가지고 있어야 한다. 가끔 어떤 사람은 배우자나 다른 가족으로부터 지원을 받는다. 이런 상황에서는 이것이 가족 상호 간에 합의가 되었는지, 그리고 개인에게는 만족을 가져다주는지를 평가하는 것이 중요하다. 이 상황에 대한 두 가지 다른 예를 살펴보자.

116

C씨는 자기 직업에 매우 만족하는 아내와는 달리 자신의 일을 좋아하지 않는다. 그들에게 아이가 생기자, C씨가 일을 그만두고 가사와 육아를 하고, 그의 아내는 가족을 경제적으로 부양하기 위해 일을 계속하기로 결정했다.

이런 상황에서 C씨의 일은 개인적으로 그 자신을 위한 것은 아니지만, 그는 그의 아내가 가족을 부양하기로 한 상호 간의 합의가 된 경제적 상황에 있는 것이다.

35세의 대학원생인 D양은 월세를 내기 위해 매달 아버지로부터 용돈을 받는다. 이것이 두 사람의 관계를 힘들게 하고, 그녀를 '아이'처럼 느끼게 만든다.

이런 상황에서 D양이 스스로를 부양하지 못하는 것은 그녀 자신에 대해 경험하는 것과 다른 사람 간의 관계에서 문제를 생기게 한다.

규칙적인 신체적 운동이 육체와 정신 건강에 필수적이기 때문에 노는 것도 스스로를 돌보는 데 있어서 중요하다.[64] 예를 들어, 가족을 부양하느라 세 가지의 일을 해야만 하기 때문에 운동을 할 수 없는 여성의 경우라면, 그녀의 놀이에 대한 패턴은 스스로를 돌보는 데 적절하지 않을 것이다.

일과 놀이가 문화적으로 용인될 만한가

한 사람의 일과 놀이 패턴을 완전히 이해하기 위해서는 그것이 그 사람이 살고 있는 세상과 들어맞는지를 아는 것이 중요하다. 예를 들면, 어떤 사람이 불법적인 방법으로 돈을 벌고 있거나, 아니면 다른 사람을 해치거나, 금지된 약물을 복용하는 놀이를 한다면 그들의 일과 놀이 패턴이 자신의 환경에 들어맞는다고 보기는 어려울 것이다.

사례

E양은 29세의 교사로, 일이 끝나고 집에 돌아가면 매일 와인 한 병을 마신다. 그녀는 그것만이 힘든 하루를 끝내고 쉴 수 있는 유일한 방법이라고 한다.

E양이 스스로의 여가 활동에 만족한다고 해도, 알코올 남용을 하고 있기 때문에

그것은 문제가 될 수 있다.

일과 여가 활동이 명확하게 물질 남용이나 불법적인 활동들을 포함하는 경우 이외에도, 문화를 넘나드는 상황의 경우에는 일과 놀이의 패턴이 문화적으로 용인되는지에 대해서 판단하는 것이 까다로울 수 있다. 다음의 사례들을 살펴보자.

> F씨는 남자라면 아주 오랜 시간 동안 일하느라 자녀들의 체육 행사에는 참석하지 못하는 게 일반적인 나라에서 미국으로 이민을 왔다. 그가 2년간 아들의 농구 경기에 한 번도 참석하지 못하자 코치가 전화해 집에 무슨 문제가 있는지를 물었다.

이 사례에서 F씨의 근로 시간은 어떤 환경에서는 일반적이지만, 다른 환경에서는 문제가 있는 것처럼 보인다.

> G여사가 치료자에게 그녀와 남편은 매 주말을 그녀의 부모님과 보낸다고 이야기했다. 치료자가 그것이 G여사를 의존적으로 만들지 않냐고 묻자 G여사는 그녀의 모든 '고향 친구'는 다 하는 것이라고 설명했다.

이 사례에서도 역시 G여사의 여가 패턴을 이해하려면 그녀의 문화적 배경에 대한 민감성이 필요하다.

일과 놀이에 대해 배우기

일과 놀이가 발달 수준, 재능, 한계와 잘 맞는지를 배우기

일을 하는 사람들에게:

지금 하시는 일을 얼마나 오래 하셨나요?

이 일이 교육을 필요로 했나요? 그렇다면 어떤 종류인가요?

어떤 일을 하려고 교육을 받았는데 다른 일을 하고 있다면, 이유는 무엇인가요?

학생에게:

어디서 무엇을 공부할지 어떻게 선택했나요?

이 과정의 공부가 지적 능력에 잘 맞는 것 같나요?

경력 같은 것을 목표로 일하고 있나요?

놀이에 대해:

언제 이 여가 활동을 시작하셨나요?

당신 또래의 사람들과 노나요?

당신 삶에서 얼마나 많은 시간을 할애하나요?

그것이 당신의 삶에서 당신이 하는 다른 일과 얼마나 걸맞나요?

일과 놀이가 편하고 즐거운지에 대해 배우기

일을 좋아하시나요? 아침에 일하러 가기 힘들지는 않은가요?

일이 만족스러운가요? 다른 것보다 조금 더, 또는 덜 즐겁다고 생각한 부분이 있나요?

일을 하면서 기대되는 것이 있나요?

재미있나요? 그렇다면 무엇을 할 때 그렇나요?

일과 놀이가 자신과 다른 가족을 돌보기에 적합한지에 대해 배우기

먹고 살만큼 돈을 버시나요? 자신을 위해? 가족을 위해?

재정적으로 당신이 자신을 부양하는 방식에 대해 만족하시나요?

다른 사람으로부터(정부를 포함해서) 재정적 도움을 받나요? 이것에 대해 어떻게 느끼시나요? 빚이 있나요?

규칙적인 육체적 운동을 할 수 있나요? 그렇지 못하다면 왜죠?

일과 놀이가 문화적으로 용인될 만한지에 대해 배우기

법적으로 곤란한 점이 있었나요? 어떤 형태의 활동 때문인가요?

여가 활동이 불법적인 물질 남용과 관련이 있나요?

당신이 하고 있는 일이 합법적이 아닐 수도 있다는 걱정을 해 보셨나요?

일과 놀이의 패턴을 기술하기

앞에서 언급한 변인들을 활용하여 H여사의 일과 놀이 패턴을 어떻게 기술할지 살펴보자.

45세의 여성인 H여사는 **일과 놀이** 패턴에 상당한 강점을 가진 것으로 보인다. 그녀는 변호사였고 교육을 받았으나 18년 전에 첫 아이를 낳은 이후 두 딸을 돌보기 위해 집에서 가사일을 해 왔다. 이것이 그녀의 **교육 수준**과는 일치하지 않지만, 그녀의 남편과 상호 간에 합의된 사항이었고, 그녀는 아이들을 돌보는 것이 아주 **편안하고**, 그녀는 거기에서 **기쁨**을 느낀다. 아이들을 여러 활동 장소에 데려다주고, 학교에서는 봉사를 하는 등 그녀는 아이들과 깊은 관계를 갖고 있다. 그녀는 **즐거움**을 가져다주고 **건강**하게 지낼 수 있게 해 주는, 긴장을 풀고 노는 방법을 여러 가지 가지고 있다. 대학생 때, 그녀는 대학의 조정 팀에서 배를 저었는데 지금은 일주일에 몇 번 테니스를 하며 여전히 육체적으로 활동적이다. 또한 매달 만나는 독서 집단의 구성원이기도 하다.

일과 놀이에 대해 기술하기 위한 변인들

그들의 발달 수준, 재능, 한계와 잘 맞는지
편하고 만족스럽고 즐거운지
자신과 다른 가족을 돌보기에 적절한지
문화적으로 용인될 만한지

권장 활동

다음 사람들의 일/놀이 기능을 당신은 어떻게 기술할 것인가?

55세 남자인 A씨는 결혼한 지 30년 되었고, 두 장성한 아들을 두고 있으며, 22세 때부터 환경 미화원으로 일해 왔다. 그는 고등학교를 졸업하지는 못했지만 가족이 일요일이나, 추수감사절이나, 크리스마스 때 모여서 저녁식사를 할 수 있는, 그가 '요충지'라고 부르는 집을 가지고 있다는 사실을 자랑스러워한다. 그와 그의 부인은 TV 시청을 좋아해서 저녁 식사 후 하루 2~3시간 동안 TV를 본다. 열렬한 낚시광으로서 그는 적어도 한 달에 한 번은 그의 절친한 친구와 동생과 함께 그의 낚시 오두막에 가는 것을 즐긴다.

B양은 일류 대학에서 10년째 박사 학위과정을 밟고 있는 42세의 여성이다. 그녀는 6년 전에 수업과 구두 시험을 마치고, 그때부터 논문을 쓰기 시작하였다. 대부분의 동기는 졸업했고, 그중 일부는 교수 자리에 임용되기도 했다. 대학원생 때 그녀는 강의 상도 받은 뛰어난 교사였다. 생계가 어려운 나이 든 부모가 여전히 그녀를 경제적으로 도와주고 있다. 그녀는 학문적 진척이 더딘 것과 논문의 진행이 늦어지는 것이 불만족스럽다.

C씨는 42세의 변호사로, 결혼한 지 8년이 되었고, 두 어린 자녀를 두고 있다. 그는 그의 아버지 회사에서 일하면서 직장 동료들에게 뒤처지지 않으려고 고군분투하고 있다. 그는 분수에 넘치게 생활하며 돈 때문에 항상 스트레스를 받는다. 대학생 때 그는 그저 그런 학생이었지만 부친 친구의 도움으로 일류 법학 대학원에 진학하였다. 부인 모르게 그는 주말마다 마리화나를 피며 긴장을 푼다.

해설

A씨는 일하고 노는 둘 다에 큰 강점을 가지고 있다. 그는 자신과 가족을 돌볼만한 안정된 직업을 가졌고, 편안하게 느낀다. 그는 가족과 함께 시간을 보내고, 낚시를 하는 것에 큰 즐거움을 느낀다.

　B양의 직업은 그녀의 교육 수준과 잘 맞으나, 그녀는 자신의 직업이 편하지 않고, 스스로를 돌볼 정도로 적합하지 않다.

　C씨의 일은 그의 재능과 잘 맞지 않는데, 가족의 연줄이 없었다면 얻을 수 없는 수준의 일을 하고 있기 때문이다. 그의 일은 자신과 다른 가족을 돌볼 정도는 되지만, 그의 불안은 그가 일을 편하게 생각하지 못하고 있다는 것을 나타낸다. 그는 문화적으로 용인되지 않는 여가 활동을 선택하였다.

종합하기 - 문제와 패턴에 대해 기술하기

이번 첫 번째 '종합하기' 절에서는 우리가 제2부에서 검토한 기능의 5가지 영역을 어떻게 기술하는지를 보여 줄 것이다. 제3부와 제4부에도 '종합하기' 절이 있다는 것을 기억하자. 우리는 책을 읽어 나가면서 공식화 구축하기를 계속할 것이다. 각 절마다 다른 임상 사례를 강조한 것에 주목하자. 우리는 항상 발표로 시작할 텐데, 왜냐하면 그것은 당신이 처음 사례를 듣게 될 방식이기 때문이다

환자의 문제와 패턴에 대해 기술하는 것은 공식화를 구조화하는 첫 번째 단계이다. 우리가 앞서 설명한 5가지 영역은—자기, 관계, 적응, 인지, 일과 놀이—삶에서 그 사람의 기능하는 방식을 기술하는 데 필요한 발판이 되어 줄 것이다.

A씨의 사례를 보고 그의 기능의 5가지 영역의 패턴을 어떻게 기술할지 살펴보자. 그가 평가 시 어떤 모습을 보였는지가 다음에 있다.

발표

A씨는 64세의 동성애자 남성으로, 모친이 4달 전 사망한 이후에 평가를 위하여 방문하였다. A씨의 모친은 90세로 치매를 앓고 있었다. 죽기 몇 년 전에 그녀는 아들 근처에 있을 수 있다는 이유로 A씨의 동네에 있는 곳으로 요양원을 옮겼다. 최근 몇 년간 A씨는 거의 매일 모친을 찾아갔다. 모친이 죽은 이후 A씨는 '방향을 잃은' 것처럼 느꼈고, '그냥 떠내려가고 있는 것 같다'고 생각했다. A씨는 또 "어머니가 길고 행복한 삶을 살았다는 것도 알고, 지금 제 삶에도 의지할 만한 누군가가 있죠. 저는 이 문제를 더 잘 다루어야만 한다고 생각해요."

A씨는 15년간 만난 파트너인 B씨와 함께 살고 있다. A씨와 B씨는 서로 사랑하고, 서로의 삶에 깊이 헌신하지만 각각 다른 생활을 하고 있다. 컴퓨터 컨설팅을 하는 A씨는 대부분의 시간을 집에서 근무하는 반면, B씨는 은행에서 매니저

로 바쁜 생활을 한다. A씨보다 10살이 어린 B씨는 긴 회의나 회식 등 잦은 야근으로 귀가 시간이 늦다. B씨는 또한 출장을 다니는데, 어떨 때는 주 1~2회씩도 간다. A씨는 이런 스케줄이 그들과 잘 맞다고 하는데, A씨는 혼자 시간을 보내는 것을 선호하는 반면 B씨는 활동적이고 사람들을 만나는 것을 좋아하기 때문이다. 동성 결혼이 합법화되자 A씨와 B씨는 결혼식을 하기로 하고 50명의 가족, 친구들을 초대했다. A씨의 이야기로는, 결혼식에 참석한 사람들은 그들에게 매우 지지적이었지만 대부분의 손님은 거의 다 B씨의 친구들이었고, 스스로가 결혼식에서 중요하지 않은 것처럼 느껴졌다. 그럼에도 불구하고 그는 나름의 재미를 느꼈고, 이런 느낌을 스스로 다스릴 수 있었다. A씨의 모친도 결혼식에 왔다. 20년 전 사망한 A씨의 부친은 아들이 동성애자라는 것을 인정하지 않았지만 그의 모친은 이 사실을 받아들여줬고, B씨를 매우 아껴 주었다.

결혼식 이후 A씨는 더 외로움을 느끼기 시작하였다. 그의 일은 점점 주춤하는 반면, B씨의 일은 더 바빠지는 것처럼 보였다. 거기다 A씨는 B씨가 직장 동료들과 보내는 시간에 대해 질투심이 생기기 시작했고, 심지어 가끔은 자신을 향한 B씨의 헌신적인 마음에도 두려움을 느끼게 되었다. "B씨는 항상 저를 안심시켜 줘요… 하지만 저는 그가 왜 저를 대단하다고 생각하는지 모르겠어요. 그는 저보다 똑똑하고, 성공했고, 다들 그를 좋아해요. 가끔 저는 제가 그를 실망시키고 있다는 생각이 들어요. 그가 항상 저랑 함께 있고 싶어 하다니 행운이죠."

A씨는 은퇴하려고 생각 중이나 그 뒤의 '나머지 시간'에 뭘 해야 하는지 확신이 없고, 거기다 더해 "저는 바깥에서 활동하는 취미를 가져본 적이 없어서요" 라고 말했다.

기술하기

문제

A씨는 어머니의 죽음에 적응하는 것에 어려움을 겪고 있다. 그는 외롭고, 방향을 잃은 것처럼 느끼고 있으며, 어머니의 죽음을 빨리 '극복'해야 할 것처럼 느낀다.

패턴

자기

A씨의 **주체성**은 완전히 확립되지 않았다. 그는 스스로를 타인(어머니와 B씨)을 잘 돌봐 주는 사람이라고 생각하며 그의 컴퓨터 컨설팅 사업에서 적절하게 성공을 거두었다. 그러나 은퇴 시기에 접어들자 그는 망망대해에 있는 것처럼 느끼며 일 이외에 그가 무엇을 좋아하는지 알지 못한다. A씨는 **자기 존중감 위협**에 취약한 것처럼 보이며, 특히 B씨와의 관계에서 그를 의심할 이유가 없는데도 자신을 두고 바람을 피지 않을까에 대한 두려움에 쌓여 있다. B씨에 대해 보이는 A씨의 자기 비하적인 관점은 그가 **자기 존중감 위협에 보다 덜 적응적인 내적 반응**을 가졌다는 것을 시사한다.

관계

A씨는 이 영역에 강점과 어려움을 가지고 있다. 그가 B씨와 15년간 헌신적인 관계를 맺어 온 것은 그의 강점이다. 그러나 최근에 A씨는 **신뢰**와 관련하여 어려움을 겪고 있으며, B씨가 자신을 떠날지도 모른다는 느낌과 고군분투하고 있다. B씨가 자신과의 관계에 헌신적이라는 모든 증거가 있어서 신뢰와 관련된 어려움은 A씨에게 내재된 것으로 보인다. A씨가 이 의미 있는 관계를 유지하기 위한 **자신과 타인에 대한 충분한 감각**을 가지고 있음이 틀림없지만 그는 이 영역에서 약간의 어려움도 가지고 있다. 그는 B씨를 이상화하고 있는데, 이는 좀더 복잡한 방법으로 B씨나 자신을 보는 것을 저해하는 효과가 있다. 서로의 헌신이 강하고, 오래 이어지고 있음에도 A씨는 B씨와의 관계가 보증되어 있어 보이지만 덜 **안정적**이라고 느끼고 있다. 그에게 가까운 친구가 없는 것은 그가 이 영역에서 곤란을 겪고 있다는 것을 확실하게 해 준다. 그러나 B씨와 함께하고 있고, 그의 어머니와 아주 가까운 관계를 유지하고 있기 때문에 A씨는 어느 정도의 **친근함**은 견딜 수 있는 사람이다. **상호 관계**라는 영역에서 보면 A씨는 자신이 받는 것보다는 더 많이 주고 있는 것처럼 보인다(어머니를 돌보는 것과 B씨에 대한 태도를 봤을 때).

적응

일반적으로 A씨는 스트레스에 어느 정도 잘 적응하고 있다. 그는 자신의 **감정**을 관리하고 **자극 규제**에 어려움을 호소하지 않는다. 그는 **다양한 방어** 기제를 활용하며, 그중 일부는 다른 것들보다 더 적응적이다. 예를 들면, 그는 B씨의 출장이 그 자신만을 위한 시간이 필요한 것과 들어맞는다고 합리화를 한다. 스트레스를 받으면 그는 이상화하고 투사를 한다―B씨가 자신을 떠날 것이라는 근거 없는 걱정이 이를 뒷받침한다. 그가 모친을 돌볼 때 활용한 이타주의는 그가 타인을 돌볼 수 있는 사람이라는 것을 알려 주지만, 타인에게 보살핌과 사랑을 받는 것에 어려움을 느낀다는 점에서 이 방어 기제를 덜 적응적인 방법으로 활용하고 있다고 볼 수 있다.

그는 스트레스가 적을 때에는 이성적으로 잘 적응하는 꽤 **감정적인** 사람이다. 그러나 그의 모친의 죽음과 다가오는 은퇴에 직면하였을 때 그는 방어 기제의 활용에 있어서 **덜 유연한** 사람이 되었다. 그는 **충동 통제**에 대한 어려움은 없다.

인지

이것은 A씨가 가장 강점을 나타내는 영역이다. 자신의 사업을 운영하는 그의 능력은 그가 상대적으로 강한 **일반적인 인지 기능**을 가지고 있다는 것을 시사한다. 그는 상당히 똑똑해 보이며 자신의 일과 사업의 재정을 관리할 수 있는 기술과 능력을 가지고 있다. 그의 생각은 잘 조직화되어 있고 기억력도 온전하다. **자기 성찰**을 할 수 있는 능력은 나쁘지 않다. 그는 그가 어머니의 죽음에 반응을 보이고 있다는 것을 이해하고 있으나 B씨에 대한 질투의 감정에 대해 스스로 물어볼 수 있을 정도는 아니다. 이것은 **마음 헤아리기**에 약간의 어려움이 있다는 것을 시사하는데, 그가 B씨의 관점을 완전히 상상할 수 있는지의 여부가 불투명하기 때문이다(B씨의 사랑이 A씨가 완전히 받아들일 수 있을 만큼의 것이 아니라는 사실은 B씨에게도 절망적일 것이다). A씨의 **판단력**에 어려움이 있다는 근거는 없다.

일과 놀이

A씨는 놀이보다 일을 하는 데 더 큰 강점을 보인다. 그의 일은 그의 **재능과 교육**에 일치하고, 그에게 **만족**을 준다. 그는 또한 스스로를 **부양할** 능력이 된다. 은퇴에 대한 걱정은 그가 일 이외의 활동을 즐기지 않는다는 점을 보여 준다. 이 점에서 놀이와 휴식에 대한 그의 능력은 제한되어 있다. 그의 일과 놀이는 모두 **문화적으로 용인**된 것이다.

권장 활동

지금까지 기술하는 것을 배웠으니 당신의 환자 중 한 명에 대해 기술하는 글을 써 보자. 이것을 혼자 배우고 있다면 지도감독자나 다른 동료에게 보여 주는 방법이 있다. 당신이 지도감독자나 교사라면 이것을 수강생들에게 과제로 내주는 것을 고려해 보라. 강좌를 듣는 모든 수강생이 다른 환자가 어떻게 보이는지 알아보기 위해 서로의 과제를 읽어 보는 것은 유익할 것이다. 꼭 정신역동적 정신치료 중인 환자에 대해 쓸 필요는 없다. 모든 환자에 대해 하는 것이 중요하고, 그래야 다양한 임상 상황에서 정신역동적 공식화를 구축할 수 있다. 문제와 패턴을 둘 다 포함시키라. 패턴을 기술하기 위해서는 우리가 검토한 5가지 항목—자기, 관계, 적응하기, 인지, 일과 놀이—을 활용하고 각 영역에서 각각의 변인을 고려하여야 한다. 길 필요는 없다. 한 페이지를 넘기지 않을 정도면 된다. 기억하자—과거력을 반복하지 말고 문제와 패턴에 대한 당신의 생각을 공고히 하라.

제2부 참고문헌

1   Arikha, N. (2007). *Passions and tempers*. New York: HarperCollins.

2   Freud, S. (1905). Three essays on the theory of sexuality. In J. Strachey (Ed.), *The standard Eedition of the complete psychological works of Sigmund Freud (Volume VII 1901-1905): A case of hysteria, three essays on sexuality and other works* (pp. 123-246). London: Hogarth Press.

3   American Psychiatric Association. (2000). *Diagnostic and statistical manual of mental disorders: DSM-IV-R*. Washington, DC: American Psychiatric Association.

4   Cloninger, C. R. (2000). Biology of personality dimensions. *Current Opinion in Psychiatry, 13*(6), 611-616.

5   Widiger, T. A. (2005). Five factor model of personality disorder: Integrating science and practice. *Journal of Research in Personality, 39*(1), 67-83.

6   Kohut, H. (1977). *The restoration of the self*. New York: International Universities Press, Inc.

7   Erikson, E. (1968). *Identity: Youth and crisis*. New York: W.W. Norton & Co.

8   Freud, S. (1914). On narcissism. In J. Strachey (Ed.), *The standard edition of the complete psychological works of Sigmund Freud (Volome XIV 1914-1916): On the History of the psycho-analytic movement, papers on metapsychology and other works* (pp. 67-102). London: Hogarth Press.

9   Blos, P. (1972). The function of the ego ideal in adolescence. *Psychoanalytic Study of the Child, 27*, 93-97.

10   Kohut, H., & Wolff, E. S. (1978). The disorders of the self and their treatment, an outline. *International Journal of Psychoanalysis, 59*, 413-414.

11   Reich, A. (1960). Pathologic forms of self-esteem regulation. *The Psychoanalytic Study of the Child, 15*, 215-232.

12   Sandler, J., Holder, A., & Meers, D. (1963). The ego ideal and the ideal self. *Psychoanalytic Study of the Child, 18*, 139-158.

13   Kohut, H. (1972). Thoughts on narcissism and narcissistic rage. *Psychoanalytic Study of the Child, 27*, 360-400.

14   Neubauer, P. B. (1982). Rivalry, envy, and jealousy. *Psychoanalytic Study of the Child, 37*, 121-142.

15   Stolorow, R. D., & Harrison, A. M. (1975). The contribution of narcissistic vulnerability to frustration-aggression: A theory and partial research model.

Psychoanalysis and Contemporary Science, 4, 145-158.

16   Kernberg, O. F. (1970). Factors in the psychoanalytic treatment of narcissistic personalities. *Journal of the American Psychoanalytic Association, 18*, 51-85.

17   Cooper, A. (1988). The narcissistic-masochistic character. In R. A. Glick & D. I. Meyers (eds.), *Masochism: Current psychoanalytic perspectives* (pp. 117-138). Hillsdale, NJ: Analytic Press.

18   MacKinnon, R. A., Michels, R., & Buckley, P. (2006). *The psychiatric interview in cinical practice* (2nd ed.). Arlington: American Psychiatric Publishing, Inc.

19   Fairbairn, W. R. D. (1952). *Psychoanalytic studies of the personality: The object relations theory of personality* (pp. 152-161). London: Tavistock Publications Limited.

20   Mitchell, S. A. (1988). *Relational concepts in psychoanalysis*. Cambridge, MA: Harvard University Press.

21   Benedek, T. (1959). Parenthood as a developmental phase – a contribution to the libido theory. *Journal of the American Psychoanalytic Association, 7*, 389-417.

22   Erikson, E. (1993). *Childhood and society*. New York: Basic Books.

23   Winnicott, D. W. (1958). The capacity to be alone. *International Journal of Psychoanalysis, 39*, 411-420.

24   Klein, M. (1946). Notes on some schizoid mechanism. *International Journal of Psychoanalysis, 27*, 99-110.

25   Greenberg, J. R., & Mitchell, S. A. (1983). *Object relations in Ppychoanalytic theory*. Cambridge, MA: Harvard University Press.

26   Moore, B. E., & Fine, B. D. (1990). *Psychoanalytic terms and concepts*. New Haven: Yale University Press.

27   Fonagy, P. (1991). Thinking about thinking: Some clinical and theoretical considerations. *International Journal of Psychoanalysis, 72*, 639-656.

28   Fonagy, P. (2001). *Attachment theory and psychoanalysis*. New York: Other Press.

29   Bowlby, J. (1958). The nature of the child's tie to his mother. *International Journal of Psychoanalysis, 39*, 350-373.

30   Mahler, M. S. (1972). On the first three subphases of the separation-individuation process. *International Journal of Psychoanalysis, 53*, 333-338.

31   Slade, A. (2000). The development and organization of attachment: Implications for psychoanalysis. *Journal of the American Psychoanalytic Association*, *48*, 1147-1174.

32   Slade, A. (2008). Attachment theory and research: Implications for the theory and practice of individual psychotherapy with adults. In J. Cassidy & P. R. Shaver (Eds.), *Handbook of attachment: Theory, research and clinical applications* (pp. 762-782). New York: Guilford Press.

33   Stern, D. N. (1985). *The interpersonal world of the infant*. New York: Basic Books.

34   Winnicott, D. W. (1969). The mother-infant experience of mutuality. In C. W. Winnicott, R. Shepherd, & M. Davis (eds.), *Psychoanalytic explorations* (pp. 251-261). Cambridge, MA: Harvard University Press:,:.

35   Beebe, B., & Lachman, F. M. (1988). The contribution of mother-infant mutual influence to the origins of self and object representation. *Psychoanalytic Psychology*, *5*, 305-337.

36   Koolhass, J. M., Bartolomucci, A., Buwalda, B., de Boer, S. F., Flügge, G., Korte, S. M., Meerloo, P., Murison, R., Olivier, B., Palanza, P., Richter-Levin, G., Sgoifo, A., Steimer, T., Stiedl, O., van Dijk, G., Wöhr, M., & Fuchs, E. (2011). Stress revisited: A critical evaluation of the stress concept. *Neuroscience and Biobehavioral Reviews*, *35*, 1291-1301.

37   Vaillant, G. E. (1977). *Adaptation to life how the best and the brightest came of age* (1st ed). Boston: Little, Brown and Co.

38   Bellak, L., & Goldsmith, L. A (Eds.) (1984). *The broad scope of ego function assessment*. New York: Wiley.

39   Bellak, L., & Meyers, B. (1975). Ego function assessment and analyzability. *Journal of the American Psychoanalytic Association*, *2*, 413-427.

40   Bellak, L. (1975). *Ego Function Assessment (EFA): A manual*. Larchmont: C. P. S., Inc.

41   Vaillant, G. E. (1992). *Ego mechanisms of defense: A guide for clinicians and researchers* (1st ed). Washington, DC: American Psychiatric Publishing, Inc.

42   Pine, F. (1990). *Drive, ego, object, and Self: A synthesis for clinical work*. New York: Basic Books.

43   Perry, J. C., Beck, S. M., Constantinide, P., & Foley, J. E. (2009). Studying change in defensive functioning in psychotherapy using the defense mechanism rating scales: Four hypotheses, four cases. In R. A. Levy &

S. J. Ablon (Eds.), *The handbook of evidence-based psychodynamic psychotherapy* (pp. 121-153). New York: Humana Press.

44   Freud, S. (1894). The neuro-psychoses of defense. In J. Strachey (Ed.), *The standard edition of the complete psychological works of Sigmund Freud (Volume III 1893-1899): Early psycho-analytic publications* (pp. 41-61). London: Hogarth Press.

45   Vaillant, G. E. (1977). *Adaptation to life: How the best and the brightest came of Age.* Boston: Little, Brown and Co.

46   Kernberg, O. F. (1976). *Object-relations theory and clinical psychoanalysis.* New York: Aronson.

47   Gabbard, G. O. (2005). *Psychodynamic psychiatry in clinical practice* (4th ed). Washington, DC: American Psychiatric Publishing, Inc.

48   Perry, C., & Bond, M. (2005). Defensive functioning. In J. Oldham, A. E. Skodol, & D. S. Bender (Eds.), *The american psychiatric publishing textbook of personality disorders* (pp. 523-540). Washington, DC: American Psychiatric Publishing, Inc.

49   Caligor, E., Kernberg, O. F., & Clarkin, J. F. (2007). *Handbook of dynamic psychotherapy for higher level personality pathology.* Washington, DC: American Psychiatric Publishing, Inc.

50   Kernberg, O. F., Selzer, M. A., Koenigsberg, H. W., Carr, A. C., & Appelbaum, A. H. (1989). *Psychodynamic psychotherapy of borderline patients.* New York: Basic Books.

51   Herman, J. L. (1992). *Trauma and recovery.* New York: Basic Books.

52   Shapiro, D. (1973). *Neurotic styles.* New York: Basic Books.

53   Descartes, R. (1998). *Discourse on method and meditations on first philosophy.* Indianapolis: Hackett Publishing.

54   Cournos, F., Lowenthal, D. A., & Cabaniss, D. L. (2008). Clinical evaluation and treatment planning: A multimodal approach. In A. Tasman, J. Kay, J. A. Lieberman, M. B. First, & M. Maj (Eds.), *Psychiatry* (3rd ed., pp. 525-545). Oxford: Wiley-Blackwell.

55   Cabaniss, D. L., Cherry, S., Douglas, C. J., & Schwartz, A. R. (2011). *Psychodynamic psychotherapy: A clinical manual.* Oxford: Wiley-Blackwell.

56   Spezzano, C. (2012). Intersubjectivity. In G. O. Gabbard, B. E. Litowitz, & P. Williams (Eds.), *Textbook of psychoanalysis* (2nd ed., p. 112). Washington, DC: American Psychiatric Publishing, Inc.

57   Masson, J. M (Ed.) (1985). *The complete letters of Sigmund Freud and Wilhelm Fliess 1887-1904.* Cambridge, MA: Belknap Press.

58   Brown, S. (2009). *Play: How it shapes the brain, opens the imagination, and invigorates the soul.* New York: Penguin Books.

59   Benveniste, D. (1998). The importance of play in adulthood: A dialogue with Joan Erikson. *The Psychoanalytic Study of the Child, 53*, 51-64.

60   Webster's New World Dictionary (2nd College Edition) (1970). Cleveland: Collins-World, 1638.

61   Terr, L. (1999). *Beyond love and work: Why adults need to play.* New York: Touchstone.

62   Vaillant, G. E. (2002). *Aging well: Surprising guideposts to a happier life from the landmark harvard study of adult development.* New York: Little, Brown and Co.

63   DeLamater, J. (2012). Sexual expression in later life: A review and synthesis. *Journal of Sex Research, 49*(2-3), 125-141.

64   Paluska, S. A., & Schwenk, T. L. (2000). Physical activity and mental health. *Sports Medicine, 29*(3), 167-180.

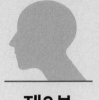

제3부

검토하기

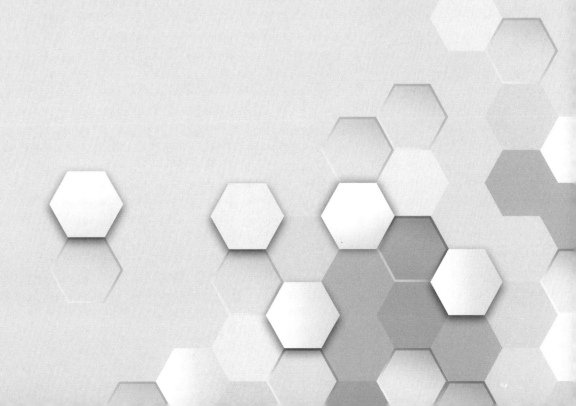

서론

✎ **주요 개념**

정신역동적으로 사례를 공식화할 때, 우리는 어떻게 사람들이 생각하고, 느끼고, 행동하는 그들의 특징적인 방식을 발달시켰는지 가설을 세운다.

그러므로 우리가 문제와 패턴에 대한 좋은 감각을 가진 후, 정신역동적 공식화를 만드는 다음 단계는 발달력을 검토하는 것이다.

발달력은 한 사람의 일생 동안에 일어난 모든 일을 포함하며, 그들이 어떻게 기능하는지—사람들이 자신에 대해 어떻게 생각하는지, 어떻게 타인과 관계를 맺는지, 스트레스에 어떻게 적응하고, 생각하고, 일하고 노는지—에 대한 주요한 패턴을 형성하는 데 도움을 준다.

발달력을 조사할 때, 우리는 다음과 같은 원칙을 따른다.

- 천성과 양육을 포함한다
- 관계가 핵심이다
- 정신적 외상(trauma)은 매우 중요하다
- 일이 일어난 순서(chronology)는 유의미하다
- 발달은 평생 동안 일어난다

치료 초반에 환자의 발달력에 대한 좋은 정보를 얻는 것이 중요하지만, 단 한 번의 인터뷰만으로 이것이 완성될 필요는 없다. 그와는 반대로, 환자의 발달력에 대한 우리의 이해는 우리가 환자와 함께 면담을 해 나가며 확대된다.

발달력 조사

우리가 한 사람의 주요 문제와 패턴에 대해 기술하였다면, 정신역동적 공식화를 만들기 위한 우리의 다음 단계는 언제 그것들이 발생했는지에 대해 생각하는 것이다. 우리는 발달력을 검토함으로써 그 사람의 삶 각각의 단계에서 무슨 일이 일어났는지를 알아낼 수 있다. 발달력을 조사하는 것은 다른 형태의 과거력을 알아내는

것과는 다르다. 예를 들면, 현 병력을 검토할 때 우리는 그 사람의 가장 긴급한 문제의 최근 과거력에 초점을 맞추게 되고, 우리가 정신과적 과거력을 검토할 때 우리는 그 사람의 정신과적 증상과 장애에 대한 삶 전체의 과거력을 검토하게 된다. 대조적으로, 발달력은 그 사람을 형성하도록 도운 것들—그 사람이 기능하는 주요한 패턴—에 초점을 맞춘다.

발달력을 조사할 때 따라야 할 원칙들

발달력을 조사할 때, 우리는 다음에서 논의되는 원칙을 따라야 한다.

천성과 양육을 포함한다

제1장에서 검토한 것처럼, 사람들은 자신이 가지고 태어난 것—천성—과 그것이 환경과 상호 작용한 것 두 가지 모두에 의해 형성된다. 가끔 우리가 정신 역동에 대해 생각할 때 우리는 환경적 영향, 특히 다른 사람과의 관계에서 오는 영향만을 생각한다. 이것은 실수이다. 오랜 농담 중에 정신분석가는 둘째 아이를 낳기 전까지는 발달에 있어서 유전의 역할을 고려하지 않는다는 이야기가 있다. 이 말은 두 형제가 같은 부모와 관계를 맺는 각각 다른 방식—아마도 그들의 독특한 천성 때문에 일어나는—에 대한 이야기이다. 그러므로 우리는 발달력에 대해 조사할 때, 그 사람의 천성이 그 사람의 발달에 영향을 준 방식을 이해하기 위한 질문을 해야 한다.

관계가 핵심이다

천성 이외에 우리는 다른 사람과의 관계와 상호 작용에 의해 주로 형성된다. 우리가 제5장에서 논의한 것처럼, 우리의 삶 동안 우리는 모든 종류의 사람—가족 구성원, 친구, 직장 동료, 지인—과 관계를 맺고, 이 각각의 관계는 다르다. 특히 삶의 초기에서 우리가 생각하고, 느끼고, 행동하는 방식은 실제로 우리가 어떻게 타인에게 반응하고, 타인이 어떻게 우리에게 반응하는지에 달려 있다. 이 영향이 우리의 초기의 삶에 굉장히 강력하지만, 그것은 우리의 생애에 걸쳐 계속 지속된다. 그러므로 이후에 맺어지는 관계 또한 우리의 발달에 심대한 영향을 미칠 수 있다. 어떤 사람의 관계에 대해 배우는 것은 그저 핵심 인물의 이름을 아는 것 이상의 의미가 있다.

이것은 그 사람들이 어떤 사람인지를 배우는 것이고, 그들과 환자의 관계 본질에 대해 진정으로 이해하도록 노력하는 것이다. 우리는 제10장에서 초기 아동기 관계에 대해 탐색할 것이며, 이후의 관계에 대해서는 제11, 12장에서 살펴볼 것이다.

정신적 외상(trauma)은 매우 중요하다

일반 인구와 비교했을 때, 정신건강 전문가를 찾아오는 환자들은 그들의 어린 시절에 물리적·성적 학대나 방임 같은 부정적인 초기 인생 사건을 겪었을 비율이 높다. 이런 경험은 성인기에 우울이나 불안, 물질 남용, 식이 장애나 경계성 인격장애 같은 어려움에 취약하다.[1-7] 그러므로 정신적 외상은 발달에 주요한 영향을 미칠 수 있다. 그러나 환자와 이야기할 때 여러 가지 이유로 우리는 때때로 환자의 정신적 외상력에 대해 묻는 것을 피하는 수가 있다. 환자들이 감내했던 끔찍한 일들에 대해 듣는 것은 아주 고통스럽고, 압도적일 수 있다. 이런 질문으로 인해 환자를 화나게 하거나 다시 상처를 줄까 봐 두려워할 수도 있고, 때로는 무슨 말을 해야 할지 모른다.

그럼에도 불구하고, 발달의 어떤 순간에 정신적 외상이 일어났는지 질문하는 것뿐 아니라 그 사람에게 일어난 그런 정신적 외상의 의미를 이해하기 위해 노력하는 것은 필수적이다. 다음과 같은 종류의 질문을 통해 이런 정보를 이끌어 낼 수 있다.

> 당신에게 무슨 일이 일어났는지 이야기해 줄 수 있나요?
>
> 그때 당신은 어떤 기분이었나요?
>
> 당시 벌어지고 있던 일에 대해 당신은 어떻게 이해하려고 하였나요? 지금은 어떻게 이해하나요?
>
> 그 사건이 일어났을 때, 아니면 그 이후에라도 그것을 누군가에게 이야기했나요?
>
> 그 경험(정신적 외상)이 당신에게 지속적인 영향을 끼치는 것을 아나요? 그렇다면 무엇인가요?
>
> 그 경험이 지금의 당신을 형성했다고 생각하나요? 그렇다면 어떻게 그런가요?
>
> 그 경험이 당신이 다른 사람들에 대해 어떻게 생각하고, 전반적인 삶에 대해 어떻게 생각하는지를 형성하게 하였나요?

우리가 환자의 정신적 외상에 대한 과거력을 들을 때, 우리는 일어난 사실에 대한 우리의 느낌과 그들의 느낌을 구분하는 데 있어 신중해야만 한다. 정신적 외상의 이야기에 반응한답시고 "오, 세상에 이럴 수가!" 라며 소리치는 것은 자신의 감정에서 분리되어있는 사람을 깜짝 놀라게 만들 수 있다. 이보다는 "분명히 힘들었겠군요" 라고 부드럽게 공감적인 언급을 해 주는 것이 환자에게 당신이 이야기를 듣고 있고, 이해하려고 노력하고 있다는 것을 알려 주는 데 도움이 될 것이다.

우리는 또한 환자가 그들의 이야기를 할 때 가능한 한 안전함을 느낄 수 있도록 만들어 줘야 하고, 우리가 그들이 말하는 것에 대해 선입견을 가지고 있지 않다는 것을 알게 해 줘야 한다. 예를 들면, 어떤 여성이 자신이 강간당한 경험에 대해 이야기할 때 흥미롭고 공감적이지만 판단적이지 않은 방식으로 귀 기울여 듣는 것은 그녀가 이야기를 하는 데 도움이 될 것이다. 이런 일에 대해 말하는 것은 다른 많은 사람도 어렵다는 것을 환자에게 알게 해 주는 것도 도움이 된다.

일이 일어난 순서(chronology)는 유의미하다

발달 단계에서 사건이 언제 일어났는지는 무엇이 일어났는지만큼이나 중요하다. 같은 사건이 삶의 초기에 일어났다면 그것이 나중에 일어난 것과는 매우 다른 영향을 미칠 수 있다. 일반적으로, 어린 시절의 장애는 이후에 일어난 것보다 광범위한 문제를 일으키는 경향이 있다. 예를 들면, 1세에 주 양육자와 몇 개월간 분리되는 것은 7세에 같은 기간 동안에 분리되는 것보다 더 전반적인 어려움을 일으킨다. 사람의 기능의 다양한 측면에 영향을 미친다면 우리는 그것을 전반적이라고 하고, 더 적은 기능에 영향을 미친다면 우리는 그것을 제한적이라고 한다. 예를 들면, 어떠한 친밀한 관계도 맺을 수 없는 경우, 그 사람의 어려움은 친한 친구는 많으나 긴밀한 이성관계를 맺지 못하는 사람과 비교하여 더 전반적이라고 할 수 있다.

환자의 문제와 패턴에 대해 이해했다면, 당신은 이 문제가 얼마나 전반적인지에 대해서도 알게 될 것이다. 이것은 발달력을 탐색할 때 당신을 안내하는 데 도움이 될 것이다. 일이 일어난 시점이 매우 중요하기 때문에 우리는 발달력을 시간 순서대로 개념화하는 방식을 추천한다. 우리는 발달단계를 일이 일어난 순서에 따라 제 9~12장에서 논하게 될 것이다.

발달은 평생 동안 일어난다.

많은 사람에게 발달력은 초기 아동기 이정표의 과거력이다. 이러한 이정표가 분명히 유의미하다 해도 발달은 평생 동안 계속된다는 사실을 기억하는 것이 중요하다. 그러므로 발달력은 후기 아동기와 성인기의 과거력 또한 포함해야 한다. 사람들은 그들의 성인기에도 여러 방면으로 성장하고 변화한다. 예를 들면, 정신치료를 통해서! 성공, 실패, 질병, 이후의 관계들은 지속적으로 사람이 생각하고, 느끼고, 행동하는 방식에 영향을 미친다. 우리는 이것을 제12장에서 탐색할 것이다.

진화하는 과거력

어떤 환자이든 첫 평가에서 당신은 출생 전의 노출, 발달 이정표, 주 양육자와의 관계, 주요 정신적 외상, 관계의 양상, 교육이나 직업에 대한 환자의 과거력과 같은 발달의 주요한 측면들에 대해 감각을 갖도록 노력해야 한다. 이것은 치료를 안내해 줄 환자의 초기 공식화를 구성하는 데 도움을 줄 것이다. 그러나 처음부터 모든 것을 다 알게 될 수는 없다. 이 과정은 시간이 매우 오래 걸릴 뿐더러 치료가 진행되어 가며 환자가 점차적으로 과거의 새로운 측면들을 드러내기 때문이다. 결론적으로, 환자와의 첫 번째 만남에서 발달력의 모든 측면에 대해 다 질문할 필요는 없다. 그러나 환자와 같이 치료를 진행해 나가며 환자의 과거력에 대한 이해를 지속적으로 구축해야 한다는 사실을 기억해야 한다.

발달력은 얼마나 광범위해야 하는가

제9~12장은 발달에 대한 정보—유전학부터 노화와 관련된 문제로부터 발생하는 모든 것—으로 가득 차 있다. 다음과 같은 네 가지 이유로 이에 대한 모든 것을 포함시켰다.

- 독자들에게 우리가 환자에 대해 배울 수 있는 발달 정보의 범위에 대해 감각을

주기 위하여

- 정신건강 전문가들이 그들의 교육 기간 동안 발달에 대해 배우는 분량이 다르기 때문에
- 독자들에게 이 자료의 검토를 제안하기 위하여
- 무의식적인 생각이나 느낌의 발달에 영향을 주는 과거력의 측면을 강조하기 위하여

당신이 환자 개개인에 대한 모든 것을 알 수는 없더라도, 여기에는 아주 많은 정보가 있다. 정신약물학적 치료와 급성 진료 시설(제5부 참조)과 같은 어떤 임상 상황에서는 이런 정보를 얻기에 시간이 부족할 수 있다. 개인적으로 공부를 하는 사람이든, 교육자이든 이 장들을 참고로 사용해 주기 바란다. 각 장을 읽으면서 각각의 발달 단계의 주요 문제점을 표시해 두는 연습을 해 보자. 그렇게 하면 환자의 어려운 시기에 대한 이야기를 들었을 때, 이와 관련된 장을 참조하며 더 자세한 것을 얻을 수 있게 도와줄 것이다. 제3부 끝에 있는 '종합하기'의 예는 임상가가 환자를 꽤 잘 알게 된 이후에 기록할 수 있는 발달력의 유형은 기술하고 있다. 또한 제4부와 제5부에서도 많은 짧은 발달력들을 보게 될 것이다. 주어진 임상 상황에서 조사하는 발달력의 유형은 환자와 보내는 시간의 양뿐 아니라 치료의 목표에 따라 좌우된다. 그러나 임상 상황이 아니더라도 정신역동적으로 공식화를 하기 위해서는 한 사람의 발달 여정에 대한 감각이 필요하다.

그러면 지금부터 제9장과 발달의 시작으로 가 보자.

제9장
우리가 가지고 태어나는 것들―
유전학과 산전 발달

✎ 주요 개념

　발달력을 조사할 때, 맨 처음에 고려해야 하는 것은 한 사람이 수정되는 시기부터 태어나기까지 무슨 일이 일어났는가 하는 것이다.
　이 시기 동안에 발달은 다음과 같은 것들에 영향을 받는다.

- 유전(heredity)
- 산전 발달
- 출산 전후의 사건

성인기의 문제와 패턴이 산전 발달에서 기인함을 시사하는 것은 다음과 같다.

- 정신 장애, 특히 가족력과 연관되어 있을 때
- 어릴 때부터 시작되는 견고한 기질 특성
- 산전 노출의 과거력과 연관된 인지적·정서적 어려움

이 시기의 발달력을 조사할 때에는 환자에게 다음과 같은 것들을 질문한다.

- 정신장애와 기질적 특성의 가족력
- 임신이나 출산 과정 중 유해한 사건
- 임신 기간 중 어머니의 건강과 생활 습관

정신역동적 공식화를 구성하는 것에 대하여 우리가 생각할 때, 우리는 일반적으로 그 사람의 관계와 삶의 과거력이 어떻게 그 사람의 문제와 패턴의 발달에 영향을 미쳤는지에 대하여 생각한다. 그러나 그뿐만 아니라, 우리는 사람들이 그들의 관계와 환경이 그들에게 작용하는 방식에 영향을 주는 독특한 자질을 가지고 태어난다는 것을 배우고 있다. 그러므로 우리가 정신역동적 공식화에 대해 생각할 때에는 이런 자질의 영향을 고려해야만 한다. 우리의 자질은 우리가 세상에 가지고 태어나는 전부라고 볼 수 있다. 자질은 다음과 같은 것들에 영향을 받는다.

- 유전학과 유전(genetics and heredity)
- 임신 기간 동안 어머니의 신체적 · 정서적 건강을 포함한 산전 발달
- 출산 전후의 사건들

이 장은 임신 기간과 출산 전후 시기가 성인 발달에 기여하는 몇가지 방식의 개요를 제공하게 고안되었기에 당신은 정신역동적 공식화에서 이 시기에 대한 생각을 고려할 수 있을 것이다.

유전학과 유전

우리가 키나 눈 색깔 같은 신체적인 특성들을 물려받을 수 있다는 것은 알고 있지만, 우리가 생각하거나 느끼거나 행동하는 방식도 그럴까? 이것은 아직 완전히 이해되지 않은 복잡한 문제이지만 연구 결과들은 우리의 성인기 문제와 패턴의 많은 측면이 중요한 유전적 요소들을 가지고 있다는 것을 점진적으로 시사한다.

정신과적 장애

쌍둥이, 입양, 가족에 대한 연구들은 오랫동안 기분 장애나 불안 장애, 정신병적 질환, 주의력결핍 과잉행동장애, 자폐[8] 등 많은 정신과적 장애에서 유전의 역할을 지지해 왔다. 분자 유전학은 이를 확증하는 증거들을 제공한다.[9-13] 병이 있는 부모

의 아이가 필연적으로 부모의 병을 앓게 되는 것은 아니지만, 임상가가 부모의 정신병리에 대해 듣게 된다면 가능한 유전적 기여에 대해 경각심을 가져야 한다.

▤ 사례

A여사는 이혼의 상황 속에서 우울증으로 찾아온 35세의 여성이다. 정신건강 제공자의 도움을 구한 것은 이번이 첫 번째이지만, A여사는 스스로가 '항상 슬픈 사람'이라고 말했다. "가족은 저를 이요르(동화 『곰돌이 푸』에 나오는 늘 우울한 당나귀 인형)라고 불렀어요. 그들은 제가 왜 기운을 내지 못하는지 절대 이해하지 못하죠." 그녀는 가족 중에 유일하게 그녀의 외할머니만이 자신을 이해한다고 느꼈는데, 외조모는 자녀들을 낳을 때마다 심각한 우울증을 앓았다.

A여사의 현재 우울증이 이혼 때 발생한 것이라고 해도, 증상에 대한 그녀의 가족력과 일생 동안의 과거력은 유전적인 소인을 시사한다.

기질

"저는 늘 수줍은 사람이었어요."라고 B여사는 이야기했다. "제가 걸을 수 있을 때부터 늘 엄마 뒤에 숨었다고 부모님이 말하세요." 환자들이나 가족들이 기억하는 그들의 오랜 개인적 특성을 듣는 것은 우리에게 이것이 기질과 관련된 특성을 묘사하고 있는 것인지 궁금하게 만든다. 기질은 유전적이고, 생물학적으로 기반을 둔 반응과 행동의 패턴이라고 정의할 수 있으며, 다음과 같은 특성을 가진다.

- 아주 어린 영아 시기부터 나타난다
- 어떤 상황에서도 일관된다
- 시간이 지나도 비교적 견고하다.[14]

과학자들은 기질에서 50% 정도의 변화는 유전적 요인에 의해 결정될 수 있다고 한다.[14, 15] 몇몇 기질적인 양식은 발달과정 동안 일관적으로 보인다고 알려졌다. 예를 들면, Kagan은 친숙하지 않은 자극에 당황하는 내성적인 기질을 가진 4개월의 영아는 7세가 되었을 때, 친숙하지 않은 자극에도 침착하게 대응하는 거리낌 없는 기질의 아이들과 비교하여 불안 증세가 더 잘 생길 수 있다는 것을 밝혀 냈다. 이러한 기질의 차이는 성인기 초기의 편도체와 관련된 MRI 소견과 마찬가지로 청소년기의 행동을 예측한다고 알려졌다.[16~18]

Thomas 등[19]은 다루기 쉽고, 다루기 어렵고, 활기를 띄게 하는 데 시간이 걸리는 기질은 생애 첫 7~8년간은 두드러지게 견고하다는 것을 확인했다. 감각을 추구하거나 회피하는 것은 유전적이고 생물학적인 표지자와 연관된 또 다른 기질적 특성이다.[20~22] 마지막으로, 신경생물학적인 연구에서는 충동적 공격성이 감정을 조절하는 유전적 기전에 뿌리를 둘 수도 있다는 것을 밝혀냈다.[23~25] 이런 연구들은 그동안 '부적응적인 방어'로 여겨 왔던 많은 특성이 사람들을 건강한 방식으로 행동하기를 어렵게 만들었던 유전적으로 기반을 둔 장애가 있는 뇌기능 때문일 것이라는 것을 시사한다.[26]

🗐 사례

C군은 21세 남성으로, 세 번째 속도 위반 딱지를 받은 뒤 부모에 의해 치료가 의뢰되어 오게 되었다. 그는 치료자에게 항상 스노보드를 타고 높은 곳에서 내려오고, 번지 점프를 하고, 혼자 산을 오르며 스릴을 즐긴다고 말하였다. 그는 또한 성적인 만남에서도 '완전히 안전하지는 않다'고 하였다. 그의 어머니는 언제나 그에게 다음과 같이 말하며 불만을 털어놓았다. "도저히 이해를 못하겠다! 네 누나는 아주 키우기 쉬운 애였는데! 너는 한 살 전부터 침대 밖으로 나가려고 기어 올라 다녔어!"

어린 시절부터 나타나 지속되어 온 C군의 감각 추구 행동은 기질적인 기원이 있음을 시사한다. 세상에 반응하는 이러한 초기의 방식이 우리의 성인기 인격을 결정할까? 꼭 그렇지만은 않다. 어떤 기질적 유형들은 시간이 지나도 꽤 견고하지만 양육자와의 초기 상호 작용을 포함한 환경적인 요인과 다른 삶의 경험들은 기질에 의미 있는 변화를 가져오기도 한다. 예를 들면, 양육자가 내성적인 기질을 가진 영아들을 차츰차츰 새로운 상황과 도전에 노출시킨다면 낯선 것을 회피하는 성향을 극복하는 데 도움이 된다.[27, 28] 또, 세상에 대응하는 이러한 초기의 방식이 성인기의 행동을 예측할 수 없다고 해도 환자가 영아기부터 꽤 견고하게 행동하는 특징적인 패턴을 묘사하는 경우, 이것이 기질적 특성인지를 고려해 보는 것은 가치가 있다.

산전 발달

유전자만이 우리의 자질에 기여하는 것만은 아니다. 태아의 뇌는 9개월간 어머니가 먹고, 마시고, 느끼는 것 모두를 포함한 여러 가지 다른 요인에 영향을 받는다. 다음은 태아 뇌의 발달에 무수한 영향을 주는 가장 흔한 것들이다.

어머니의 습관

자궁 안에 있을 때 담배나 술에 노출되는 것은 이후의 삶에서 다양한 인지적 · 감정적 장애의 위험 요인으로 알려져 있다.[29~32] 임신 기간 동안 흡연한 여성에게서 태어난 아이들은 의심이 되거나 확실한 정신병적 증상은 물론, 2~4배로 증가한 ADHD[31, 32, 33]의 위험이 있다는 것이 밝혀졌다.[32]

산전 알코올 노출은 정신 지체의 가장 잘 알려진 원인으로, 감지하기는 어려우나 여전히 의미 있는 인지와 학습 문제를 일으킬 수 있고, 태아 알코올 증후군과 연관된 경우에는 여러 가지 정신과적 장애를 유발할 수 있다.[35~38]

🗐 사례

D여사는 최근에 이혼한 42세의 여성으로, 첫 아이를 임신 중에 있다. 그녀는 이혼 이후 계속 우울하게 느껴 왔고, 임신 기간 동안 계속 술을 마셨기 때문에 산부인과 주치의가 치료를 의뢰하였다. D여사는 태어나자마자 입양되었는데, 최근에 자신의 생물학적 어머니가 알코올 중독자였다는 것을 알게 되었다. 그녀는 유능하고 다정한 양부모 아래서 안정된 환경에서 자랐지만 D여사는 학교에서 집중하는 데 항상 어려움을 겪었다. ADHD 치료를 받았음에도 그녀는 항상 뒤처지는 학생이었고, 결국 고등학교 1학년때 학교를 그만두게 되었다.

많은 요인이 D여사의 어려움의 발달에 영향을 미치겠지만 태아기에 알코올에 노출된 것이 잠재적인 기여를 한 것으로 반드시 고려되어야 한다.

어머니의 신체적·정서적 건강

연구자들은 임신 기간 중 여성의 신체적인 건강이 아이의 이후 문제와 패턴에 영향을 미칠 수 있다는 것을 점점 더 밝히고 있다. 임신한 어머니의 바이러스나 기생충 감염, 모성 영양 결핍은 성인기의 여러 가지 인지적·정서적 어려움의 발달과 연결되어 있다.[39~48, 60] 자폐증은 여러 가지 원인으로 야기될 확률이 높지만, 선천적 바이러스 감염이 역할을 할 수도 있다.[40, 41] 산전에 HIV에 감염된 아이나 청소년에게서 불안 장애, ADHD, 품행 장애, 적대적 반항 장애 환자가 높은 비율로 보고되고 있다.[49]

우리는 어떤 사람의 부모의 정서적 건강이 그 사람의 발달에 영향을 미치는 방식에 대하여 늘 생각해 왔지만, 이제 우리는 임신 기간 중 어머니의 정서적 건강도 반드시 포함시켜야 함을 배우고 있다. 최근의 연구들에서는 임신 기간 중 높은 수준의 불안과 스트레스를 겪은 어머니의 자녀들이 ADHD, 불안, 우울, 자폐증, 조현병을 포함한 여러 정신과적 질병의 위험이 높다는 것을 시사한다.[50~56] 이러한 이유가 완전히 이해되지 않았으나, 높은 수준의 스트레스 호르몬은 태반의 혈액 흐름과 태아의 뇌 발달에 영향을 줄 가능성이 높다.[57, 58] 이 여성들의 영양 실조 또한 역할을 할 수 있다.[60] 어머니의 출산 전 우울과 불안은 조기 진통과 저체중아 출산과 연관이 있는데, 그 자체가 정신과적 질병 이환을 수반한다.[59]

🗐 사례

E여사는 28세의 기혼 여성으로, 직장에서 일할 때 집중하고 조직화하는 데 어려움을 겪는 것 때문에 의기소침해하고 무능감을 느낀다. 그녀는 "저는 보고서를 제 시간에 낼 수가 없어요. 여러 가지 일을 한꺼번에 해야 하면 완전히 어쩔 줄 모르게 돼요." 라고 말했다. 그녀는 초등학생 때도 그랬고, 교사들은 그녀가 '정신이 없다'고 했으며 자리에 계속 앉아 있는 데 어려움이 있었다. 가족 중 정신과적 질환의 병력이 있는 사람은 알 수 없었으나, E여사는 그녀의 어머니가 자신을 임신한 동안 잘 울고, 짜증을 냈으며, '신경성 위염'으로 잘 먹지 못하고 많은 시간을 침대에서만 보냈다는 이야기를 들은 것을 기억해 냈다.

E여사의 어려움은 여러 가지 많은 요인에 의해 영향을 받았을 수 있겠지만, 임신

기간 중 어머니의 우울증이 이에 기여했을 수도 있다.

조산과 출산 전후의 뇌 손상

최종적으로, 우리는 한 사람의 출생 시 일어나는 사건 또한 그 사람의 발달에 영향을 미칠 수 있다는 사실을 기억해야 한다. 조산이나 저체중 출산은 뇌성마비, 자폐증, 정신 지체부터 ADHD, 틱 장애, 강박 장애에 이르는 범위까지 어려움의 위험을 높인다.[61~67] 출생 시의 저산소증이나, 출생과정 자체의 물리적인 외상이나, 산과적 합병증으로 인한 뇌의 손상은 이후의 정신병리의 발달에 역할을 할 수도 있다.[68~72]

🗐 사례

F군은 "항상 신경이 곤두서 있고", 진정하기 위해서는 잠들기 전에 침실의 특정한 부분을 여덟 번 두드리거나, "'신'이라는 단어가 맨 첫 페이지에 없는지 확인"하기 위해 매일 쓰레기통에서 『뉴욕 타임즈』를 다시 찾아오는 등의 무언가를 "해야만 한다" 라며 내원했다. 그는 이런 증상을 초등학생 때부터 가지고 있었다고 생각한다고 말하였다. 그는 부모가 그의 이런 문제를 간과하였다고 생각하는데, 그 이유에 대해서는 이렇게 표현했다. "부모님은 제가 살아 있다는 사실 자체만으로 매우 기뻐하셨어요. 저는 미숙아였는데, 태어났을 때 1.8kg 정도밖에 되지 않았대요."

조산 과거력을 알게 되었으니 출산 전후의 사건들이 F군의 현재 어려움의 발달에 요인이 되는지를 생각해 보는 것이 의미가 있다.

천성과 양육—상호 호혜적 관계

이후의 인지적 · 정서적 어려움의 정확한 원인은 알려져 있지 않지만 연구에 의하면 이것이 '천성'과 '양육'의 어떤 조합—다양한 유전자와 환경의 변이 사이에서 서로 영향을 주는 상호 작용―으로 인해 야기된다고 시사한다. 이것을 환경 상호 작용에 의한 유전자라고 부른다.[73] 우리의 자질은 양육자와의 초기 경험의 질에 영향을 미치고, 결과적으로 이런 관계와 다른 환경적 요인에 의해 수정될 수 있다. 예를 들면, 쉽게 놀라고, 잘 울고, 달래기 어려운 아기는 불안정하고 우울한 엄마의 이미 바닥난 여력을 압도하고 엄마를 아이에게서 멀어지게 만들어 결과적으로 아기의 고통을 가중시킨다. 초기 부모의 양육의 질은 스트레스에 대한 발달하는 영아의 행동과 신경호르몬의 반응을 규제하는 유전자의 발현도 바꿀 수 있다.[74, 75]

회복탄력성

이후의 어려움에 대한 민감성만이 유전학이나 산전 발달과 관련이 있는 것은 아니다. 연구자들은 회복할 수 있는 우리의 자질 또한 유전적일것이라는 것을 밝히고 있다. 시냅스에서 세로토닌의 이동을 조절하는 단백질(많은 항우울제의 대상인 세로토닌 수송체)을 부호화하는 유전자의 차이는 왜 스트레스가 심한 인생 경험을 하고 난 뒤 특정 사람들만이 심각한 우울증으로 발전하는지를 설명해 주고,[76-78] 신경전달물질의 대사를 조절하는 유전자의 차이는 왜 대마를 사용한 일부 십대에게서만 성인기에 정신병적 질환으로 발달하는지를 설명해 준다.[79] 또한 이러한 천성의 유전적 차이는 초기 아동기의 학대와 정신적 외상에 대한 개인의 반응에 영향을 미칠 수도 있다.[80-85]

🗐 사례

G양은 18세의 대학 신입생으로, 첫 시험 기간 동안에 느낀 경도의 불안 증상을 호소하며 캠퍼스에 있는 정신건강 센터에 내원하였다. 형제 중 누구도 고등학교를 졸업하지 못했기 때문에 대학에 진학하는 것은 '대단한 일'이었다고 그녀는 이야기했다. "우리 가족은 엉망이에요. 큰오빠는 감옥에 있고, 아버지는 심각한 약물 문제가 있어요. 왜인지는 모르겠지만 어쨌든 저는 '강한' 유전자를 타고 난 것 같아요." 그녀는 몇 번의 치료 시간 후에 잘 지냈고, 학기를 마치고, 궁극적으로는 대학을 마칠 수 있었다.

유전적 또는 주산기 원인을 시사하는 성인기 문제와 패턴

몇 가지 유형의 성인기 문제와 패턴은 유전적 또는 주산기 원인을 시사한다. 다음의 항에서 몇 가지를 논의할 것이다.

특히 아동기 발병 그리고/또는 가족력과 연관이 있는 정신장애

🗐 사례

H씨는 52세의 이혼한 컴퓨터 프로그래머로, '사회적 고립'에 대해 도움을 받으러 내원하였다. 그는 자신만이 관심 있는 난해한 주제에 대해서 끊임없이 설교하여 그의 부인을 화나게 만들었고, 직장 밖에서는 친구가 거의 없다고 하였다. 어렸을 때는 아주 똑똑했으나 변덕스러웠고, 대부분의 학우와 친하게 지낼 수 없었다. 그가 아이들에게 다가가서 "7 곱하기 7은 49야."라고 했을 때 무지막지하게 놀림을 당했다. H씨는 "어머니가 저와 같았어요. 우리는 16번 염색체에 같은 균형 전좌가 있거든요."

H씨의 평생에 걸친 사회 기술 부족, 사회적 의사소통의 어려움, 특정 주제에 관한 경직된 집착, 그리고 그의 어머니가 겪은 비슷한 어려움의 가족력은 그의 사회적 고립이 유전적으로 기반을 둔 자폐 스펙트럼 장애와 관련이 있을 수 있다는 것을 시사한다.

아동기에 시작되는 억제, 감각 추구 또는 회피, 충동적 공격성과 같은 견고한 기질적 특성

🗐 사례

I양은 갓 대학을 졸업한 24세의 여성으로, '면접 공포증'에 대한 도움을 받으러 왔다. 최근에 그녀는 자신의 경력에는 '과분하다고' 생각되는 여러 자리에 지원하여 탈락했는데, 면접 때 '얼어붙었기' 때문이라고 했다. I양이 기억하기로 그녀는 언제나 소심하고 조용했다. 그녀의 어머니의 말로는 그녀는 아기 때부터 친숙

하지 않은 장소에 가 카펫 위에 내려놓으면 곧잘 울었고, 두 살 때에도 모르는 사람이 문 앞에 오면 훌쩍거렸다고 했다.

I양의 '면접 공포증'은 일생 동안 지속된 기질적 억제 패턴의 발현일 수 있다.

산전 노출의 과거력이 있는 인지 그리고/또는 행동 문제

⏏ 사례

J군은 25세의 남성으로, 직장일의 어려움을 주소로 내원하였다. "학생 때 저는 일종의 거짓말쟁이였어요. 지금은 직장인이 되었고, 더 이상 이런 부주의한 실수들을 만들 수는 없어요." 그는 유치원 때부터 심각한 학업, 행동 문제들이 있었고, 어느 시점에서 ADHD를 진단받았다. 면담을 하는 동안에 그는 담뱃갑을 꺼내더니 물었다. "펴도 될까요? 압니다… 아주 나쁜 습관이지만 저는 고등학생 때부터 하루에 두 갑씩을 피웠어요. 저는 담배 연기 속에서 자랐지요. 어머니는 완전히 중독되어 있었어요. 어머니는 작년에 폐암으로 사망하셨어요.."

J군의 ADHD 과거력은 다른 위험 요인과 관련이 있을 수도 있으나, 주산기 흡연에 노출된 것이 한몫했을 수도 있다.

주산기의 발달력 조사하기

그 사람이 태어나기 전의 발달력을 어떻게 조사할 것인가? 아이를 치료할 때에는 부모가 과거력을 알려 주러 오지만 어른을 치료하는 경우에 우리는 일반적으로 그들이 알고 있는 사실에 의지할 수밖에 없다.

정신과적 장애와 기질적 특성에 대한 가족력

다음의 질문은 확대 가족(친척)까지 포함되도록 해야 한다. 환자들은 보통 그들의 핵가족(부모와 자녀)에 대해서만 이야기한다.

가족 중에 기분, 불안장애나 정신병적 장애의 과거력이 있는 사람이 있나요?

확대가족(친척) 중에 정신과적인 문제로 입원한 사람이 있나요?

확대가족(친척) 중에 자살하거나 자살을 기도한 사람이 있나요?

가족 중 물질을 남용하는 사람이 있거나 있었나요?

환자가 내성적이거나 감각을 추구하는 것과 같은 특정한 기질을 가지고 있는 것처럼 보인다면, 다음과 같이 물어볼 수 있다.

가족 중에 그런 특성을 가진 사람이 있나요?

가족 구성원이 당신을 보면서 다른 가족 구성원을 떠올리는 경우가 있나요?

조산과 출산

당신은 조산으로 태어났나요? 그렇다면 몇 주에 태어났나요? 인큐베이터에 있었나요? 얼마나 있었나요? 당신의 어머니가 임신하고 있는 동안에 어떤 질병이 있었는지 알고 있나요?

태어나자마자 받은 수술이 있나요? 어떤 것 때문이었는지 알고 있나요?

태어날 때부터 가지고 있는 의학적 문제가 있나요?

가족에게 유전적인 장애가 있나요?

어머니의 습관과 건강

성인 환자가 그들이 자궁 안에 있을 때 독성 물질에 노출되었는지 여부를 모른다고 해도, 어머니의 습관에 대해 질문하는 것은 가능성에 대해 알 수 있게 해 준다.

당신이 어렸을 때 어머니가 담배를 피우거나, 술을 마시거나, 약물을 사용하거나 했나요? 지금은 어떤가요?

어머니가 당신을 임신했을 때 잘 먹지 못했다거나 아팠을 가능성이 있나요?

어머니가 당신을 임신했을 때 우울했다거나 스트레스를 아주 많이 받았다는 이야기를 들어본 적이 있나요? 어떤 상황이었나요?

친부모를 모르는 성인에게서 발달력을 조사하기

보조 생식 기술의 시대에는 점점 더 많은 환자가 그들의 친부모를 모르게 될 것이다. 입양아들에게는 이미 흔한 사실이나, 임신을 하기 위한 대리모의 이용으로 정자와 난자의 기증이 점차 일반적인 일로 되고 있다. 어떤 사람들은 기증자의 유전적인 배경이나 대리모 임신 시 건강 상태에 대한 정보를 알고 있을 수도 있으나, 많은 사람은 그렇지 못할 것이다. 어떤 사람들은 부모 중 한 명의 정보에 대해서는 알지만 다른 한명에 대해서는 알지 못할 것이다. 그럼에도 불구하고, 환자의 출생 조건에 대해 아는 것은 중요하다. 다음과 같은 질문이 도움이 될 것이다.

친부모가 당신을 양육했나요?
그렇지 않다면 어떻게 된 것인지 좀 더 설명해 줄 수 있나요?

제10장에서 우리는 이제 천성을 벗어나 환자의 초기 생애 동안의 양육에 대해 알아보고, 차후의 발달과 성인기의 관계를 형성하는 방식에 대해 집중하여 알아볼 것이다.

권장 활동

다음의 사례에서 환자가 보고하는 문제와 패턴에 유전학 그리고/또는 주산기 발달이 얼마나 기여했는지 따져 보자.

A씨는 32세 남성으로, 처음 발생한 공황 발작을 주소로 내원하였다. 그는 자신이 대리모 임신으로 생긴 아이이며, 그의 아버지의 정자와 기증자의 난자로 태어나게 되었다고 이야기하였다. 대리모는 임신 기간 동안에 흡연이나 음주를 하지 않았으며 아주 훌륭한 영양 상태를 유지하였다. 그의 어머니에 따르면, 대리모의 임신이나 진통, 출산하는 동안에 어떤 문제도 없었다.

그러나 어머니가 말하길 "네 아버지는 이 모든 것에 대해 엉망진창이었어! 그는 우리가 다른 사람에게 임신을 믿고 맡길 것이라는 사실을 인정할 수 없었지. 그는 무언가가 잘못될 것이라고 믿었고, 몇 달간 잠도 잘 자지 못했단다." 그의 부친의 가족 중 정신과적 질환의 알려진 과거력을 가진 사람은 없었다.

해설

A씨의 부계 친척 중 정신과적 질환의 알려진 가족력은 없었으며, 성인기에 불안 장애로 발달할 만한 위험을 높일 수 있는 주산기 발달이나 분만 중에 알려진 문제도 없었다. 그러나 A씨의 부친은 불안 증상을 가지고 있었을 것으로 보이고, 그러므로 A씨의 불안 장애에 대한 민감성이 유전되었을 가능성이 있다. 또한 난자 제공자의 정서적 어려움이 적절하게 선별되지 못하였을 가능성도 있다. 이런 상황에서는 이것을 배제하기가 매우 어렵다.

제10장
생의 초기

🖋 주요 개념

생의 초기 동안(0~3세)에 아이는 그들이 이후의 인생에서 스스로를 감지하고, 환경과 상호 작용 하는 방식의 기저를 이루는 기본 능력을 발달시킨다.

이것은 다음과 같은 능력을 포함한다.

- 다른 사람을 신뢰하는 것
- 안전한 애착을 형성하는 것
- 자신과 타인에 대한 안정적인 감각을 발달시키고 유지하는 것
- 감정을 이해하고 규제하는 것
- 언어와 다른 인지 기술을 발달시키는 것

이러한 능력의 발달은 아이가 그들의 주 양육자와 맺는 초기의 관계에 의해 강하게 영향을 받는다.

이 시기에 시사하는 성인의 문제와 패턴은 포괄적인 경향이 있고, 다음과 같은 어려움을 포함한다.

- 자기 존중감 관리와 안정적인 자기 감각을 유지하는 것
- 다른 사람을 신뢰하고 타인과 안정적인 관계를 유지하는 것
- 자기 규제

생의 초기의 발달력을 조사하는 것은 다음과 같은 것들을 배우게 되는 것을 포함한다.

- 아이가 태어난 환경
- 주 양육자의 특성
- 주 양육자와의 초기 관계의 질
- 분리와 정신적 외상의 과거력

집을 지을 때 가장 먼저 해야 하는 것은 튼튼한 기초를 세우는 것이다. 이것은 강해야 한다. 하지만 동시에 미래의 충격에 견딜 수 있을 만큼 유연하기도 해야 한다. 사람이 발달하는 것도 마찬가지이다. 출생부터 3세까지는 내부의 기초를 세우는 시기이다. 이때가 생의 초기이고, 이 시기에 아이들은 타인을 신뢰하고 안전한 애착을 형성하는 것을 배우고, 자신과 타인에 대한 안정적인 감각을 세우고, 그들 자신의 느낌과 내부 상태에 대해 알고 규제하는 능력을 발달시키고, 필수적인 인지 능력을 얻게 된다.

주 양육자와의 연결

이 모든 발달은 아이의 생의 초기 관계의 상황 속에서 일어난다. 많은 연구자는 영아가 그들의 생존—신체적인 것과 정서적인 것 모두—이 달려 있기 때문에 관계를 형성하도록 미리 프로그램화되어 있다고 짐작하였다.[86~88] 아기들에게는 단순히 안아 주는 것 정도의 초기의 촉각 자극이 말 그대로 죽고 사는 문제가 될 수 있다.[88~92] 생애 초기의 촉각 자극과 주 양육자로부터의 신체적 인접함이 결여된 경우에 신체의 성장이나 신경행동적 발달의 지연,[93, 94] 스트레스 호르몬 수준의 감소,[90, 91, 95, 96] 면역 기능의 약화,[96, 97] 심지어는 사망[98, 99]을 포함한 여러 문제를 일으킬 수 있다는 것이 알려졌다. 영아기의 접촉 부족은 또한 이후의 삶에서 일어나는 공격성, 난폭한 행동, 물질 남용, 우울과 같은 행동 문제들과 연관되어 있다.[100~105]

생의 첫 몇 년 간 아기는 최소한 하나 이상의 믿을 만하고 지속적이며 보살핌을 받는, 자신이 느끼기에 무조건적으로 사랑받고 완전히 돌봄을 받는 관계를 형성해야 한다. 이 관계는 어머니와 맺을 수도 있고, 다른 사람이 될 수도 있다. 이 논의의 목적을 위해 이 사람을 주 양육자라고 부르도록 하자. 이것은 일대일 관계이기 때문에 종종 양자 관계라고도 불리곤 한다.

사실 단단한 양자 관계를 수립한 아이들은 운이 좋다. 그들은 지금 남은 인생 동안에 그들을 잘 지켜 줄 수 있는 내부 기초를 가지고 있는 것이다. 그들은 일반적으로 다른 사람들로부터 사랑받을 수 있고, 사람들이 자신을 돌봐 줄 것이며, 다른 사람들이 그들을 이해하고, 그들의 분노가 사랑하는 사람들을 해치지 않을 것이라고 느낀다. 반대로, 단단한 양자 관계를 수립하지 못한 아이들은 하나 이상의 이런 영역에서 포괄적인 어려움을 겪는다.

'충분히 좋은' 양육

이 양자 관계는 완벽할 필요는 없다. 다만 Winnicott가 이야기한 것처럼 '충분히 좋아야' 한다. '충분히 좋은' 양육자는 "평범하게 자신의 아이를 사랑으로 돌보는 평범하게 헌신적인 어머니"[102]이다. 충분히 좋은 양육은 학대나 방임 없이 아이들이 사랑받고 돌봄을 받는 것을 보증해 준다. 충분히 좋은 양육을 받게 되면 아이들은 당연히 최소한 우리가 이 장에서 토론할 모든 것에 대한 발생기의 능력을 발달시킬 수 있을 것이다.[102]

생의 초기 동안에는 무엇이 발달하는가

신뢰하는 것을 배우기

양육자와의 연결이 생기면, 아이는 신뢰를 발달시킬 수 있게 된다. 신뢰는 관계를 형성하는 데 필수적이다. 신뢰가 없으면 사람들은 스스로를 본질적으로 외롭고, 다른 사람에게 기댈 수 없다고 느낀다. 의존할 수 있는 능력으로 예상되는 상호 관계와 친밀함은 신뢰 없이는 불가능하다(제5장 참조). 타인을 믿는 능력은 영아의 초기 시기에 형성이 되고, 주 양자 관계에 그 뿌리를 둔다. 영아의 주 양육자가 신뢰할 만하게 유용하고 아기의 욕구에 적절하게 반응해 주면 자라나는 아이는 기본적인 신뢰—자신의 신체적 · 정서적 욕구가 충족되고 다른 사람들도 안락함과 안전을 제공하기 위해 기댈 수 있는 존재라는 핵심적인 긍정적 기대—를 발달시킨다.[106, 107] 반대로, 아이의 초기 경험이 신체적 · 정서적 욕구가 일관성 없이 제공되거나, 아이가 지속적으로 좌절한다면 아이는 세상은 안전한 곳이 아니고, 다른 사람들은 기댈 만하지 못하다는 뿌리 깊은 신념을 발달시키게 될 수 있다.

⊓ 사례

A여사는 42세 여성으로, 10년간 사귄 남자친구에게 '최종적으로 정착'하려는 도움을 받기 위해 정신치료를 받으러 왔다. 그녀는 결혼하고 싶지만, 남자친구가 자신을 떠날까 봐 걱정한다고 말했다. 그래서 그녀는 매일 밤 남자친구의 핸드폰 메시지를 체크하고, 그의 이메일 비밀번호를 알려 달라고 강력히 요구한다고 했다. 그녀는 친구가 거의 없고, 직장에서 '외톨이' 취급을 받고 있다. "기본적으로 저를 챙길 사람은 저 하나뿐이에요."라고 말하며 A여사는 '아주 훌륭한' 양부모에게 입양되기 전까지 태어나서 4년간을 고아원에서 자랐다고 했다.

A여사가 4세 이후에 좋은 양육을 받았다고 느낀다 해도, 생의 초기 동안의 단단한 양자 관계가 부족했던 것이 성인이 되어서 다른 사람을 신뢰하기 어렵게 만들었을 가능성이 있다. 성인이 타인을 신뢰하는 것에 포괄적인 문제를 가지고 있을 때, 그들이 발달의 이 단계 동안에 어려움을 겪었을 수도 있다는 것을 고려하는 것이 중요하다.

안전한 애착을 형성하기

안전한 애착을 형성하는 능력 또한 그 기원은 주 양자 관계에 있다. 애착은 시간과 공간을 뛰어넘어 한 사람과 다른 특별한 사람을 연결시켜 주는 깊고 지속적인 감정적 유대이다(제5장과 제18장 참조).[88] 심리학자 Mary Ainsworth의 연구를 바탕으로 우리는 일반적으로 아이들이 1세부터 각각의 애착 방식을 발전시킨다고 믿는다. Ainsworth는 낯선 상황이라는 실험을 하여 1세 아이가 잠시 엄마와 떨어졌다가 다시 만났을 때 반응하는 방식을 관찰하였다. 이 실험 상황에서 수백 명의 미국 아이들을 관찰한 뒤, Ainsworth는 4가지의 다른 양식의 애착을 개략적으로 서술하였다.[89]

1. 안전: 이 양식은 약 50%의 미국 아이들에게서 나타났다. 엄마가 방을 떠났을 때 아이는 처음에는 울고 저항하지만 금방 안정이 되었다. 엄마가 돌아오면 아이는 기쁨으로 맞이하고, 아직 진정이 되지 않았더라도 쉽게 안정을 찾고 다시 놀이로 돌아간다.

2. **불안전**: 불안전 애착에는 3가지의 아형이 있다.

- **불안전-회피적**: 25%의 미국 아이들이 이 양식을 보인다. 아이는 엄마가 방을 떠나도 이를 알아채지 못한 것처럼 보이고, 저항하지도 않는다. 엄마가 돌아와도 아이는 엄마를 무시하기도 하고 엄마에게 다가가지 않는다.
- **불안전-양가감정**: 아이는 엄마가 떠나면 과장되게 울고 저항하는 반응을 하며 엄마가 없는 사이에도 고통스러워하나 막상 엄마가 돌아와 안아 주어도 엄마에게서 멀어지려 몸을 뒤로 젖히고 화가 난 것처럼 보이며 쉽게 안정되지 못한다. 10~15%의 미국 아이들이 이러한 애착 패턴을 보인다.
- **불안전-와해된**: 10~15%의 미국 영아는 엄마가 떠나면 저항하지만, 엄마가 다시 돌아오면 이상하게 행동한다. 예를 들면, 엄마에게 다가가는 도중에 갑자기 굳은 채로 있거나, 뒷걸음질을 치거나, 앉거나, 구르거나, 허공을 바라본다.

안전하게 애착이 형성된 영아의 주 양육자는 아기의 울음과 배고프다는 신호에 정확하고, 적절하고, 민감하게 응답한다.[108~111] 대조적으로, 불안전하게 애착이 형성된 아이의 주 양육자는 일관적이지 않고, 응답하지 않거나, 거절하는 경향이 있고, 또한 영아의 정신 상태를 감지하거나 이것에 민감하게 응답하는 것이 많이 부족한 것처럼 보인다. 놀랍지 않게도 이런 주 양육자들은 정신 질환이 두드러지거나, 사회적으로 큰 스트레스를 받고 있는 경향이 있고(가사일을 도와주는 사람이 적거나, 아이가 많거나, 경제적인 문제가 있거나, 배우자가 도움이 되지 않거나), 그들 자신의 아동기에 부정적인 애착 경험을 보고하는 경향이 있다.[111~114] 이러한 환경적 영향이 애착을 형성하는 핵심이 되지만, 물려받은 유전적 요인 또한 역할을 할 수 있다는 것을 인식하는 것 역시 중요하다.[115]

안전한 애착을 형성하는 데 실패하면 이후의 발달과 성인기 관계에 중요한 영향을 미칠 수 있다. 예를 들어, 앞서 회피적이라고 분류된 아이들은 안전하게 애착을 형성한 아이들에 비해 4세 때에는 덜 독립적일 수 있고, 와해되었다고 분류된 아이들은 후기 아동기에는 공격적이고 해리적인 경향과 성인기에는 혼란스럽고 떠들썩한 관계를 갖기 쉽다.[112, 116, 117]

📄 사례

B군은 28세 남성으로, '관계에서의 문제'를 가지고 왔다. 그는 혼자 있는 것을 싫어하지만 누구와도 함께 살 수 없다고 하였다. 그는 여러 유모의 손을 거치며 자랐는데, 부모는 항상 '일 때문에 멀리' 가 있었다고 했다. 8세에 처음 집을 떠나 잠을 자는 캠프에서 그는 집에 가고 싶어 부모에게 자신을 데리러 와 달라고 빌었다. 부모는 '어려움을 참고 견디는' 능력이 없는 것에 비판적이었지만 결국 캠프 담당자의 설득에 그를 데리러 왔다. 부모가 캠프에 도착했을 때 그는 호수 중간에서 혼자 카누를 타며 시간을 보냈다. 부모는 결국 떠나 버렸다.

성인기 관계에서 애착의 어려움을 보이는 B군은 부모가 지속적으로 없었기 때문에 아이로서는 불안전한(회피적) 애착 패턴을 가졌을 가능성이 많다.

애착의 초기 연구자인 Bowlby[118]는 초기 애착의 경험이 나중의 사회적 기능까지 영향을 미친다는 '요람에서 무덤까지'를 주장한 것으로 유명하다. 타인과 관계된 사람의 패턴의 변화는 좋은 쪽으로든, 나쁜 쪽으로든 분명히 일어날 수 있다. 예를 들면, 초기 아동기에 질병이나 부모의 죽음, 이혼 같은 사회적 스트레스나 부정적 삶의 사건은 안전한 애착 패턴을 불안전한 것으로 변화시킬 수 있다.[119] 그럼에도, 불확실하지만 연구에서는 초기의 대인관계 경험이 최소한 성인기 관계 패턴에 '기초를 닦는 것'이고,[120, 121] 영아기의 훌륭한 애착 안전은 성인기에 더 나은 사회적 기능으로 이어지리라는 것을 시사한다.[120, 122]

타인에 대한 감각을 발달시키기

영아는 다른 사람들에 대한 그들의 느낌과 공상을 공고화하기 위해 주 양육자와의 경험을 활용한다. 기본적인 돌봄과 지속적인 양육—전전두엽의 성숙과 마찬가지로—을 통해 아이들은 주 양육자가 시야에 보이지 않을 때에도 그들 내부에 주 양육자의 이미지를 만들기 시작하는데, 이렇게 할 수 있는 것은 그들이 영속적인 존재를 분리하여 가지고 있기 때문이다. 이 능력을 대상 영속성이라고 부른다.[123]

그러나 아이들이 주 양육자가 사라지지 않을 것임을 안다고 해도, 그들은 여전히 타인에 대해 제대로 발달되지 못한 생각을 가지고 있다. 예를 들면, 그들은 어떤 사람이 좋은 면과 나쁜 면을 둘 다 가질 수 있다는 것을 아직 아는 것은 아니다. 이것은 자신에게도, 남들에게도 사실이다. 아이가 기분이 좋으면, 양육자가 좋은 사람이 되는 것이다. 아이가 기분이 나쁘면 양육자는 나쁜 사람이 되는 것이다. 그러나 2~3세 가량이 되면 주 양육자의 이미지는 안정적이고 지속적이게 되며, 아이의 욕구가 충족되지 않아도 양육자의 이미지가 유지될 수 있다. 이는 아이들에게 사람들이 좋은 면과 나쁜 면을 다 가질 수 있다는 것을 이해하게 해 준다.[124] 대상 항상성[125] 이라고 부르는 이 능력은 주 양육자와의 경험이 현저히 긍정적이어야만 발달할 수 있다. 그렇지 않으면, 예를 들어 아이가 학대를 받거나 방임이 되는 경우에는 아이는 그들의 주 양육자에 대한 긍정적인 느낌을 보호하기 위하여 지속적으로 좋은 것에서 나쁜 것을 분리하게 된다.[126] 이렇게 하는 것은 아이들이 자기와 타인에 대한 미묘하고 삼차원적인 시각을 발달시키는 능력을 방해한다.

이 시기 동안에 영아들은 또한 마음을 헤아리는 능력을 발달시키는데, 이것은 다른 사람도 자신과 다른 믿음과 느낌, 소망, 동기를 가질 수 있다는 사실을 이해하는 것이다(제5장과 제7장 참조).[127~131] 민감한 주 양육자들은 그들이 이런 것들을 이해하기 이전이라도 아이들의 내면을 주의깊게 살피고 그들이 다른 마음을 가지고 있는 것처럼 대우해 줌으로써 아이들의 마음을 헤아리는 능력이 발달할 수 있도록 도와준다.[130] 이렇게 하는 것은 아이들이 그들 내면의 경험을 이해하고 후기 아동기에 다른 사람들이 각각의 견해와 느낌을 가지고 있다는 것을 이해하는 데 도움이 된다. 그러므로 이런 것들을 하지 않는 주 양육자는 아이들이 공감할수 있는 능력의 발달을 저해할 수 있다.

🗇 사례

C여사는 29세의 기혼 여성으로, '남편을 바로잡는' 데 도움을 얻기 위하여 내원하였다. 남편에 대해 묘사하라고 하자 그녀는 눈동자를 굴리며 대답했다. "저는 처음부터 비참했어요. 남편은 저를 고통스럽게 하려고 하루 종일 사무실에 있고, 주말에는 골프를 치러 사라지죠. 저는 몇 번이고 그 사람에게 이런 것을 못 견디겠다고 이야기했다고요!" 그녀의 가족 배경에 대해 묻자 C여사는 부모에 대해서 가능한 한 짧게 이야기했다. "우리 엄마는 저를 어떻게 다뤄야 할 지 몰랐어요. 저는 어릴 때 정신없이 울어 댔고, 엄마는 그냥 거기 서서 마치 제가 다른 행

성에서 온 존재인 것 마냥 저를 쳐다보기만 했죠. 엄마는 아직도 내가 어떤 사람인지 몰라요. 저는 열 번도 넘게 채식주의자라고 말했지만 엄마와 함께 저녁을 먹을 때마다 항상 자기 스테이크를 먹어 보라고 하죠."

C여사가 자신의 초기 양자 관계의 경험에 대해 묘사하였는데, 그녀가 말한 세부적인 내용들은 그녀의 어머니가 그녀에게 정확하고 적절한 방식으로 이해하고 응답하는 데 어려움이 있다는 사실을 시사한다. 성인으로서 C여사는 남편이 자신만의 동기나 느낌을 가질 수 있다는 사실을 이해하고, 그가 필요한 것을 공감해 주는 남편의 관점에서 사물을 보는 것에 비슷한 어려움을 겪고 있다.

자기 경험과 자기 존중감 규제

이 어린 아이 시기는 타인에 대해 배우는 시간이면서 또한 일관된 자기의 감각과 자기 존중감을 규제하는 능력을 발달시키는 데 대단히 중요하다. 영아가 초기 양육자와 지속적이고, 신뢰할 만한 경험을 하게 되었을 때 그들은 자신이 안전하게 세계를 탐험할 수 있고 삶의 도전에 직면할 수 있다는 자신감을 발달시킨다. 그러나 양육자와의 초기 아동기 경험이 특히 정신적 외상이나 방임, 또는 감정적인 고립 등 불예측성과 모순으로 첨철되었다면 아이들은 세상과의 상호 작용에서 스스로가 안전하고, 실질적이며 가치 있는 존재라고 느끼는 핵심적인 자기 감각이 결핍되기 쉽다.

이 시기 동안에 아이들은 또한 자기 존중감을 규제하기 시작하는 데 도움을 주는 자신의 재능과 한계에 대한 초기의 감각을 가지기 시작한다. 적절하게 아이들을 거울처럼 비추어 주는(mirror) 부모는 아이가 할 수 있는 것에 과장하거나 경시하지 않으면서도 흥분을 느낀다(제17장 참조).[132~134] 양육자의 공감적인 피드백이나 예민한 지지가 부족하여 반복적으로 실망을 겪은 아이들은 나중의 삶에서 자기 존중감을 규제하는 데 더 극심한 문제를 겪곤 한다. 성인이 되면 이들은 자신의 자기 존중감이 가라앉지 않도록 유지하기 위해 타인의 의견에 과도하게 의지하고, 자신의 능력에 대해 과하게 과장된 시각과 뿌리깊은 열등감 사이에서 왔다 갔다 하며 흔들리는 경향을 보인다.[135, 136]

🗐 사례

　　D씨는 53세의 두 번 이혼한 성공한 투자 상담가로, 첫 번째 평가 시간 동안에 치료자의 책상 위에 발을 올리고는 이렇게 말했다. "여자친구가 나에게 감정 변화가 너무 심하다고 해서 여기 왔을 뿐이에요. 걔가 뭘 알겠어요? 27살 먹은 나이트클럽 호스티스인데." 그는 잠시 멈추고는 치료자의 반응을 봤다. "여자친구가 매년 있는 직원 야유회에 못 온다고 했을 때 나는 완전히 이성을 잃었어요. 내가 얼간이처럼 보일 거요!" 그의 배경을 묘사하며, D씨는 그의 아버지는 '1주일에 7일간 24시간 내내 일하는 일 중독자'였고, 어머니는 '전문적인 사교계 명사'로 늘 집에 없었다고 말했다. "그들은 더 나은 일정이 있다면 학부모-교사 회의(매 학기마다 부모를 학교에 불러 학생에 대해 담임선생님과 토론하는 것)에 유모를 보내는 부모였죠."

　　적절하게 거울처럼 비추어 주는 것(mirroring)이 부족했기 때문에 D씨의 자기 감각은 덜 발달되었다. 여자친구가 그와 함께할 수 없다고 했을 때 그는 내버려진 상태였고, 그래서 그는 무너지기 쉬운 자기 감각을 유지시키기 위해 치료자와 자신의 여자친구를 비난해야만 했다.

사고와 자기 규제

　　양육자와의 관계는 영아가 인지 기능과 자기 규제 기능을 포함한 많은 다른 능력을 발달시키는 데 도움이 된다.

감정을 규제하는 것을 배우기

　　영아가 출생시부터 느낌을 경험한다고 해도, 그들은 이 느낌이 무엇이고, 그것을 어떻게 규제하는지는 알지 못한다.[134, 137, 138] 주 양육자와의 상호 작용을 통해 아이들은 이 두 가지 모두를 배운다. 달래 주고, 먹이고, 재워야 하는 요구 사항을 영아가 비언어적으로 소통할 때, 이것은 주 양육자로부터 무의식적으로 조절되고 조율된 일련의 응답을 자아내게 된다. 이는 공감적 응답(empathic responsiveness) 또는 정서적 조율(affective attunement)이라고 언급된다.[132, 133, 139] 아이의 행동을 모방하는 것만으로는 충분하지 않다. 양육자는 아기의 행동을 보고 느낌 상태를 '읽을' 수 있어야 하고, 그것에 '맞는' 동등한 행동을 해내야만 한다. 예를 들어, 아기가 울면 양육자는 얼굴을 부드럽게 찌푸릴 것이다. 교대로, 아기는 자신이 원래 느낀 경험과 관련을 지어 양육자의 반응을 '읽을' 수 있을 것이다.[134] 이 비언어적인 의사소통은 아이가 감정에 압도되지 않으면서 자신의 내부 상태를 알고, 조직화하고, 규제하는 데 도움을 주며, 또한 불안과 정동의 내성을 발달시키는 데 필수적이다.[139~141]

🗂 사례

E양은 2주 뒤 결혼을 앞둔 30세의 여성이다. 그녀는 결혼식에서 '불안한 나머지 쓰러질까 봐' 걱정이 되어 정신과 의사인 자신의 치료자에게 디아제팜을 처방해 줄 것을 요청했다. 그녀는 자신이 기억할 수 있는 한 아주 오래 전부터 쉽게 가득차이고, 압도되는 것을 느꼈다고 이야기했다. 그녀의 배경에 대해 묻자 그녀는 아기였을 때 엄마의 무릎 위에 앉아 있는 자신의 가족 비디오를 보는 것이 '몹시 괴로웠다'고 했다. "'아기인 제 자신'이 가면 갈수록 점점 긴장하는 걸 느낄 수 있을 정도였어요. 그런데 엄마는 그걸 알아차리지 못한 것 같아요. 엄마는 완전히 산만해 보였어요."

주어진 이러한 정보로 미루어 보아 E양의 어머니는 E양이 자신의 초기의 느낌 상태를 인식하고 규제하도록 적절하게 도움을 주지 못한 것으로 추측할 근거가 있다. 이것은 현재 그녀가 감정을 규제하는 데 어려움을 겪고 있는 것에 기여했을 가능성이 있다.

사고

수많은 연구자는 초기 양자 관계의 질이 생의 초기 동안에 성장하는 아이의 인지 발달의 다양한 측면에 영향을 미친다는 것을 밝혀 냈다. 일반 인지적 능력이 이에 영향을 받지 않는 것처럼 보여도, 언어 습득과 추상적으로 생각하는 능력은 영아기에 양육자에 대한 애착의 안정감에 의해 영향을 받는다.[131] 20개월이 되면, 안정되게 애착이 된 아이들은 불안정하게 애착이 된 아이들에 비해 언어를 더 빠르게 배우고 단어를 더 많이 아는 경향이 있다.[128, 131]

생의 초기에 기원하였음을 시사하는 성인기 문제와 패턴

둔감한 양육과 학대, 방임, 사회적 스트레스나 부정적인 삶의 사건 등을 포함하여 출생부터 3세까지의 결정적인 시기에 발달을 방해하는 모든 것은 발달의 다양한 영역에 광범위한 영향을 갖는 경향이 있고, 또 성인기의 전반적인 문제로 나타날 수 있다. 다음은 이 단계의 발달이 저해되어 생긴 성인기 문제와 패턴의 사례들이다.

자기 존중감 관리와 안정적인 자기 감각 유지의 어려움

🗐 사례

F씨는 40세의 기혼자로, 그가 일에서 '성과를 올리는 것'에 대한 만성적인 문제가 있다는 아내의 고집에 못이겨 내원하였다. F씨는 밝고 말을 잘하는 사람이나 스스로를 조직화하고 마감 시간을 맞추는 데 만성적인 문제가 있는 곤란한 이력을 가지고 있다. 그는 항상 '아주 똑똑하고 창의적이기를' 바라지만 실제로는 그렇지 않은 것을 두려워하고, 그가 들인 노력의 결과가 '겨우' 평균 정도일 때 '우울하고 기가 죽은' 상태로 빨려 들어간다. F씨는 아주 성공한 변호사인 형의 그늘에 가려서 자랐다고 이야기했다. 그는 학업에 어려움을 겪었는데, 초등학교 1학년 때 글을 잘 읽지 못하여 '멍청하다'고 아버지에게 질책받았던 일을 기억하고 있었다. 그의 어머니는 '상냥했으나' 만성적으로 우울했으며, 그의 어린 시절 내내 만취해 있었다.

감정적으로 부재한 어머니와 심하게 비판적인 아버지 밑에서 자라며 둘 중 누구도 그의 진정한 재능과 능력에 대해 '거울처럼 비춰 주는 일(mirroring)'을 제공해 주지 않았다. F씨는 자신의 가치에 대한 안정적인 감각을 발달시키지 못했으며 문제를 풀고 삶의 목표를 추구하는 인내심이 부족하다. 그는 심하게 불안정하고, 그의 능력에 대해 부풀려진 생각에 과도하게 의존하며, 자기 존중감을 유지하기 위한 일시적인 성공을 꿈꾼다.

타인에 대한 신뢰와 안정적인 관계 유지의 어려움

📖 사례

G씨는 아직까지 부모와 함께 살고 있는 50세의 남자로, 약혼자에게 청혼하고 얼마 되지 않아 공황발작이 발생하였고, 이로 인해 약혼자의 손에 이끌려 내원하였다. 그는 자신의 아내가 될 사람은 '그가 여지껏 기다려 오던 여성'인데 왜 이렇게 불안한지 모르겠다고 했다. G씨는 많은 여성을 만나 왔지만 그의 어머니는 예외 없이 모든 여자에게서 결점을 찾아냈다. "어머니는 여자들이 돈만 보고 저를 만난다고 생각해요." G씨는 부모와의 관계가 언제나 '가장 사랑받는' 관계였다고 했으나 그에게는 아동기의 행복한 기억이 거의 없었고, 누구에게도 안겨 본 기억이 없었다. 그는 항상 '잘못된 일을 하는 것', 그리고 그의 어머니를 불쾌하게 하는 것에 대해 두려워했다. "어머니는 모든 것에 대해 강력한 견해를 가지고 있어요. 어머니에게는 누구도 만족스럽지 못하죠. 심지어 아버지조차도요."

아주 어린 시기부터 G씨의 어머니는 세상은 위험한 곳이고, 사람들―특히 여성―은 보이는 것과 다르다는 감각을 그에게 주입시켰다. 이것은 그가 부모와 성공적으로 분리되고, 여성과 적절한 성인기 관계를 구축하는 능력을 방해하였고, 그의 공황 발작에도 중요한 심리적 계기가 되었을 것이다.

자기 규제의 어려움

📖 사례

H양은 30세의 여성으로, 남자친구가 출장으로 동네를 떠날 때마다 '절망에 빠지는' 것 때문에 도움을 받으러 왔다. 그녀는 완전히 버림받은 느낌을 받고, 반쯤 혼이 나간 상태가 되어 성을 내며 나이 든 아버지에게 2시간이나 운전해야 하는 거리에 있는 자신의 집으로 와서 그녀와 함께 지내기를 요구했다. 그녀는 절대 혼자서는 자지 않는다고 했다. "단 하루도요. 절대로요." H양의 어머니는 그녀를 낳다가 사망하였고, 그녀는 나중에야 그의 아버지가 몇 년이나 깊은 슬픔과 우울에 빠져 과도하게 술을 마시고 영아기 동안에 그녀를 돌봐야 하는 책임을 이미 아이가 셋이나 있고, 이 '부담'에 분개하던 이복 여동생에게 맡겼다는 사실을 알게 되었다.

H양의 초기 부모 상실과 생의 초기에 적절하지 못한 양육(우울한 아버지와 압도된 고모 모두에게)의 과거력은 그녀가 분리를 견디지 못하고 버림받을 낌새가 나타나면 불안에 취약해지도록 만들었다. 신뢰할 만하고, 사랑해 주는 초기 양육자의 부재로 그녀는 스스로를 안심시키고 달래 주는 존재를 찾는 능력을 발달시키지 못한 것으로 보이며, 또한 혼자 남는 것을 피하기 위해 미친 듯한 노력을 한다.[124]

생의 초기의 발달력 조사하기

사람들은 자신의 생후 첫 3년간 무엇이 일어났는지 알지 못하며 당신에게 그것을 절대로 말할 수 없을 것이다. 이것은 단순히 기억의 특성이다. 언어와 자전적 기억을 중재하는 뇌의 부위는 18~36개월까지는 '연결되어 있는(online)' 상태가 아니며 완전히 기능하지 못한다.[142] 3세 이후에 사람들은 자신이 경험한 사건에 대해 서술(declarative), 또는 외현(explicit) 기억이라고 하는 것을 갖게 되고, 아마도 유치원에서의 첫날을 기억하고 이를 이야기할 수 있을 것이다. 그러나 이러한 인생의 '잃어버린' 첫 몇 년 동안에 일어난 사건에 대해 합리적 추측을 할 수 있도록 우리를 안내해 주는 것은 잠재(procedural) 또는 내현(implicit) 기억뿐이다. 이러한 것들은 환자의 감정적인 응답이나 행동의 패턴, 기술 등인데, 이것들은 비언어적이거나 의식적인 성찰로는 되찾아올 수 없다는 의미에서 볼 때 무의식적이다. 환자들은 이런 사건에 대해 우리에게 말해 주는 대신 매일 세상과의 상호 작용이나 치료자를 포함한 타인과의 관계 속에서 이들을 행동화한다. '관계를 맺는' 것에 대한 이러한 무의식적 또는 절차적인 기억을 내현적 관계 지식(implicit relational knowing)이라고 한다.[143, 144]

임상가로서 우리는 어떻게 환자의 초기 관계에 대한 합리적인 가설을 만들어 낼 수 있을까? 생의 초기에 영아와 양육자 간에 일어나는 비언어적 상호 작용과 치료자를 포함한 타인과의 관계에서 관찰 가능한 성인의 행동 간에는 엄청난 일관성이 있다는 것이 밝혀졌다.[142, 144, 145] 그들이 최근의 관계들을 어떻게 묘사하는지를 듣는 것에 추가로, 환자가 습관적으로 어떻게 우리와 상호 작용하고, 우리에게 어떤 느낌이 들게 하는지에 세심한 주의를 기울임으로써 환자의 초기 형성기 관계의 본질에 대한 가치 있는 단서를 얻는다.[142, 145]

여기에 이 시기의 발달력을 조사하는 데 몇 가지 추가적인 지침이 있다.

초기 환경

태어난 뒤 어디서 살았나요? 집은 어떤 형태였나요? 어떻게 거기에 살게 되었나요? 누구와 살았나요?

같이 살았던 사람들의 경제적인 상황은 어땠나요?

당신은 친부모와 함께 살았나요? 그렇지 않다면 어떤 상황이었나요?(예를 들어, 입양, 대리모, 고아원 거주, 대가족이 함께 사는 상황)

당신은 입양되었나요? 그렇다면 몇 살 때였나요? 입양되는 상황은 어땠나요?

당신이 태어났을 때 부모님이 아이를 원했다고 생각하나요?

당신은 가족 중 몇 번째로 태어났나요? 이것이 당신의 초기 삶에 어떤 영향을 미쳤다고 생각하나요?

당신의 최초 기억에 대해 이야기해 줄 수 있나요?

주 양육자의 질

성인은 실제로 이것을 기억 못할지도 모르지만 그들은 양육자에 대해 이야기를 들었을 것이다. 이러한 것들은 중요하게 들어야 한다.

당신의 주 양육자는 누구였나요?

당신의 주 양육자는 어땠나요? 당신은 생의 초기에 그들에 대한 기억이 있나요? 주 양육자가 친부모가 아니라면, 어떤 상황이었는지 말해 줄 수 있나요?

당신의 주 양육자는 전반적으로 자신의 삶에 대해 행복해했나요? 그들은 한 가지, 아니면 다른 방식으로 스트레스를 받았나요?

당신의 초기 아동기에 주 양육자가 정서적으로나 육체적으로 아팠나요? 그들이 술을 마시거나 약물을 남용했는지 아시나요?

주 양육자의 부모와 주 양육자 간의 관계가 어땠는지 아시나요?

주 양육자와의 초기 관계의 질

당신 삶의 이 시기 동안에 당신은 사랑받고 돌봄을 잘 받았다고 생각하나요?
안기고 키스받았던 것이 기억나나요? 애칭으로 불렸나요? 당신의 낙서가 냉장
고에 걸려 있었나요?

초기 가족의 사진이나 비디오가 있나요? 어땠나요?

당신의 주 양육자가 아이를 가져서 행복했다고 느꼈나요?

당신이 화가 났을 때 누가 달래 준 기억이 있나요? 주로 누가 당신을 진정시켰
나요?

이 시기의 분리 또는 정신적 외상의 과거력

이 시기에 특별히 어려웠거나 화가 났던 기억이 있나요?

이 시기에 신체적으로 아프거나 입원한 적이 있었나요? 그랬다면 주 양육자
도 함께 있었나요?

당신 삶의 이 시기에 주 양육자가 없었거나, 일관되지 않게 있었나요?

이 시기에 신체적이거나 정신적인 외상 또는 성적인 학대의 기억이 있나요?

학대에 대해 물어볼 때, 특히 생의 초기에는 이런 방법으로 물어보는 것이 더 많
은 정보를 얻을 수 있다.

이 시기에 신체적이거나 성적으로 당신을 불편하게 만들었던 경험이 있나요?

제11장에서 우리는 걸음마 아기가 더 넓은 세상을 탐색하고 자신의 사회적 반경
을 넓혀 갈 때 어떤 일이 생기는지를 따라가 볼 것이다.

권장 활동

다음의 예를 보고 A군이 그의 생의 초기에 어떤 문제가 있었는지 생각해 보자.

A군은 25세 남성으로, 혼자 있는 밤에 칼로 자해를 했기 때문에 치료받으러 왔다. "어릴 때에도 늘 이것을 했지만 그만뒀었어요. 그런데 사람들과 같이 있지 않는 늦은 밤에 다시 그런 일이 생겼어요." 그는 '누군가 항상 집에 있었기 때문에' 대학생 때는 괜찮았다고 했다. 그러나 지금 그는 혼자 아파트에서 살고 있고, '안정감을 찾는' 것에 어려움을 느끼고 있다. "저는 제가 뭘 느끼고 있는지 모르겠어요. 그냥 뒤죽박죽이에요." A군은 그의 어머니가 약물 남용으로 재활 센터를 들락거렸기 때문에 위탁 보호 가정에서 자랐고, 아버지는 누구인지 모른다고 보고하였다.

해설

위탁 보호 가정에서 잠깐씩만 만날 수 있는 편부모와 자랐다는 것은 A군이 불안전-와해된 애착을 발전시켰을 가능성이 높다. 이것은 그의 대상 영속성과 지속성을 이루는 것과 불안과 감정을 규제하는 능력을 손상시켰을 것 같다. 이것은 늘 사람과 같이 있고 싶은 그의 욕구, 자신의 느낌을 이해할 수 없음, 그리고 자신의 감정을 규제하기 위해 자해를 사용하는 점에서 분명하다.

제11장
중기 아동기

✎ 주요 개념

3세에서 6세의 기간 동안에 아이는 자신의 환경 속에서 사람들 간의 관계를 점점 더 알아가게 된다. 자신의 주 양육자가 서로 관계를 맺고 있다는 생각은 경쟁심과 질투심을 유발할 수 있고, 아이들이 자신과 타인에 대해 생각하는 방법에 영향을 미친다.

이 시기 동안에 아이들은

- 자기 감각, 특히 자신의 신체와 성별과 관련된 것
- 특히 경쟁심과 질투심을 인내할 수 있는 능력과 관련된 타인과의 관계
- 도덕심

을 발전시키게 된다.

중기 아동기에 기원하는 것으로 시사되는 성인기 문제와 패턴은 다음과 같은 것들이 있다.

- 관계 맺기에 대한 어려움
- 성에 대한 억제
- 경쟁에 대한 두려움
- 억제된 야망

이 시기의 발달력을 조사하는 것은 아이의 주 양육자, 형제와의 관계의 질에 대해 묻는 것을 포함하며 다음과 같은 것을 특히 고려해야 한다.

- 아이의 급성장하는 성성(sexuality)에 대해 양육자가 대응하는 방식
- 가족 구성원 간의 질투심이나 경쟁심

두 사람 관계에서 세 사람 관계로

우리가 제10장에서 논의한 대로, 영아의 첫 번째 과업은 한 사람과 견고한 관계를 형성하는 것이다. 이것이 우리가 양자, 또는 두 사람 관계라고 말하는 것이다. 이러한 양자 관계의 설립은 아이에게 다른 것들 중에서도 다음과 같은 능력을 이루도록 한다.

- 타인을 신뢰하는 것
- 안전한 애착을 형성하는 것
- 자신과 타인에 대한 안정된 감각을 유지하는 것

그러나 곧 견고한 양자 관계의 기반을 갖고 있는 아이는 영아기를 벗어나 걸음마를 하고, 말을 하는 작은 인간이 된다. 이제 세상은 아이와 주 양육자 간의 거리보다 더 넓어지고 팽창된다. 일반적으로 이때 아이의 세상에는 (최소한) 3명의 사람이 있다—아이, 주 양육자, 그리고 또 다른 양육자이다. 양자 관계의 시기 동안에 안전하게 애착이 형성된 아이는 주 양육자는 자신의 소유이고, 심지어 자신의 일부라고 믿는다. 이제 아이는 자신의 지극히 중요한 양육자를 공유해야 하는 또다른 누군가가 있다는 사실을 인식하게 된다. 3인 관계 안의 세 사람이 이 새롭고, 잠재적으로 위험한 지역을 횡단하는 방식은 성장하는 아이의 내부 세계의 발달에 있어 매우 중요하다.

세 사람 관계

아이가 자라면서 그들의 생활 속에 있는 사람들에 대한 느낌은 점점 복잡해진다.[146] 애착을 넘어서 이제는 아이가 사랑, 친밀함, 신체적인 가까움을 소망한다. 이에 추가적으로 아이는 자신의 삶 속에 있는 핵심적인 사람들이 서로에 대한 사랑의 느낌을 가지고 있다는 것을 점점 알아가게 되고, 그렇기 때문에 아이가 양자 관계에서 느꼈던 일대일의 가까움은 변하게 된다. 자신이 배제되고 있다는 초기의 느낌은 사랑에 대한 욕구를 더 증가시키고, 이제 애정에 대한 라이벌이 생긴다. 이런 아동기의 갈망은 성인기의 경험과 다르기는 하지만, 이후의 성적인 느낌의 전구체가 되는 육체적인 느낌을 종종 포함한다.[146] 일반적으로 핵가족(항상 그런 것은 아니지만 보통 부모와 자녀로 구성된 경우) 안에서 아이는 확고하게 집중을 받기 때문에 이 느낌은 양육자에게 뿌리를 두고 있다. Freud[147]는 아동기가 강렬한 성적인 느낌을 겪는 시기이며, 이 느낌은 일반적으로 부모에게 표현이 된다고 처음으로 주장한 사람이었다. 그는 이 현상을 아버지를 죽이고 어머니와 결혼한 소설 속의 테베의 왕, 오이디푸스의 이름을 따라 오이디푸스 콤플렉스로 이름 붙였다.[148, 149] 세 사람 관계는 친구나 선생님 같은 여러 사람과의 다양한 모임에서 볼 수 있다. 그러나 우리 중 대부분은 삶에서 가족이 가장 중심의 사람들이고, 아이에게는 부모와 양육자가 우선이다. 그러므로 일반적으로 가족 구성원과의 관계는 심리적 발달 형성에 있어 가장 중요하다.

오늘날 가족에서 세 사람 관계

분명한 것은 요즘 세상에서 다양성은 예외가 아니라 일반적인 것이다. 어떤 아이들은 아버지와 어머니가 있는 가정에서 성장하는 반면, 또 다른 아이들은 조부모나 편부모, 동성 부모에 의해 양육된다. 그러나 우리가 어떤 배열을 이야기하든 상관 없이 아이가 세 사람의 그룹 안에서 관계를 생각하는 이 단계에서는 일반적인 경향이 있다. 이 '3인조'는 어떤 사람을 포함시키느냐에 따라 변경될 수 있지만 기본 개념—아이와 아이가 바라는 주 양육자, 그리고 경쟁관계의 양육자—은 동일하다. 아이는 자연스럽게 '자신이 바라는 주 양육자'를 선택할 수 있는데, 아이의 성별에 따라 예측 가능한 패턴이 존재한다. 이후에 이성애자가 되는 아이의 경우에는 원하는 주 양육자는 반대 성별의 주 양육자가 되고, 이후에 스스로를 동성애자로 규정하는 아이의 경우에는 원하는 주 양육자는 일반적으로 동성의 주 양육자이다.[150]

세 사람 관계에서의 갈등

아이에게는 이 발달 단계가 도전적이다. 그들은 새롭고 기념비적인 변화와 마주하게 된다. 이 시기 이전에 아이는 각각의 양육자와의 일대일 관계에 만족하고 있었고, 이 관계를 분리하여 마음속에 담아 두고 있었다. 각각의 주 양육자가 다른 양육자와 맺는 관계를 인식하고, 이것이 만들어 내는 소외되는 느낌은 새롭고 복잡하다. 아이는 이제 바라는 주 양육자가 자신의 모든 것이기를 원하고, 경쟁관계의 양육자를 두려워하게 되며, 배척에 대한 반응으로 화가 나고 상처를 받게 된다. 그들은 바라는 양육자를 소유하고 싶은 마음과 경쟁 관계의 양육자를 달래기 위해 바라는 양육자를 포기하고자 하는 갈등과 싸우고, 양쪽 다 조금씩 실행하여 이 갈등을 해소할 수 있다. 갈등이 있는 곳에 불안이 있고, 불안이 있는 곳에 방어가 있다(제15장 참조).

갈등 → 불안 → 방어

여기서 아이들을 도와주는 주요 방어는 동일시이다. 아이들은 경쟁 관계의 양육자를 동일시하여 자신이 언젠가는 이 경쟁자처럼 되어 궁극적으로는 경쟁자가 가지고 있는 것과 같은 자신만의 친밀한 관계를 가질 수 있다는 것을 깨닫게 된다. 이 경우에서는 다음과 같다.

갈등 → 불안 → 동일시

따라서 소년이나 소녀, 미래의 이성애자이거나 동성애자이거나 주 양육자와 안전하게 애착을 형성한 아이는 행복했던 두 사람 관계에서 떨어져 나와 세 사람 관계의 혼란과 잠재적인 위험 앞을 서성이게 된다. 이것이 실제로 위험한가? 아이는 정말로 질투심에 찬 경쟁자를 두려워 할 필요가 있는가? 물론 어떤 혼란스럽고 폭력적인 가정에서는 그럴 수도 있겠지만, 아이가 성공적으로 생의 초기를 지나온 상황이라면 그렇지 않을 것이다. 우리는 아이가 안전하게 애착이 된 가족에 대해 이야기할 때—비록 이 환상이 중요한 성인의 행동에 의해 증폭되거나 감소될 수 있지만—대부분 상상 속에서나 환상 속의 위험을 이야기하는 것이다.

아동기 세 사람 관계의 변형

이 발달 시기가 잘 지나갈 즈음, 주 양육자는 아이의 소망과 애정을 안전하고 지지적인 방식으로 포용한다. 바라는 양육자는 어떤 특별한 친밀함은 허용해 주지만, 너무 많이는 아니며, 경쟁 관계의 양육자는 아이에게 바라는 양육자의 주목을 끌고 싶어 하는 것을 허용해 주며, 동시에 적절한 한계를 설정해 준다. 시간이 흐를수록 (주로 몇 달) 아이는 마음속에 바라는 양육자를 위한 특별한 공간을 마련해 두면서도 경쟁 관계의 양육자와의 친밀함을 회복하게 된다. 어떤 때에는 이것을 오이디푸스 시기를 성공적으로 통과했다고 말한다.

그러나 세 사람 관계에서는 여러 가지 문제가 생길 수 있는 다양한 방식이 있다. 이 문제들은 이 시기의 갈등을 해결하는 아이의 능력에 영향을 줄 수 있고, 이후의 발달에 영향을 줄 수 있는 지속적인 공상들로 이끌기도 한다. 다음에 나오는 사례에서 어떻게 성인들이 자신의 아동기 관계에 대해 묘사하는지는 그들이 이 세 사람 관계를 어떻게 처리했는지에 대한 단서를 줄 것이다.

바라는 양육자가 아이를 피하는 경우

🗐 사례

28세의 이성애자인 A양은 어릴 때부터 자신의 아버지를 흠모해 왔다고 했다. 그녀는 자신과 아버지가 껴안고 있는 사진을 보며 "이 사진에서만큼 내가 행복해 보인 적이 없어요." 라고 했다. 그녀는 자신이 5살 때쯤 아버지가 실직하고 우울해 했던 것을 기억한다고 했다. 그는 또 아주 비판적이게 되었는데, 특히 그녀의 외모나 여성스러움과 관련된 것에 대해 그렇게 했다고 말했다. A양이 말하길, "아마 내 잘못일 거예요. 나는 항상 그를 귀찮게 하고 그는 좋아하지 않았거든요. 내가 문제를 나쁘게 만든 것 같아요."

50세의 동성애자 여성인 B여사는 "우리 엄마는 저한테 아주 비판적이었죠. 항상 저를 더 '소녀스럽게' 하려고 애를 썼어요. 사실 저는 아주 뛰어난 학생이었는데, 과학에서 더 뛰어났어요. 엄마는 과학자였죠! 저는 엄마를 존경했지만, 엄마는 항상 저를 밀어내기만 했어요."라고 말했다.

첫 번째 사례에서 A양의 아버지는 우울증 때문에 그녀를 멀리했다. 그러나 A양은 자신의 사랑과 소망이 너무 과하고 적절하지 않을까 두려워했고, 따라서 아버지의 위축을 자신 때문이라고 생각했다. 두 번째 사례에서 B여사의 어머니는 B여사의 성성(sexuality)에 대한 불편감 때문에 더 비난적이 되었을 수도 있다.

바라는 양육자가 지나치게 아이에게 수용적인 경우

▣ 사례

25세의 동성애자 남성인 C군은 자신의 아버지가 특히 스포츠에서 아들의 매력과 남자다움에 과도하게 집중했다고 한다. "제가 아주 어렸을 때부터 아버지는 저를 스타 운동선수가 되도록 훈련을 시켰어요. 제 모든 연습에 따라왔죠. 아버지는 너무 심하게 간섭을 했어요! 아버지가 친구들에게 저에 대해 자랑스럽게 떠벌리면서 여동생 이야기는 한 번도 하지 않는 태도가 저를 불편하게 만들었어요." 라고 그는 말했다.

40세의 이성애자 남성인 D씨는 그가 자랄 때 그의 어머니와 아버지가 잘 지내지 못했다고 했다. 그가 어릴 때에는 아버지의 외도를 알아차리지 못했지만 지금 과거를 돌아보며 그는 "저의 성장기 때 어머니는 힘든 시간을 보낸 것 같아요. 어머니는 몇 년 동안 잘 때면 나를 끌어안곤 했는데, 그건 아주 불편했어요. 마치 어머니는 남자의 애정이 필요했고, 그걸 위해 나에게 오는 것 같았죠." 라고 말했다.

잠재적으로는 흥분된다고 해도, 바라는 양육자와 너무 가까워지는 것은 일반적으로 과자극적이며 공포스러운 것이다. 이런 상황에 놓인 아이를 종종 오이디푸스 승리자(Oedipal victor)[151]로 부른다. 이것은 경쟁관계의 양육자가 없는 편부모 가정에서 특정한 문제가 될 수 있다. 공상 속에서 갈망했던 것임에도 불구하고, 바라는 양육자와의 관계는 근친상간처럼 느껴지고, 이것이 너무 가까워지면 아이에게 불안을 유발한다. 거기에 더해 현실에서 바라는 양육자와의 관계가 가까워질수록 아이는 경쟁관계의 양육자의 분노를 더욱 두려워하게 된다.

경쟁관계의 양육자가 너무 무섭거나 거부적인 경우

🗇 사례

E군은 30세의 이성애자 남성으로, 그가 4세경에 자신의 이두박근을 자랑하자 아버지가 "그걸 근육이라고 한다고?" 라고 말했던 것을 기억한다고 말했다.

할머니 손에 길러진 38세의 이성애자 여성인 F양은 자신이 할머니의 하이힐을 신으려고 했던 것에 대해 꾸짖으며 "그건 꼬마 여자애들 것이 아니란다." 라고 했던 것을 기억다고 했다.

이 시기의 갈등을 해결하기 위해서는 아이는 경쟁 관계의 양육자를 동일시할 수 있어야 한다. 그러나 경쟁 관계의 양육자로부터의 위험이 너무 현실적이거나, 경쟁 관계의 양육자가 동일시를 좌절시키거나, 심지어는 아이의 그 사람을 좋아하려는 시도를 조롱하거나 과소평가하는 경우, 동일시는 불가능하지 않다 하더라도 어렵다. 분노하거나 질투하는 경쟁 관계의 양육자는 동일시하는 것을 무서워하게 만들고 바라는 양육자와의 애착을 너무 위험한 것으로 느끼게 만든다. E군의 아버지는 거대한 아버지처럼 되려는 아들의 공상을 불가능한 꿈으로 만들었다. F여사의 할머니는 그녀의 손녀가 '다 큰 숙녀'처럼 되려는 노력을 우스꽝스럽게 느끼도록 만들었다. 이런 배척에서 만들어지는 수치심은 동일시하려는 시도를 위험하게 만들고, 이것은 종종 억압되기도 한다.

세 사람 관계에서 겪는 어려움은 성성(sexuality)의 억압으로 이어질 수 있다

이러한 모든 상황은 이 시기의 특징적인 다음과 같은 공상들을 억압하는 것으로 이어질 수 있다.

나는 바라는 양육자를 온전히 내 것으로 받아들이고 싶다.
바라는 양육자를 온전히 내 것으로 받아들이고 싶은 나의 소망은 위험하다.
나는 경쟁 관계의 양육자처럼 되고 싶다, 그러면 나도 언젠가 나만의 사랑하는
관계를 가질 수 있을 것이다.

이 억압된 공상은 아이가 자라면서 묻히게 되고, 이후에 그들이 자신만의 친밀한 관계를 가지게 되는 나이에 도달하면 활성화된다. 이것을 보류된 조치(deferred action)[152]—어린 시절에 억압된 공상들이 이후의 삶에 작동되고 증상으로 이어질 수 있다—라고 한다. 이것들은 또한 성격적인 문제와 패턴, 방어의 형성으로 이어질 수 있다. 세 사람 관계에서의 모든 느낌과 갈등으로부터 기인한 억압된 공상들을 줄여서 '오이디푸스 공상 또는 갈등'[153]이라고 언급된다.

중기 아동기 동안 무엇이 발달하는가

중기 아동기 동안 아이들은 자기 자신과 그들의 세계에 대한 자각을 증가시키면서 그들이 누구인지, 그들이 어떻게 타인과 관계를 맺는지에 대한 더 복잡미묘한 감각을 발달시킨다. 생의 초기에 모든 것이 잘 해결되었다면 그들은 초기의 자기 감각과 안전한 애착을 기반으로 하여 타인과 관계를 맺는 능력을 가지고 이 시기에 진입한다. 그들의 자라나는 몸과 마음은 이 능력을 새로운 방식으로 발달시킬 수 있도록 해 준다.

자기 지각과 자기 존중감 규제

중기 아동기 동안, 아이들은 자기 감각을 발달시키는 것을 지속한다. 이것은 여러 가지 요인에 의해 가속된다. 이 중에 어떤 것은 그들의 몸에 대한 새로운 생각과 느낌에서 온다. 대부분의 아이는 이 시기 동안에 자신의 장과 방광 기능에 대한 통제를 강화하며, 이것은 그들에게 자신의 몸에 대한 새로운 지배력과 자라나는 자립심을 제공해 준다. 성별에 대한 의식은 아이가 자신의 몸뿐 아니라 서로의 몸에 호

기심을 가지는 것으로 표면화된다.[146] 자신의 성 주체성을 공고히 한다는 것은 누가 무엇을 가지고, 무엇을 가지지 못했는지를 받아들이는 것을 의미한다—이것은 자기 감각을 굳히는 것뿐 아니라 공상으로부터 현실을 구분하는 것을 도와준다. 다시 한번 말하건대, 관계는 이 발달과정의 핵심이다—자신의 몸과 자신의 남성다움 또는 여성다움에 대한 감각에 만족하는 아이는 이러한 것의 많은 부분을 그들의 주 양육자가 자신에게 반응하는 방식에 기반을 둔다. 앞의 사례에서 보았듯이, 엄마의 립스틱을 바르고 싶어 했으나 "이건 아기 것이 아니야" 라는 말을 들은 소녀는 자신의 여성다움에 대해 불안정하게 느낄 수 있고, 반면에 아버지가 "넌 점점 강해지고 있구나!" 라는 말을 들은 소년은 그의 발달하는 남성의 신체에 대해 기분 좋게 느낄 가능성이 많다.

타인과의 관계

중기 아동기에 아이들은 자신들이 관계를 맺듯 사람들이 서로 관계를 맺고 있다는 것을 생각하는 능력을 발달시킨다. 이것은 그들이 가족의 일부, 심지어는 사회 구성원(예를 들어, 주간 보호 시설 또는 어린이집)의 일부로 느낄 수 있게 해 준다. 이것은 그들의 안전감을 풍부하게 할 수 있는 반면에, 누군가를 온전히 자신의 것으로 원하는 것과 그 사람을 타인과 공유할 수 있게 되는 것 사이에서 투쟁하면서 질투와 경쟁심으로 이끌 수도 있다. 질투와 경쟁심을 감내하는 것을 배우는 것이 이 시기의 중요한 발달 목표이다.

이러한 발달의 일부는 형제관계의 상황에서 일어날 수 있다. 형제는 동료, 경쟁자, 놀이 친구, 룸메이트, 도움을 주는 사람이면서 방해자일 수 있다. 형제의 존재는 다른 사람이 주 양육자의 사랑과 관심을 두고 경쟁하는 사람이기도 하지만, 또한 애정의 또 다른 잠재적 원천이 될 수 있다는 것을 뜻한다. 부모가 정서적으로, 또는 물리적으로 부재할 때 형제가 아이의 세 사람 관계에서 주 역할을 할 수 있다. 우리가 중기 아동기의 경쟁적인 관계에 대해 생각할 때 우리는 너무 자주 형제를 잊어버리지만, 그들은 이 시기와 삶 전체를 통틀어 중요하다.

도덕적 발달

아이들은 아주 어린 나이부터 옳은 것과 그른 것을 인식하기 시작하지만, 도덕심에 대한 감각은 중기 아동기 동안에 엄청난 발달을 겪게 된다.[146] 정신역동 이론에서 도덕심은 일반적으로 초자아[153]라고 불리는 마음의 한 부분에 의해서 중재된다고 여겨진다. 우리는 일반적으로 초자아는 두 개의 부분으로 구성되어 있다고 생각한다. 하나는 양심을 보여 주며, 다른 하나는 자기 이상(어떻게 우리가 스스로를 보고 싶어 하는지)이다.[153] 아이가 중기 아동기의 세 사람 관계에서 갈등을 해결하는 하나의 방식은 양육자를 동일시하고 양육자의 규칙과 이상을 내재화하는 것이다. 이것들은 초자아를 발전시키는 일부가 된다. 양육자의 규칙을 내재화하는 것은 아이가 자신만의 행동 지침의 내부 설정을 발달시키는 데 도움을 준다고 여겨진다. 내재화된 지침의 첫 번째 설정은 매우 엄격하다. 3~6세의 아이는 종종 급하게 규칙에 민감하게 굴고, 규칙이 어겨지면 때로는 분노한다.[154] 규칙에 대한 이러한 집착은 정상이고, 이 시기의 발달을 다루는 보편적인 측면으로 보인다.

중기 아동기 동안의 기질과 정신 장애의 역할

우울과 불안의 존재는 억압된 중기 아동기의 잠재력을 악화시킬 수 있다. 예를 들면, 성인기의 어떤 상황이 공포스러웠던 중기 아동기의 상황을 떠올리게 하는 경우, 공황장애나 경미한 강박장애가 있는 사람에게서는 관련된 불안감이 악화될 것이다. 비슷하게, 바라는 양육자에게 회피당했던 경험이 있는 사람이 어른이되었을 때 겪는 배척에 대한 예상은 만성적으로 기분 부전 상태인 사람에게는 크게 증대될 것이다.

생의 초기에 문제가 있었을 때 중기 아동기를 잘 극복하기

우리는 믿을 만하고 안전한 관계를 발전시켜 온 아이가 중기 아동기의 세 사람 관계를 넘어가는 방식에 대해 논의했으나, 모든 아이는 그들의 두 사람 관계에서 안전감을 성취하였는지와 관계없이 이 시기에 진입한다. 만약 아이가 그들의 양육자가 자신을 돌볼 것이라는 사실을 믿지 못하고 안전한 애착을 형성하지 못했다면 중기 아동기의 관계는 세 사람 관계처럼 보일 수 있으나 실제로는 단단한 두 사람 관계를 확보하려고 애쓰는 것일 수 있다.

🗐 사례

G군은 35세의 남성으로, 관계 문제의 도움을 받기 위해 치료를 하러 왔다. 그의 치료 시간은 전부 그의 여자친구인 H양과의 관계에 초점이 맞춰졌다. 그는 성공한 변호사인 H양이 충분할 만큼 자주 성관계를 갖지 않으려고 하며, 그녀의 아파트에서 그가 매일밤을 보내는 것을 꺼려한다고 말했다. 치료자가 그에게 예를 들어보라 했을 때, 그는 "음, 어느 날 밤에 그녀는 아침까지 해야 하는 일이 있으니 저에게 집에 가라고 말했어요. 하지만 제 욕구는요? 먼저 성관계를 가지고—그 다음에 일을 할 수는 없는 건가요?" 라고 했다. G군은 이것이 그의 여자 관계에서 나타나는 패턴이었다고 밝혔다—"저는 그들 옆에 항상 있고 싶어 했어요—하지만 그들은 그럴 필요나 그런 종류의 친밀감을 원하지 않는 것처럼 보였죠." 흥미롭게도, G군은 자녀들을 키우기 위해 두 개의 직장을 다녔던—빈번한 야간 근무를 포함한—홀어머니 밑에서 자랐다.

G군의 이야기는 마치 그가 성인기 관계—헌신과 성—에 내재된 문제에 대해 말하는 것처럼 들리지만 상황의 세부 내용은 생의 초기의 문제를 암시한다. 예를 들면, 그는 H양에 대한 공감이 부족하며, 상호 관계를 가질 수 있는 사람보다는 자기를 돌볼 사람을 갈망하고 있는 것처럼 보인다. 그의 과거력은 G군이 안정된 양자 관계를 공고히 하는 데 어려움을 겪었기 때문에 결국 안정된 애착을 발달시키는 것을 어렵게 만들었을 것을 시사한다. 성인으로서 양자 관계에 대한 그의 갈망은 성인 관계의 언어로 번역되었으나, 마음속으로는 아주 초기 유형의 애착을 바라는 것으로 남아 있다.

중기 아동기에서 기원하였음을 시사하는 성인기의 문제와 패턴

중기 아동기에서 기원하였음을 시사하는 성인기의 문제와 패턴은 생의 초기에서 기원한 것보다 더 한정되어 있는 경향이 있다. 더 한정된 문제들은 기능의 모든 측면에 영향을 주기보다는 기능의 한 부분에 영향을 주는 것이라는 사실을 상기하자. 그럼에도 불구하고, 이것들은 상당한 고통과 괴로움을 불러일으킨다. 생의 초기에 해결되지 않은 중기 아동기의 공상은 사람들이 자신만의 성적이고 낭만적인 관계를 시작할 준비가 되었을 때 표면화된다. 여기에 이것이 일어날 수 있는 몇 가지 방식이 있다.

관계에 헌신하는 것에 대한 어려움

신뢰, 애착, 자기 존중감 규제의 능력이 확실하게 발달된 사람들에게서 헌신에 대한 어려움은 종종 중기 아동기의 공상이 관련되었을 것이라는 단서가 된다.

◻ 사례

28세의 남성인 I군은 지속해서 그의 부모를 '완벽한 한 쌍'으로 이상화했다. 그는 많은 여자친구가 있었지만 관계가 진지하게 발전하게 되면 그들이 '아버지의 기대에 부응할 수 없을' 것을 걱정하며 항상 헤어지게 되었다.

부모의 관계는 완벽하고, 그렇기 때문에 그가 자신의 아버지가 했던 것을 절대할 수 없을 것이라는 I군의 지속되는 공상은 그 자신만의 헌신적인 관계를 갖는 그의 능력을 방해한다.

성적인 억제(inhibition)

중기 아동기 동안에 아이가 과도하게 자극을 받으면 이후의 삶에서 잠재적으로 적절한 관계 상황이 초기 세 사람 관계와 너무 닮아 보일 수 있고, 근친상간적으로 느낄 수 있다. 이것은 남성과 여성 둘 다에서 성적인 억제로 이어질 수 있다.

📋 사례

그녀가 어린 아이일 때 그녀를 사랑했던 J양의 아버지는 그녀가 성적으로 성숙해지고 사춘기가 되어 데이트를 하자 거리를 두게 되었다. 대학에서 J양은 남자들과 사랑에 빠졌지만 그들이 흥미를 보이면 이내 밀어냈다.

J양의 아버지가 청소년기에 그녀로부터 멀어졌을 때, 그녀는 자신이 중기 아동기에 아버지에게 가졌던 느낌이 무언가 틀렸다는 공상을 공고히 했다. 이 공상은 성인기에 재활성화되어 그녀가 이후의 삶에서 만족스러운 관계를 가지는 것을 막고 있다.

특히 동성의 경쟁자와의 경쟁에 대한 두려움

중기 아동기의 세 사람 관계 동안의 경쟁심이 너무 공포스럽게 느껴지게 되면 이후의 삶에서의 경쟁은 초기의 상황에서와 같은 위험투성이로 느껴질 수 있다.

📋 사례

대학 시절에 운동선수였던 K양의 아버지는 딸의 모든 체육 대회에 참가했고, 그러느라 심지어는 어머니에게 중요한 일에는 참석하지 못하는 때도 있었다. 어느 날, 청소를 하다가 K양의 어머니가 '실수로' 딸의 체육 트로피 중 몇 개를 버리게 되었다. 성인이 된 뒤 K양은 승진에서 제외되었는데, 그녀가 자신의 여성 상사에게 중요한 업적을 보고하는 것을 소홀히 했기 때문이다.

그녀와 아버지의 가까운 관계에 대한 어머니의 반응에 대한 응답으로, K양은 여성과 경쟁하는 것은 위험하다는 공상을 발전시켰다. 그녀의 성인기에 이것은 여성과의 경쟁심을 억압하도록 만들었다.

성공을 직면할 때 억제된(inhibited) 야망과 자기 태만(self-sabotage)

또 위험에 대한 억압된 공상은 이후의 삶에서 억제된 야망의 형태로 다시 나타날 수 있다.

사례

유망한 학문적 유명인사였던 L양의 어머니는 아이를 갖기 위해 자신의 경력을 포기했다. L양의 어머니는 L양의 성공을 자랑스러워하면서도 은근히 L양을 비난하고 그녀의 학위 논문이 '허세스럽다'며 조롱했다. L양이 명망 있는 교수 자리에 면접 볼 기회를 제안받았을 때, 그녀는 두통을 경험하기 시작했고, 자신에게 뇌종양이 있을 것이라는 두려움을 느꼈다. 이것은 그녀가 면접을 보러 여행하려는 것을 막았고, 이 자리를 제안받은 기회를 망쳤다.

K양과 같이, 자신의 어머니가 '위험한' 경쟁자였던 L양의 경험은 경쟁적인 보복과 성공에 대한 억제의 지속되는 공상을 하도록 만들었다.

중기 아동기의 발달력을 조사하기

성인은 최소한 중기 아동기 시기의 어떤 기억을 가지고 있어야 한다. 이 과거는 그들의 기억과 사람들이 말해 준 이야기가 섞여 있는 경향이 있다. 핵가족 안에서 자란 아이들에게 이 시기의 발달력은 주 양육자와 형제들에 초점을 맞춰야 한다. 다른 환경에서 자라난 아이들은 이 과거력이 더 넓은 범위가 될 필요가 있다. 추가적으로, 당신은 정신치료가 진행되면서 의심의 여지 없이 새로운 과거력의 정보에 대해 알게 될 것이다. 여기에 이 시기를 검토하기 위한 지침이 있다.

이 시기 동안에 주 양육자와의 관계의 질은 어땠는가

초기 아동기와 중기 아동기 사이에 주 양육자와의 관계에 변화가 있었나요?

다른 양육자와 새롭게 가까워졌나요?(예를 들면, 아버지 또는 보모)

어떤 방식으로든 주 양육자가 바뀌었나요?

가족 환경이 어떤 방식으로든 변화했는가

사회경제적 수준에서의 변화라든가, 지리적인 이동과 같은 환경에 구체적인 변화가 있었나요?

새로운 형제가 생겼나요? 나이가 많았나요, 아니면 어렸나요? 그들과 당신의 관계는 어땠나요? 지금은 어떤가요?

조부모나 (양부모 같은) 새로운 어른이 가정으로 이사를 왔나요?

이 시기 동안에 정신적 외상이 있었는가

이 시기 동안에 어떤 질환을 앓았나요? 양육자와 떨어지게 되었나요? 이혼이나 다른 형태의 상실이 있었나요? 신체적이나 성적인 학대가 있었나요?

세 사람 관계를 넘어서

학교에 가게 되면 아이의 세계는 기하급수적으로 증가하며, 친구들과의 결속이 큰 중요성을 띠게 된다. 이 관계들과 이후의 아동기와 연관된 잠재적인 어려움들은 제12장의 주제이다.

권장 활동

다음의 글을 읽고 질문들에 대해 생각해 보라.

1. 세 사람 관계에서 무슨 일이 일어났는가?

2. 이 시기부터 어떤 공상들이 성인기까지 지속되었는가?

3. 어떤 종류의 문제들이 나중의 관계로 이어졌는가?

'에비'

에비는 6세이다. 그녀는 2명의 아이들 중 첫째이다. 그녀의 아버지는 대학 교수이고, 어머니는 과거에는 사회복지사였지만 현재는 전업주부이다. 에비는 천식으로 상당히 아픈 2세의 남동생이 있다ㅡ에비의 어머니가 일을 그만두고 전업주부로 집에 있게 된 것은 궁극적으로 동생의 질환 때문이었다. 동생은 약을 먹었는데, 에비 어머니의 많은 관리를 필요로 했다. 아들이 태어난 이후로 에비의 어머니는 13kg 가까이 살이 쪘고, 때때로 우울해했다. 에비의 어머니와 아버지는 아직도 1주일에 1번 영화를 보러 외출하지만, 그들은 아이들 앞에서 점점 더 다툰다. 에비는 똑똑하고 귀여우며 아버지와 함께 일하러 가는 것을 좋아한다ㅡ그녀는 모든 비서를 알고, 그들은 에비를 부서 사무실에 데려간다. 에비에게는 천식을 가지고 있다는 베이비라는 이름의 인형이 있다. 그녀는 자기가 인형의 간호사인 척하며 인형에게 많은 주사를 놓았다. 에비는 최근에 자신의 유치원 선생님에게 그녀의 아버지가 세상에서 가장 똑똑한 사람이라고 말했다.

'빌리'

빌리는 5세이다. 그는 그를 낳기 위해 4번이나 인공수정을 해야 했던 늙고 매우 돈이 많은 부모의 사랑받는 아이이다. 아주 어린 아이였을 때부터 그의 부모는 그를 애지중지했고, 그는 지극정성으로 보살핌을 받았다ㅡ부모 모두 열중하여 양육하였다. 그의 가족은 골프 클럽에 속해 있으며, 아버지는 열렬한 골퍼이다. 빌리의 아버지는 언제나 빌리를 골프 카트로 데려갔는데, 그의 어린 아들이 작은 폴로 셔츠를 입고 있는 것을 자랑스러워했다. 빌리는 아버지와 함께 있는 것을 좋아했다ㅡ그는 카트에 앉아 책을 읽었으며, 골프에는 흥미가 없었다. 자신의 아버지로부터 골프를 배웠던 빌리의 아버지는 실망했고, 그가 골프를 하러 갈 때 빌리를 집에 두고 가기 시작했다. 지금 빌리는 보통 토요일을 어머니와 함께 보내는데, 식료품점에 가거나 그의 방에서 책을 읽는다.

'커티스'

커티스는 매우 똑똑한 7세 소년이다. 그는 사람들이 자신에게 질문하는 것을 좋아한다. 그는 수학과 지리학을 좋아하고, 계속해서 그의 부모에게 구 구단 표에 있는 것을 물어봐 주길 요구한다. 그가 나이가 들고 이해하는 것이 많아질수록 질문의 수준도 어려워져야 했다. 그의 부모는 둘 다 고등교육을 받은 사람들이었으나 그의 아버지는 약간 능력 이하의 일을 하고 있었고, 그의 지위에 대해 좌절감을 느끼고 있었다. 어느 날 저녁식사에서 커티스의 어머니가 퀴즈를 냈는데, 그의 아버지가 먼저 대답했다. 그의 아버지는 웃으면서 "네가 아버지를 넘어설 수 없다는 걸 알게 되어 다행이구나." 라고 말했다. 커티스는 약간 기가 꺾였고, 그의 어머니가 있을 때에만 퀴즈를 내 달라고 요구하게 되었다.

해설

바라는 양육자와 과도하게 가까운 관계

어머니의 도움이 많이 필요한 남동생이 태어난 상황에서 애비는 중기 아동기 동안에 아버지와 특별히 가까운 관계를 발달시켜 왔다. 그녀는 아버지를 이상화했는데, 동시에 어머니를 동일시했다. 그러나 그녀는 부모 사이의 친밀감을 보지는 않고 있다. 그러므로 그녀는 아버지처럼 훌륭한 사람은 절대 찾지 못할 것이라고 느끼는 아버지와의 특별한 가까움에 대한 환상을 지속할 것이다.

경쟁 관계의 양육자로부터 외면 당함

생의 초기에 빌리가 부모 모두와 매우 가까운 관계를 가졌음에도 불구하고, 그가 골프에 흥미가 없자 그의 아버지는 그를 배척하였다. 이것은 자신의 아버지를 동일시하는 능력에 영향을 줄 수 있으며, 빌리 스스로 자신은 강한 남자가 아니라는 지속적인 환상을 갖게 하거나, 아버지처럼 여성에게 매력적인 능력을 복사하듯 보여줄 수 없고, 연애 관계를 가질 수 없다고 느끼게 할 것이다.

경쟁 관계의 양육자가 너무 위험함

빌리처럼 커티스는 자신의 재능을 거울처럼 반사해 주는 부모 모두와 친밀한 관계를 맺고 있다. 그러나 커티스가 많은 기량을 뽐낼수록 다소 좌절한 그의 아버지는 점차 그의 똑똑한 아들에게 경쟁심을 느끼고, 아들을 조롱한다. 따라서 커티스는 경쟁은 위험하다는 것을 배우고, 이를 피한다. 이 환상이 성인기까지 지속된다면 이것은 그의 야망과 타인과의 관계를 추구하는 능력에 영향을 미칠 수 있다.

제12장
후기 아동기, 청소년기, 성인기

✎ 주요 개념

발달은 전 생애를 통해 지속된다. 그러므로 정신역동적 공식화는 후기 아동기, 청소년기, 그리고 성인기의 정보를 반드시 포함해야 한다.

- 후기 아동기 동안, 아이는 가족 밖의 관계를 형성할 수 있는 능력을 확장시키고 기술을 발달시켜야 한다.
- 청소년기 동안에 십 대들은 자신의 주체성을 확고히 해야 한다.
- 초기 성인기 동안, 사람들은 친밀한 관계를 구축하고, 세상을 살면서 자기 자신에 대해 책임지는 것을 배울 필요가 있다.
- 후기 성인기 동안, 사람들은 직장이나 가족과 같은 무대에서 의미 있는 삶을 형성하고, 나이가 들어가며 피할 수 없는 상실을 지탱하며 살아갈 필요가 있다.

이 시기에 기원하였음을 시사하는 성인기 패턴과 문제는

- 주체성(청소년기)
- 친밀감(초기 성인기)
- 활력과 의미에 대한 감각을 유지하는 것(후기 성인기)

이 있다.

초기 이후의 발달

우리가 사례 공식화를 생각할 때, 우리는 주로 아동기 경험, 특히 초기와 중기 아동기의 관계의 영향을 생각한다. 그러나 발달은 전 생애를 통해 지속된다. 초기 성인기가 될 때까지는 패턴이 안정적으로 되기란 거의 드물고, 주요한 변화는 삶의 후반기에 일어날 수 있다.

Erik Erikson은 발달이 전 생애를 통해 일어난다고 생각했던 정신분석가이다. 그는 생의 주기를 여덟 단계로 나누고, 각 단계 동안에 사람들이 성장하고 자라야 하는 핵심 방식을 구체화시켰다.[155] 발달을 바라보는 이 방식을 활용하여 성인기에 보이는 특정한 종류의 문제들이 하나 또는 그 이상의 이 단계들에서 어려움이 있음을 시사한다. 우리는 생애 초기 이후의 발달을 논의하는 데 Erikson의 개념들을 많이 활용할 것이다.

후기 아동기: 6~12세

인지 발달과 자아 기능의 구축

흔치 않은 상황을 제외하고, 6세에서 12세 사이의 대부분의 아이들에게는 학교가 그들의 삶의 중심이다. 이 시기 동안에 아이들은 기술을 배워야만 한다.[155, 156] 그들은 향상하고 성장하기 위하여 이 기술—글씨를 쓰는 것부터 산수, 바이올린까지 모든 것—을 어떻게 실행해야 하는지를 배워야 한다. 그들은 취미와 다른 관심사를 갖게 되고, 불안과 충동을 다스리고, 자기 존중감을 구축하기 위해 이 취미들을 활용하는 방법을 배운다. 기술 구축하기는 이 시기 동안에 개인에게 가장 큰 성장 영역이다. 초등학교 시기의 게임이나 활동에 어려움을 겪는 아이들은 청소년기에 호르몬의 급증이나 다른 변화가 그들에게 닥쳤을 때 불리할 것이다.

가족 외의 관계들

가족 외의 관계를 만드는 것—성인들과 또 다른 아이들과—은 이 시기의 또 다른 주요 과업이다.[157] 학교에서의 성인과 동일시하는 것은 발달에 주요한 영향을 끼칠 수 있다. 그럼에도 불구하고, 부모는 후기 아동기에 중심 인물로 남아 있고, 그들은 특히 스트레스를 겪을 때나 과도기에 필요하다. 방임하거나 학대하는 부모가 있는 아이들에게는 보살펴 주는 멘토나 선생님, 또는 코치의 존재가 긍정적이고 회복시키는 효과를 발휘할 수 있다. 심지어는 친한 친구도 도움이 된다. 정반대로, 선생님이나 또래 간에 학대적인 학교의 관계는 자기 존중감 발달을 저해할 수 있다. 이 시기의 주요 과업은 또래들의 세계에서 자리 잡는다. 또래들과의 생활이 이 시간 동안에 활기를 띤다.[158] 그리고 따돌림이나 패거리 문제는 발달하는 아이에게 매우 파괴적일 수 있다.[159]

가족 내 변화

아이가 나이가 들어갈수록 가족 내에서 일어날 수 있는 변화의 가능성은 증가한다. 아이가 학교에 갈 나이가 되면 부모는 일반적으로 결혼한지 꽤 오랜 시간이 지났을 것이고, 이것은 이혼의 가능성이 증가한다는 것을 의미한다. 부모의 재정 변화나 전근 또한 부모의 삶에서 변화를 겪으며 일어날 수 있는 일이다. 형제들이 가족에 추가될 수도 있고, 친척이 사망할 수도 있다. 이 모든 사건은 발달하는 아이에게 영향을 미친다. 이런 사건들에 대해 논의할 때 아이의 반응뿐 아니라 부모의 반응에 대해서도 물어보는 것이 중요한데, 예를 들면 할아버지가 사망한 이후에 어머니의 우울증이라든가, 실직 이후에 아버지의 음주 습관이 악화되었다는 식이다.

더 넓은 세계

더 이상 가족 단위 안에서 은둔하지 않고, 아이는 이 시기 동안에 더 넓은 세계의 영향을 처음 느끼게 된다. 예를 들면, 그들은 문화적 사안의 영향을 처음으로 느끼게 된다.[160] 초기 아동기를 좀더 단일한 공동체 내에서 보낸 뒤 자신이 소수민족이 되는 이웃 동네로 버스로 통학하는 아이들을 생각해 보자. 아이들이 세계와 더 많이 상호 작용할수록 모든 유형의 문화적 차이는 그들에게 명백해진다. 문화마다 역할에 대한 기대도 다양하다—예를 들면, 여자아이들은 학교에서 더 우수해야 한다든가 또는 남자아이들이 발레 수업에 참여할 수 있는지—또한 이 차이에 대한 인식은 문화적 환경 안에서 아이 자신에 대한 경험에 영향을 끼친다.

후기 아동기에서 기원하였음을 시사하는 성인기의 문제와 패턴

치매를 앓고 있지는 않지만, 인지적인 어려움이 있는 성인들은 초기 아동기 동안에 어려움을 겪었을 것이다. 이런 사람은 초등학교 때 인식되거나, 또는 인식되지 못했던 학습 장애가 있었거나 또는 후기 아동기 동안에 인지적 발달을 방해한 문제가 있었을 것이다. 후기 아동기 동안에 어려움을 겪은 아이는 그들의 생애 내내 학업적으로 노력해야 할지도 모른다. 그들은 지속적으로 무능하다고 느낄 수 있고, 불안을 묶어 두는 지적인 노력을 다하는 데 어려움을 갖는다. 이 시기 동안에 일어난 정신적 외상(trauma)은 학습에 영향을 미칠 수 있고, 정신장애로 나타날 수 있다. 주의 집중이나 감정 규제의 문제에 직면했을 때 인지 기능을 공고히 하려고 애쓰는 양극성 정동장애가 있거나 ADHD가 있는 아이의 경우를 고려해 보자. 우리는 아이의 인지 발달이 어떤지 뿐만 아니라 어떻게 아이와 주변 사람들이 인지 발달에 반응했는지도 알고 싶어진다. 사랑으로 반응을 받은 아이에게는 심각한 학습 장애가 자기 존중감 발달에 부정적으로 영향을 미치지는 않을 것이다. 상당히 비판적인 부모를 둔 또 다른 아이에게는 B학점을 받는 것이 재앙이 될 수 있다. 학교에서의 기능과 자기와 타인으로부터의 기대는 자기 존중감 발달에 주요한 영향을 미치며, 수치심과 심지어는 반사회적 성향(예를 들어, 컨닝)의 발달에 현저하게 기여할 수 있다.

🗐 사례

A군은 28세의 의대생으로, 임상 실습을 하는 동안에 그가 해야만 하는 것들에 의해 압도되었다고 말하며 치료를 받으러 왔다. 그는 그가 해야만 하는 과제의 단순한 숫자만으로도 당황하고, 우선순위를 정하지 못하며, 그의 일을 조직화하

지 못했다. 치료자가 과거력을 조사할 때, 치료자는 그가 이 문제를 초등학교 때부터 가지고 있었고, 항상 이 문제를 도와주는 과외 선생님이 있었다는 것을 알게 되었다. 그의 임상 실습은 그가 스스로 해야만 하는 첫 번째 시간이었다.

후기 아동기에 시작된 A군의 일을 조직화하는 어려움은 성인의 상황에서도 그에게 어려움을 주고 있다.

청소년기: 13~18세

주체성

6~12세가 기술을 얻는 것이 전부였다면, 13~18세는 주체성이 전부이다.[155] 학교도 중요하지만, 청소년기는 자신이 누구인지 생각하기 시작하는 때이다. 이것은 거칠게 요동치는 동일시의 시간이다. 예를 들면, 어느 날 제인은 어떤 록 스타를 사랑했다가 다음날 그를 증오한다. 어느 날은 수지가 그녀의 제일 친한 친구였다가 다음날은 베카가 된다. 하루하루가 새롭다. 이것은 청소년에게는 평균적인 것이다. 그러나 청소년기의 끝에 청소년들은 그들의 세계에서 그들의 위치를 알아내는 데 도움을 줄 일관성 있는 자기 감각을 갖기 시작한다. 청년으로서의 미래 계획을 세울 수 있으려면 청소년은 자신이 어디에서 왔는지를 이해해야 한다. 또한 이때는 개인의 인종적이고 종교적인 배경에 대한 관심이 증가하는 시기이다. 입양된 아이의 경우에는 종종 자신의 원래 가족에 대한 관심을 갖기도 한다.

몸의 변화

청소년들에게 몸에서 새롭게 일어나는 것들은 압도적일 수 있다. 효소의 추가와 같이, 호르몬은 발달하는 성격에 극적인 변화를 불러일으킬 수 있다. 청소년기에 표면화되는 정신역동적 공식화에서 고려해야 할 많은 것이 있다. 예를 들면, 성별 사안은 일반적으로 더 일찍 공고화된다. 그러나 잔존한 혼란은 이 시기 동안에 대대적인 피해를 초래한다. 성적 주체성은 청소년기에는 어느 정도 유동적일 수 있으며 실험을 해 보는 것은 보통 있는 일이다. 그러나 중요한 타인과 다르다는 것이 용납되지 않는다면 이것은 충격적인 시간이 될 수 있다.[161] 자위 행위가 청소년기에 빈번해지지만, 어떤 문화나 어떤 종교에서는 금지되기도 한다. 자위 행위와 성성(sexuality)에 대한 억제와 두려움은 청소년기에 특히 괴로울 수 있으며, 성장하는 개인은 종종 성성(sexuality)에 대해 확신하지 못하므로 수치심과 가혹한 도덕적 판단에 더 취약해진다.

인지적 · 정서적 어려움

청소년기는 인지적 · 정서적 어려움이 처음으로 나타나는 시기일 수 있다. 우울증의 초기 징후가 종종 발생하는데, 매우 빈번하게 무시되거나 정상적인 '십대의 음울함'으로 축소된다.[162] 식이장애와 자살사고는 물질 사용의 첫 번째 실험만큼이나 흔하다.[163, 164] 이 모든 것이 십 대의 자기 감각과 자기 존중감에 영향을 주며, 또한 그것들은 환경을 장악하는 초기의 느낌에 영향을 줄 수 있다. 나이 많은 형제만큼 똑똑하지 못하다는 자기 존중감 타격에 막 적응하는 중이고, 그래서 새로 발병하는 우울증을 겪고 있는 청소년을 생각해 보자. 이 사람은 이미 취약한 자기 감각을 유지하기 위해 두 배 더 열심히 노력해야 할 것이다. 적절한 초기의 발달이 여기서 도움이 될 수 있지만 청소년기의 정신적 타격에 맞서 완전히 방어적일 필요는 없다. 새로운 경험과 어려움이 발달하는 자기에게 도전해 오듯이 퇴행은 흔하고 정상적인 것이며 많은 사람은 회복하고, 나머지는 그러지 못한다.

많은 요인이 청소년기의 주체성 공고화를 방해할 수 있다. 늘 그렇듯이 정신적 외상, 가정 불화, 상실 등이 고려되어야 한다. 이 영역에서 매우 흔한 문제의 근원은 물질 남용—약물과 알코올—이다.[165] 기분과 자기 경험을 바꾸는 물질의 영향 아래서 주체성을 공고히 하려고 노력하는 것은 젤리 가루를 믹서기에 넣고 돌리려고 하는 것과 같다. 안 되는 일이다. 양극성 장애나 공황장애 같은 인지적 · 정서적 어려움의 영향도 마찬가지이다.

청소년기에서 기원하였음을 시사하는 성인기의 문제와 패턴

주체성에 대한 좋은 감각이 없는 성인들은 그들의 청소년기 동안에 어려움이 있었을 것으로 보인다. 30대 그 이후에도 여전히 '자신을 찾고 있는' 사람들은 자신과 세상에 대해 생각하는 다른 방식의 실험을 해 볼 적절한 기회를 갖지 못했거나 정신적 외상이나 인지적·정서적 어려움의 결과로 이 실험의 시기에서 길을 잃었을 것이다.

🗐 사례

43세의 기혼자인 B여사는 두 명의 십 대 아이가 있는 성공한 변호사로, 삶에서 성취감을 느끼지 못한다며 치료를 받으러 왔다. 우울하지 않음에도 그녀는 자신이 직장에서 '그저 대강 지내며' 다른 종류의 삶을 가지는 꿈을 꾼다고 했다. 그녀는 재미삼아 작가들의 식민지라는 아칸소 주의 휴양지로 떠나거나 요가를 공부하러 인도를 여행하는 생각을 한다고 했다. 그녀는 계속해서 머리 스타일과 색깔을 바꾸고, 자신의 옷에 쉽게 싫증을 냈다. 그녀가 12세에 어머니가 죽었고, 아버지는 알코올 중독자여서 자신이 7세 남동생을 돌볼 일차적 책임이 있었다는 것을 이야기했다. 저녁과 주말에는 남동생과 지내야 했기 때문에 그녀는 또래들이 하는 사회 생활을 포기해야만 했다. 그녀는 가족의 재정적 안정성을 보장하기 위해 일찍부터 변호사가 될 것을 선택했다.

일찍이 성인으로서의 책임을 떠맡도록 강요당하였기 때문에 B여사는 그녀의 주체성을 공고히 하기 위한 다른 선택을 시도할 수 없었다. 이러한 욕구는 이후에 재출연할 텐데 아마도 그녀 자신의 아이들이 십 대의 실험을 시작하면서 일 것이다.

청년기: 18~23세

친밀한 관계와 성성(sexuality)

청년은 청소년기부터 초기 자기 감각이 나타나는데, 이로서 자기를 다른 사람과 공유할 준비가 되는 것이다.[155] 가족 구성원과 친구들과 오랜 시간 동안 쌓아 온 관계 위에 세워진 애정 관계의 능력은 개인이 주체성을 공고히하는 데 도움을 줄 수 있다. 이상적이지 못했던 가족 관계를 가진 사람들도 이 시기 동안에 연인, 친구와의 상호 만족스러운 관계를 통해 자기 존중감을 긍정적으로 강화시킬 수 있다. 그러나 만약에 생애 초기의 상처가 그 사람에게 친밀한 관계를 형성할 수 없게 방치되었다면 이 시간은 외롭고, 실망으로 가득차게 될 수 있다.

또한 성적인 어려움은 청년이 성인의 성성(sexuality)과 마주치게 될 때 두드러질 수도 있다.[155] 때로는 이것은 중기 아동기의 억압된 무의식적 공상의 결과로부터 올 수도 있고, 성적인 억제와 부적응적인 관계로 이어질 수 있다(제11장 참조). 예를 들어, 젊은 아버지가 아주 예뻐했던 어린 소녀는 '아빠가 그랬던 것만큼 좋은' 남자를 찾을 수 없어서 그녀로 하여금 많은 전도유망한 관계를 망치도록 이끈다.

세상에서의 책임

더 이상 미성년자가 아닌 청년들은 새로 발견된 자유와 책임을 갖는다. 많은 사람이 집을 떠나 처음으로 성인으로서 기능하기를 도전 받게 된다. 어떻게 그들의 자기 감각이 유지되는가? 그들은 자기 규제를 할 수 있는가? 조직적으로 유지되는가? 스스로를 돌보는가? 이때가 어떤 사람들에게는 엄청난 성장과 흥분의 시기이고, 다른 사람들에게는 공포가 된다. 어떤 사람들은 박사 논문을 쓰고, 반면 다른 사람은 충동을 제한하는 능력이 없어 빚을 진다. 이것은 무제한적 가능성의 시간일 수도 있고, 또는 야망이 능력을 넘어선다면 우울의 시간일 수도 있다. 야망과 재능 사이의 불일치를 현실적인 방식으로 타협하는 것이 이 시기의 주요 도전 과제이다—이것을 잘하는 사람들은 주목을 받는 반면, 다른 사람들은 취약한 자기 존중감과 힘겹게 싸우고 절망한다. 동반자를 고르고 진로를 택하면서 주체성의 공고화는 이 시기 동안에 계속된다. 14세에는 유동적인 주체성이 정상이었지만, 24세에는 더 이상 정상이 아니며, 자기 감각의 불안정성이 지속되는 것은 부적응적인 패턴의 조짐일 수 있다.

문화적인 요인 또한 고려되어야 한다. 어떤 문화적 사안이 최근에 성인이 된 사람들 앞에 닥치는가? 그들은 소수민족의 일원인가? 어떻게 그것이 그들의 자기 존중감 발달에 영향을 미치는가? 그들은 이민자인가 또는 1세대 미국인인가? 백인 미국인의 공동체에서 이민 1세대 청년을 상상해 보라—그 사람이 매력적으로 느껴질 것인가? 회피적인가? 배제되는가? 그나 그녀가 배우자를 찾을 수 있을 것인가? '그럴' 수도 있고 '아닐' 수도 있으나 이것은 조사되어야 한다. 종교적인 차이 또한 이 시기 동안에 청년의 관계를 형성하는 능력에 영향을 미친다.

초기 성인기에서 기원하였음을 시사하는 성인기의 문제와 패턴

초기 성인기 동안에 자기의 책임을 떠맡는 데 어려움을 겪으면 30대나 40대에 들어가서도 자신의 원래 가족에게 과하게 의존할 수 있다. 이것은 그들이 또래와 함께 성숙할 수 없다고 생각하면서 기분과 불안 증상으로 이르게 할 수 있다.

🗐 사례

대학 졸업 이후, C군은 그의 부모님의 집으로 돌아가 있는 동안에 심한 우울증으로 몇 년을 보냈다. 결국 27세에 안정이 되었으나, C군은 여성과 있으면 어색함을 느꼈고 그의 경력 개발은 지연되어 있었다. 그는 계속 집에서 살게 되었고, 최종적으로는 가족 사업에 관한 일을 하게 되었다.

초기 성인기 동안의 책임을 떠맡는 것에 대한 C군의 어려움은 이 시기 동안에 친밀한 애정 관계를 발달시키는 그의 능력을 억제하였다. 이것은 그가 다른 사람과 성인 관계를 맺는 능력에 극심한 제한을 가져오게 되었다.

성인기: 23세 이후

성인기의 과업은 무수하고 다양하다. 그러나 대부분은 일과 사랑에서 지속되는 의미를 찾는 것을 포함한다.[155] 어떤 사람은 가족생활에서 의미를 찾고, 어떤 사람은 경력에서, 또 누군가는 둘 다에서 의미를 찾는다—정신치료자로서 사적인 판단을 한쪽으로 제쳐 두고 무엇이 각각의 개인에게 중요한지를 찾는 것은 중요하다.

예를 들어, 한 사람은 기꺼이 항상 혼자 살아온 성공한 예술가가 된 것에 만족할 수 있고, 다른 사람은 성공한 경력과 건강한 가족이 있음에도 불구하고 만성적으로 이루어 내지 못했다고 느낄 수 있다. 이 시기는 생산성과 출산의 흥분된 시간이 될 수도 있지만, 또한 실망과 이루지 못한 꿈의 시간이 될 수도 있다. 무엇을 하고 어떤 사람과 관계를 맺고 있는지 뿐 아니라 '일이 어떻게 되어 가는지'에 대해 그들이 어떻게 느끼는지 물어보는 것은 당신이 그 사람에 대한 평가를 하는 데 도움이 될 것이다.

후기 성인기는 잘 살아온 삶의 기쁨, 또는 어려운 여정의 쓰라림을 데리고 올 수 있다. 노인은 신체적 · 정신적 능력, 생산성의 기회, 매일의 일상적인 직장생활, 사랑하는 사람들을 포함한 많은 것을 잃을 수 있다. 생의 초기와는 거리가 있지만, 이 시기 동안에 발달된 능력(믿음, 자기 감각, 안전한 애착 등)은 상실의 시간 동안에 지속해서 나름대로의 역할을 하며 노인을 험한 인생의 고해에서 지탱하게 한다. Valliant[166]는 좋은 관계—신뢰, 애착, 건강한 자기와 타인에 대한 감각을 바탕으로 한 관계—를 가지는 것이 노인기 정신건강의 제일 좋은 예측 인자가 된다는 것을 밝혔다.

🗐 사례

45세에 국제적인 명성을 얻은 유명한 외과의인 D씨는 50세에 심한 자동차 사고로 수술을 할 수 없게 되었다. 그의 학문적인 지위와 지지적인 가족에도 불구하고 그는 자신 속에 침잠하였고 술을 남용하기 시작했다. 이것은 그의 가족을 멀어지게 만들었고, 그는 많은 시간을 거의 고립되어 지낸다.

그가 선택된 일을 하는 능력의 상실에 적응하지 못하게 되자, D씨는 그의 자기 존중감을 유지하지 못하고 우울증과 물질 사용에 빠지게 되었다.

이 시기 동안의 발달력 조사하기

대부분의 성인은 이 시기에 대한 뚜렷한 기억을 가지고 있고, 뚜렷한 발달력을 제공해 줄 수 있어야 한다. 이 시기 동안의 주요 기억에 공백이 있다는 것은 정신적 외상이나 의학적인 질환, 또는 물질 남용의 과거력을 나타낼 수 있다. 여기에 이 다양한 발달 시기의 발달력을 조사하는 지침이 있다.

후기 아동기

학교에 다닐 때는 어땠나요?
학습에 관한 문제가 있었나요? 학습 장애로 검사를 받은 적이 있나요?
친구들이 있던 것을 기억하나요?
당신은 어떤 종류의 활동에 관여했나요?
이 시기 동안에 가족 내에 어떤 변화가 있었나요?
당신은 이 시기를 특별히 불안하거나 우울했던 때로 기억하나요?
이 시기 동안에 어떤 질환이 있었나요? 약을 먹은 적이 있나요?
이 시기 동안에 어떤 심각한 곤란함에 휘말린 적이 있나요?
특별히 불안감을 주거나 충격적인 일이 있었나요?

이 시기 동안에 그들이 정말로 정신과적 장애가 있었는지 알지 못한다고 해도, 그들은 보통 그들의 일반적인 어려움을 기억한다. 예를 들어, 환자는 ADHD를 가지고 있었다는 것을 부인할 수 있지만 자기가 학교에서 극심한 어려움을 겪었고, 계속 앉아 있지 못해 지속적으로 곤란에 빠졌고, 책을 끝까지 읽을 수 없었다고 말할 수 있을 것이다. 그래도 3명 중 1명 꼴로 당신의 성인 환자는 아동기까지 거슬러 올라가면 어떤 형식의 진단 가능한 정신과적 질환을 가지고 있었다는 것을 기억하자. 초기의 인지적, 또는 정서적 어려움의 과거력은 환자의 최근 문제의 기원에 빛을 밝혀 줄 것이다. 다음과 같은 유형의 질문들은 성인기 환자의 초기 증상의 과거력에 대해 알게 해 주는 데 도움이 될 것이다.

당신은 자랄 때, 정신과 의사나 정신치료자, 학교 상담사를 만난 적이 있나요?
그렇다면 어떤 유형의 문제 때문이었나요?
당신은 행동의 문제가 있다고 들었나요? 그렇다면 어떤 유형인가요?
당신은 특수 학교에 다녔나요? 어떤 종류의 학교였는지 아시나요?

아이였을 때, 행동 문제 때문에 약을 먹은 적이 있나요?

아이였을 때 아주 슬프거나 예민했던 기억이 있나요? 오랜 시간 동안에 그랬다고 생각하나요? 어느 정도 오래인가요?

너무 슬프거나 예민해서 학교를 가거나 친구와 노는 것 같은 일들을 못하게 되었나요?

학교에서 어려움이 있었나요? 그렇다면 어떤 종류의 어려움인가요?

선생님이 당신의 부모님에게 당신이 학교에서 특정한 문제가 있다고 이야기했었나요?

당신은 학교에서 소란에 휘말리는 편이었나요? 그렇다면 어떤 종류의 행동 때문이었나요?

청소년기

십 대 때 어땠다고 기억하나요? 즐거운 시간으로 기억하나요? 험한 시간이었나요?

이 시기 동안에 부모님과의 관계는 어땠나요?

당신이 언제 육체적으로 발달하기 시작했는지 기억하나요? 또래들과 비슷한 시기였나요? 빠르거나 늦었다면 그것은 당신에게 어떤 영향을 끼쳤나요?

이 시기 동안에 불안이나 우울 같은 새롭게 생긴 어려움이 있었나요?

십 대 때 물질을 사용해 본 적이 있나요? 그렇다면 이것은 산발적인 것이었나요, 아니면 정기적으로 물질을 사용했나요? 어떤 것인가요?

당신은 이 시기 동안에 남자친구나 여자친구가 있었나요?

이 시기 동안에 어떤 종류의 성경험을 했나요?

이 시기 동안에 가족이나 거주 상황에 어떤 변화가 있었나요?

질병을 앓거나 충격적인 사건이 있었나요?

초기 성인기

학교를 어디까지 다녔나요? 대학이나 대학원을 다녔나요?

집에서 계속 살았나요? 그렇지 않다면 어디서 살았나요? 누구와 함께 살았나요?

당신의 인생에서 이 시점의 열망은 무엇이었나요? 어떻게 그것들을 실현하려고 노력했나요?

당신은 이 시간을 어떻게 기억하나요? 성취감을 주었나요? 실망스러웠나요? 좌절하는 것이었나요?

이 기간 동안에 누군가와 낭만적인 관계를 가졌나요? 성적으로? 이러한 관계는 어땠나요?

이 기간 동안의 당신의 사회생활에 대해 말해 주세요. 친구들이 있었나요? 당신이 그들과 얼마나 친했다고 생각하나요? 당신은 일대일로 사람을 사귀나요, 아니면 집단에서 사귀나요?

이 기간 동안에 당신은 독립하기 시작했나요? 만약 그렇다면 어떻게 했나요? 만약 그렇지 않다면 누가 당신을 지원해 주었나요?

만약 당신이 일을 하였다면, 어떤 유형의 일을 하였나요? 그것은 당신이 원하던 일이었나요?

여가 시간을 가졌나요? 만약 그렇다면 당신은 이 시간에 무엇을 하기를 좋아하였나요?

당신은 이 시기에 불안감이나 우울증, 물질 남용과 같은 어떤 특별한 어려움이 있었나요? 충격적인 상황이 있었나요?

성인기

성인이 된 후의 당신의 직업력에 대해 말해 주세요. 당신은 그 일에 대해 만족하였나요? 당신 스스로 자립하거나(적용이 된다면 당신의 가족까지) 지원할 수 있었나요?

당신의 가족은 누가 있나요? 당신이 가정을 이루기 시작하였다면, 언제였나요? 당신의 가족생활은 어땠나요?

당신은 여가 시간을 어떻게 보내나요? 이것이 당신에게 만족스러운가요?

성인기 동안에 의학적 혹은 정신과적인 어려움이 있었나요? 물질 남용을 하였나요?

당신은 현재 성적으로 활동적인가요? 이에 대해 말해 주실 수 있나요?

당신과 가까운 사람을 잃은 적이 있나요?

당신의 인생을 돌아보고 당신이 했던 선택에 대해 행복했다고 느꼈던 적이 있나요? 그것에 대해 더 자세히 말해 주실 수 있나요?

전체 인생 주기를 기억하기

앞의 개요는 포괄적으로 의도된 것이 아니다. 오히려 초기 아동기 발달 이후에 발생하는 많은 변화를 일깨워 주도록 고안되었고, 개인의 자기 존중감을 규제하고 다른 사람과의 관계를 맺고, 스트레스 상황에 적응하는 방식에 영향을 미칠 수 있다. 새로운 문제가 나타나고, 오래된 문제가 새로운 옷을 입고 다시 나타나며, 새로운 경험과 관계는 치료의 희망뿐 아니라 새로운 정신적 외상을 야기할 수 있다. 이러한 것들은 성인 환자의 발달과정을 검토할 때 당신이 생각해야 할 사항이다.

권장 활동

이 사람들은 발달의 어느 시기 동안에 어려움을 겪었을까?

A여사는 세 명의 자녀를 둔 48세 어머니이다. 그녀는 어린 시절의 연인과 결혼하여 집에서 머물면서 매우 행복했지만, 자녀가 점점 더 독립적으로 되면서 지루해졌다. 그녀는 테니스, 바느질, 요가, 그리고 킥복싱과 같은 많은 취미를 잠시 가졌으나, 그것들 중 어떤 것도 오래 지속하지는 않았다. 최근에 그녀는 개인 트레이너에게 매력을 느낀다는 것을 알게 되었다. 이것은 흥미진진하고 무서운 느낌이었으며, 그녀는 어떻게 해야 할지 확신할 수 없었다.

B씨는 56세 남성으로, 유명한 박물관의 도서관에서 30년 동안 근무하였다. 그의 동료들은 기원전 200년 로마를 지배했던 에트루리아(Etruscan) 고고학에 대한 백과사전과 같은 그의 지식에 감탄하였지만, 그의 빈정거림을 두려워하고 그와 상호 작용하기를 꺼려했다. 그는 미술사 박사 학위 프로그램에서 높은 성적으로 졸업하였지만, 대학에서 정년 트랙에 진입할 수는 없었다. 그는 관계를 잘 맺지 못하였고 겸손하게 살지 못했다.

"더이상 아무도 학계에서 아무것도 연구하지 않아요."라며 그는 불평했다. "나는 그 쥐들의 경주에 결코 들어가지 않아 기뻐요."

해설

　A여사는 주체성에 어려움이 있어 보이며, 그녀의 남편 외에 다른 남자에게 매력을 느끼는 것에 혼란스러워한다. 그녀는 미래의 배우자와 너무 이른 애착으로 인해 사춘기 동안에 충분한 시험을 하지 못한 것 같다. 비록 그녀가 어린 아이들로 인해 바쁠 때에는 문제가 되지 않았으나, 새로 생겨난 개인적인 시간들로 인해 이러한 발달 상의 어려움들이 노출됨으로써 그녀를 지루하고, 무기력하며, 성적으로 불만족스럽게 만들었다.

　B씨는 청년기 동안에 어려움을 가졌던 것으로 보인다. 비록 그의 관계의 어려움이 이 시기 전에 선행되었을 수 있지만, 학업의 성공 이후에 학문적 직업을 가지지 못한 것이 그로 하여금 재능을 깨닫지 못하게 하였고, 비통과 고립을 초래했다.

종합하기 - 발달력

이제 우리는 완전한 발달력을 검토할 준비가 되었다. B양에게 이것을 어떻게 할 지 살펴보자.

발표

B양은 26세의 미혼인 백인 가톨릭 중환자실 간호사로, 커져 가는 우울감, 불안, 소극적인 자살 생각—십 대 이후로 경험해 보지 못한 증상들—을 호소하였다. B양은 3개월 전에 그녀의 어머니가 정신적으로, 육체적으로 장애가 있는 B양의 아버지를 돌보는 것을 도와달라고 그녀에게 간곡히 부탁하며 전화하는 것이 빈번해졌을 때부터 '블랙홀로 빠져들어 가고 있다'고 표현했다. B양은 1~2년 내에 그녀의 오랜 꿈이었던 제3세계에서 일하는 것을 실행하기 위해 중환자실 일을 그만둘 계획을 세워 왔지만 지금은 남아야 할 것 같은 의무감을 느낀다. 그녀는 점점 더 예민해지고, 지치고, 화가 나지만 수면이나 식욕에서의 어려움은 없다.

발달력

유전학과 산전 발달

먼저 B양은 결혼하지 않은 부모 사이에서 태어난 외동아이다. 그녀는 어머니의 임신이나 출산에 어떤 문제가 있었는지는 알지 못하지만, B양을 출산한 이후 B양의 어머니가 우울증과 알코올 중독으로 짧게 입원했었기 때문에 임신 기간 동안에 어머니가 술을 마셨을 것으로 추측했다. 또한 어머니 쪽의 가족 중 많은 친척이 우울증과 알코올 중독의 과거력을 가지고 있다. B양의 아버지는 오랜 시간 동안 분노 통제 사안에 오랜 과거력을 갖고 있었으나 12년 전에 파킨슨병을 진단받기 전까지 정신과적 치료를 하지 않았다. 그는 지금 항파킨슨제를 복용하며 만성적으로 정신병적이다.

생의 초기(출생부터 3세까지)

출산 이후 B양은 외할머니의 돌봄을 받기 위해 옮겨졌다. B양은 이것이 어머니의 입원 때문이라고 추측하였지만 왜 아버지가 그녀를 돌볼 수 없었는지에 대해서는 알지 못했다. 그녀의 할머니는 그녀에게 그녀가 거의 대부분 울지 않고, 보통 다른 아이들과 천천히 어울리는 건강하고, 침착하고, '쉬운' 아기였다고 말했다. 그녀는 할머니와 함께했던 초기 아동기에 대해 아주 따뜻한 기억을 가지고 있었으나, 이 시기 동안에 부모와의 기억은 거의 없었다―할머니는 그녀에게 부모님은 그녀를 돌보려면 돈이 필요하므로 열심히 일을 하면서 돈을 모으고 있다고 이야기해 주었다.

중기 아동기(3세부터 6세까지)

B양이 4세 때, 부모님이 결혼하여 그녀의 아버지가 합류한 개인 투자 회사가 있는 이웃 마을로 그녀와 함께 이사했다. 아버지는 수입이 좋았으며 가족은 안전한 중산층의 삶을 살았다. 그러나 B양의 아동기 동안에 그녀의 아버지는 변덕스러웠고, 가혹하게 비난적이었으며, 문을 세게 닫았고, B양의 앞에서 그녀의 어머니에게 소리를 치고 때렸으며, 때때로 B양을 벨트로 때리거나 위협했다. B양은 아이일 때 아버지 앞에서 겁에 질렸던 것과 부모님이 싸울 때면 옷장 안에 숨었던 것을 기억했다. 그녀의 어머니는 짜증을 잘 내고 우울해했으며, 특히 술을 마실 때 그랬다. 술을 마실 때면 B양의 어머니는 그녀에게 너는 '원하지 않은 아이'였으며 자신이 가톨릭을 믿지 않았으면 유산을 했을 것이라고 말했다. 이것은 B양으로 하여금 그녀가 부모님의 불행한 관계의 원인인 것처럼 느끼게 만들었다. 이 시기 동안에 유일하게 좋은 기억들은 할머니와 보낸 특별한 주말이나 휴일뿐이었다.

후기 아동기(6세부터 12세까지)

B양의 부모님은 그녀를 유치원부터 시작하는 여자 가톨릭 학교에 보냈다. 그녀는 학교를 사랑했고, 이게 '내 인생을 구했다'라고 말했다. 그녀는 부끄러움을 타고, 모범적이고, 수녀, 신부님과 친한 관계를 맺었던 것을 기억하고 있었다. 친구가 많지는 않았지만 그녀에게는 한 명의 가까운 친구가 있었고, 학교가 끝나면 그 친구의 집에 항상 가곤 했다. 중학교 때, 수녀님 중 한 명의 설득으로 B양은

견진성사 수업을 들었고, 매주 일요일마다 혼자 미사를 보러 가기 시작했다. 그녀의 부모님이 세례식에 참여하기를 거절했을 때, 친구의 부모님이 세례식의 증인을 해 주었다고 말했다.

청소년기(13세에서 18세까지)

14세가 되었을 때, B양의 부모님은 더 이상 천주교 학교의 비용을 지불할 수가 없어서 그녀를 남녀공학 고등학교에 보내겠다고 했다. 그녀는 이전 학교의 친구들과 수녀님들을 그리워했다. 성적은 떨어졌고, 그녀는 자살을 생각하게 되었다. 또한 그녀는 식욕 부진을 경험해 보았고, 5kg 이상 살이 빠졌지만 아무도 알아채지 못했을 때 이를 멈추었다. 고등학교 1학년 때 코치가 그녀를 농구 팀에 들어가 보라고 격려했고, 그녀는 "눈에 띄지 않던 사람이었는데 스타 플레이어가 되었다"고 했다. 그녀는 스스로에 대해 좋게 느끼기 시작했고, 그녀는 '팀에 책임이 있기' 때문에 건강한 식단을 먹으려고 노력했다. 어머니는 스포츠가 '여자답지 않다'고 했지만 그녀는 스포츠를 사랑했다. 그녀는 파티를 멀리하고, 학교 과제와 운동에 몰두했으며 둘 다에서 우수한 성적을 거두었다. 고등학교 2학년과 3학년 여름 동안에 B양은 지역 병원에서 자원 봉사 간호조무사로 일했는데, 그녀는 궁극적으로는 다른 사람들을 돕는 직업의 경력을 계속할 것을 '그냥 알게 되었다'. 뒤늦게 그녀는 그녀의 아버지의 초기 파킨슨병이 그녀의 결정에 영향을 미쳤다고 생각했다. "그의 장애가 심해질수록 덜 화를 낸다고 저는 느꼈어요. 그는 겁나게 하는 존재에서 불쌍하고 애처로운 존재가 되었죠. 저는 저희 어머니가 아버지에게 고통을 주는 것을 즐기는 것처럼 보이는게 싫었고, 그래서 제가 아버지를 보호해 줘야만 한다고 느꼈어요."

초기 성인기(18세에서 23세까지)

대학에 지원하는 시기가 되었을 때, B양의 어머니는 남편의 건강 문제와 재정적인 걱정에 사로잡혀 그녀에게 대학에 가고 싶으면 그녀 스스로 학비를 해결해야 한다고 알렸다. 뛰어난 학생이자 운동선수였던 B양은 우수한 대학에 진학할 수 있었지만 가능한 한 집에서 멀리 떨어지고 싶어 미 대륙 저편에 있고 전액 장학금을 지급하는 그다지 대단하지 않은 문과대학을 선택했다. 그녀는 학교 공부와 스포츠에 매진했고, 여학생 사교 클럽에 가입했지만 주말의 파티는 피하는 경향이 있었으며, 데이트 경험은 제한되어 있었다. 그녀는 몇 번 '거절이 통하지 않는' 남자들과 짧은 관계를 맺었으나 그들 중 누구와도 1년 넘게 지속되지는 않았다. B양은 처음에는 의대 입학을 위한 전공을 택했지만, 아버지를 돌보기 위해 집으로 빈번한 여행을 하게 되면서 '유기 화학과 물리학을 완전히 익힐 시간이 없어서' 결국 간호학으로 전공을 변경했다.

후기 성인기(23세에서 지금까지)

그녀가 일하기 시작했을 때, B양은 '삶과 죽음의 순간에 도전'할 수 있어서 중환자실 간호에 마음이 끌렸다. 그녀는 빠르게 승진했고, 병원에서 리더십과 교육 업무를 맡게 되었다. 최근 몇 년 간 그녀는 친구로부터 거리를 두었고, 산발적으로 데이트했으며, 일과 가족, 그리고 자신의 고양이에 집중했다.

권장 활동

기술를 한 다음에는 시간을 가지고 당신의 환자 중 한 명의 발달력을 검토해 보라. 또한 수업을 듣는 학생들은 서로가 쓴 검토자료를 읽어 보는 것이 도움이 될 것이다. 이 예시에서처럼, 각각의 발달 시기에 제목을 활용하도록 노력하자—산전, 생의 초기, 중기 아동기, 후기 아동기, 청소년기, 초기 성인기, 성인기이다. 당신이 환자의 발달력에 대한 감각이 있다고 생각한다 하더라도 스스로 이것을 조직적으로 검토하도록 도전하는 것은 환자에 대해서 더 많이 알고, 당신이 묻고 싶었던 것들에 대해 명확하게 하는 데 도움이 될 것이다.

제3부 참고문헌

1   Kessler, R. C., Davis, C. G., & Kendler, K. S. (1997). Childhood adversity and adult psychiatric disorder in the US National Comorbidity Survey. *Psychological Medicine, 27*(5), 1101-1119.

2   Cohen, P., Brown, J., & Smaile, E. (2001). Child abuse and neglect and the development of mental disorders in the general population. *Developmental Psychopathology, 13*(4), 981-999.

3   Lansford, J. E., Dodge, K. A., Pettit, G. S., Bates, J. E., Crozier, J., & Kaplow, J. (2002). A 12-year prospective study of the long-term effects of early child physical maltreatment on psychological, behavioral, and academic problems in adolescence. *Archives of Pediatric Adolescent Medicine, 156*(8), 824-830.

4   Edwards, V. J., Holden, G. W., Felitti, V. J., & Anda, R. F. (2003). Relationship between multiple forms of childhood maltreatment and adult mental health in community respondents: Results from the adverse childhood experiences study. *American Journal of Psychiatry, 160*(8), 1453-1460.

5   Green, J. G., McLaughlin, K. A., Berglund, P. A., Gruber, M. J., Sampson, N. A., Zaslavsky, A. M., & Kessler, R. C. (2010). Childhood adversities and adult psychopathology in the National Comorbidity Survey Replication (NCS-R) I: Associations with first onset of DSM-IV disorders. *Archives of General Psychiatry, 67*(2), 113-125.

6   Clemmons, J. C., Walsh, K., DiLillo, D., & Messman-Moore, T. L. (2007). Unique and combined contributions of multiple child abuse types and abuse severity to adult trauma symptomatology. *Child Maltreatment, 12*(2), 172-181.

7   Van der Kolk, B. A., Hostetler, A., Herron, N., & Fisler, R. E. (1994). Trauma and the development of borderline personality disorder. *Psychiatric Clinics of North America, 17*(4), 715-730.

8   Plomin, R., Owen, M. J., & McGuffin, P. (1994). The genetic basis of complex human behaviors. *Science, 264*, 1733-1739.

9   Ferreira, M. A. R., O'Donovan, M. C., & Meng, Y. A. (2008). Collaborative genome-wide association analysis supports a role for ANK3 and CACNA1C in bipolar disorder. *Nature Genetics, 40*(9), 1056-1058.

10   Sullivan, P. F. (2010). The psychiatric GWAS consortium: Big science comes to psychiatry. *Neuron, 68*(2), 182-186.

11   Ripke. S., Sanders, A. R., Kendler, K. S., Levinson, D. F., Sklar, P., Holmans, P. A., Lin, D. Y., Duan, J., Ophoff, R. A., Andreassen, O. A., Scolnick, E., Cichon, S., Clair, D. M., Corvin, A., Gurling, H., Werge, T., Rujescu, D., Blackwood, D. H. R., Pato, C. N., & Malhotra, A. K. (2011).   Genome-wide association study identifies five new schizophrenia loci. *Nature Genetics*, *43*(10), 969-976.

12   Sklar, P., Ripke. S., & Scott, L. J. (2011). Large-scale genome-wide association analysis of bipolar disorder identifies a new susceptibility locus near ODZ4. *Nature Genetics*, *43*(10), 977-983.

13   Kang, H. J., Kawasawa, Y. I., Cheng, F., Zhu, Y., Xu, X., Li, M., Sousa, A. M., Pletikos, M., Meyer, K. A., Sedmak, G., Guennel, T., Shin, Y., Johnson, M. B., Krsnik, Z., Mayer, S., Fertuzinhos, S., Umlauf, S., Lisgo, S. N., Vortmeyer, A., Weinberger, D. R., Mane, S., Hyde, T. M., Huttner, A., Reimers, M., Kleinman, J. E., & Sestan, N. (2011). Spatio-temporal transcriptome of the human brain. *Nature*, *478*(7370), 483-489.

14   Rothbart, M. (2011). *Becoming who we are: Temperament and personality in development*. New York: Guilford Press.

15   Bouchard, T. J., Lykken, D. T., McGue, M., Segal, N. L., & Tellegen, A. (1990). Sources of human psychological differences: The minnesota study of twins reared apart. *Science*, *250*(4978), 223-228.

16   Kagan, J., Snidman, N., Kahn, V., & Towsley, S. (2007). The preservation of two infant temperaments into adolescence. *Monographs of the Society for Research in Child Development*, *72*(2), 95.

17   Kagan, J. (2010). *The temperamental thread: How genes, culture, time, and luck make us who we are*. New York: Dana Press.

18   Schwartz, C. E., Wright, C. I., Shin, L. M., Kangan, J., & Rauch, S, L. (2003). Inhibited and uninhibited infants "grown up": Adult amygdala response to novelty. *Science*, *300*(5627), 1952-1953.

19   Thomas, A., Chess, S., & Birch, H. G. (1963). *Temperament and behavior disorders in children*. New York: New York University Press.

20   Zuckerman, M. (1991). *Psychobiology of personality*. New York: Cambridge University Press.

21   Zuckerman, M. (2007). *Sensation seeking and risky behavior*. Washington, DC: American Psychological Association.

22   Zald, D. H., Cowan, R. L., Riccardi, P., Baldwin, R. M., Ansari, M. S., Li, R., Shelby, E. S., Smith, C. E., McHugo, M., & Kessler, R. M. (2008). Midbrain

dopamine receptor availability is inversely associated with novelty-seeking traits in humans. *Journal of Neuroscience, 28*(53), 14372-14378.

23   Siever, L. J. (2008). Neurobiology of aggression and violence. *American Journal of Psychiatry, 165*(4), 429-442.

24   Frankle, W. G., Lombardo, I., New, A. S., Goodman, M., Talbot, P. S., Huang, Y., Hwang, D. R., Slifstein, M., Curry, S., Abi-Dargham, A., Laruelle, M., & Siever, L. J. (2005). Brain serotonin transporters distribution in subjects with impulsive aggressivity: A positron emission study. *American Journal of Psychiatry, 162*(5), 915-923.

25   Coccaro, E. F., & Siever, L. J. (2007). Neurobiology. In J. M, Oldham, A. E. Skodol, D. S. Bender (Eds.), *The american psychiatric publishing textbook of personality disorders* (pp. 155-171). Washington, DC: American Psychiatric Publishing, Inc.

26   Hoermann, S., Zupanick, C. E., & Dombeck, M. *Biological factors related to the development of personality disorders (Nature).* http://www.mentalhelp.net/poc/center_index.php?id=8&cn=8 (accessed 28 October 2011).

27   Partridge, T. (2003). Biological and caregiver correlates of behavioral inhibition. *Infant and Child Development, 12*, 71-87.

28   Cicchetti, D., Ganiban, J., & Baarnett, D. (1991). Contributions from the study of high-risk populations to understanding the development of emotion regulation. In J. Garber & K. A. Dodge (Eds.), *The development of emotion regulation and dysregulation* (pp. 15-48). Cambridge: Cambridge University Press.

29   Nichols, P., & Chen, T. (1981). *Minimal brain dysfunction: A prospective study.* Hillsdale, NJ: Lawrence Erlbaum.

30   Milberger, S., Biederman, J., Faranone, S. V., Chen, L., & Jones, J. (1996). Is maternal smoking a risk factor for attention deficit hyperactivity disorder in children?. *American Journal of Psychiatry, 153*(9), 1138-1142.

31   Huizink, A., & Mulder, E. (2006). Maternal smoking, drinking or cannabis use during pregnancy and neurobehavioral and cognitive functioning in human offspring. *Neuroscience and Biobehavioral Reviews, 30*(1), 24-41.

32   Zammit, S., Thomas, K., Thompson, A., Horwood, J., Menezes, P., Gunnell, D., Hollis, C., Wolke, D., Lewis, G., & Harrison, G. (2009). Maternal tobacco, cannabis and alcohol use during pregnancy and risk of adolescent psychotic symptoms in offspring. *The British Journal of Psychiatry, 195*(4), 294-300.

33   Lindblad, F., & Hjern, A. (2010). ADHD after fetal exposure to maternal

smoking. *Nicotine & Tobacco Research, 12*(4), 408-415.

34　Obel, C., Olsen, J., Henriksen, T. B., Rodriguez, A., Järvelin, M. R., Moilanen, I., Parner, E., Linnet, K. M., Taanila, A., Ebeling, H., Heiervang, E., & Gissler, M. (2011). Is maternal smoking during pregnancy a risk factor for hyperkinetic disorder? Findings from a sibling design. *International Journal of Epidemiology, 40*(2), 338-345.

35　Streissguth, A. P, Bookstein, F. L., Barr, H. M., Sampson, P. D., O'Malley, K., & Young, J. K. (2004). Risk factors for adverse life outcomes in fetal alcohol syndrome and fetal alcohol effects. *Journal of Developmental and Behavioral Pediatrics, 25*(4), 228-238.

36　Steinhausen, H. C., & Spohr, H. L. (1998). Long-term outcome of children with fetal alcohol syndrome: Psychopathology, behavior, and intelligence. *Alcoholism Clinical and Experimental Research, 22*, 334-338.

37　Famy, C., Streissguth, A. P., & Unis, A. S. (1998). Mental illness in adults with fetal alcohol syndrome or fetal alcohol effects. *American Journal of Psychiatry, 155*(4), 552-554.

38　Fryer, S. L., McGee, C. L., Matt, G. E., Riley, E. P., & Mattson, S. N. (2007). Evaluations of psychopathological conditions in children with heavy prenatal alcohol exposure. *Pediatrics, 119*(3), e733-e741.

39　Blaser, S., Venita, J., Becker, L. E., & Jones, E. L. F. (2001). Neonatal brain infection. In M . Rutherford (ed.), *MRI of the neonatal brain* (4th ed., pp. 201-224). Oxford: W. B. Saunders Ltd.

40　Yamashita, Y., Fujimoto, C., Nakajima, E., Isagai, T., & Matsuishi T. (2003). Possible association between congenital cytomegalovirus infection and autistic disorder. *Journal of Autism and Developmental Disorders, 33*(4), 455-459.

41　Libbey, J., Sweeten, T., & McMahon, W. (2005). Autistic disorders and viral infections. *Journal of Neurovirology, 11*, 1-10.

42　Chess, S., Korn, S., & Fernandez, P. (1971). *Psychiatric disorders of children with congenital rubella.* New York: Brunner/Mazel.

43　Lim, K. O., Beal, D. M., & Harvey, R. L. (1995). Brain dysmorphology in adults with congenital rubella plus schizophrenia-like symptoms. *Biological Psychiatry, 37*(11), 764-776.

44　Brown, A. S., Cohen, P., Harkavy-Friedman, J., Babulas, V., Malaspina, D., Gorman, J. M., & Susser, E. S. (2001). Prenatal rubella, premorbid abnormalities, and adult schizophrenia. *Biological Psychiatry, 49*(6), 473-486.

45   Mednick, S. A., Machon, R. A., Huttunen, M. O., & Bonett, D. (1988). Adult schizophrenia following prenatal exposure to an influenza epidemic. *Archives of General Psychiatry, 45*(2), 189-192.

46   Brown, A., Begg, M., & Gravenstein, S. (2004). Serologic evidence for prenatal influenza in the etiology of schizophrenia. *Archives of General Psychiatry, 61*, 774- 780.

47   Moreno, J. L., Kurita, M., Holloway, T., López. J., Cadagan, R., Martínez-Sobrido, L., García-Sastre, A., & González-Maeso, J. (2011). Maternal influenza viral infection causes schizophrenia-like alterations of 5-HT$_2$A and mGlu$_2$ receptors in the adult offspring. *The Journal of Neuroscience, 31*(5), 1863-1872.

48   Brown, A. S., Schaefer, C. A., Quesenberry, C. P., Liu, L., Babulas, V. P., & Susser, E. S. (2005). Maternal exposure to toxoplasmosis and risk of schizophrenia in adult offspring. *American Journal of Psychiatry, 162*(4), 767-773.

49   Mellins, C. A., Brackis-Cott, E., Leu, C. S., Elkington, K. S., Dolezal, C., Wiznia, A., McKay, M., Bamji, M., & Abrams, E. J. (2009). Rates and types of psychiatric disorders in perinatally human immunodeficiency virus-infected youth and seroreverters. *Journal of Child Psychology and psychiatry, 50*(9), 1131-1138.

50   Rice, F., Jones, I., & Thapar, A. (2007). The impact of gestational stress and prenatal growth on emotional problems in the offspring: A review. *Acta Psychiatrica Scandinavica, 115*, 171-183.

51   Rice. F., Harold, G. T., Boivin, J., van den Bree, M., Hay, D. F., & Thapar, A. (2010). The links between prenatal stress and offspring development and psychopathology: Disentangling environmental and inherited influences. *Psychological Medicine, 40*(2): 335-345.

52   Hunter, S. K., Mendoza, J. H., D'Anna, K., Zerbe, G. O., McCarthy, L., Hoffman, C., Freedman, R., & Ross, R. G. (2012). Antidepressants may mitigate the effects of prenatal maternal anxiety on infant auditory sensory gating. *American Journal of Psychiatry, 169*(6), 616-624.

53   Van den Bergh, B. R., Van Calster, B., Smits, T., Van Huffel, S., & Lagae, L. (2008). Antenatal maternal anxiety is related to HPA-axis dysregulation and self-reported depressive symptoms in adolescence: A prospective study on the fetal origins of depressed mood. *Neuropsychopharmacology, 33*(3), 536-545.

54   Halligan, S. L., Murray, L., Martins, C., & Cooper, P. J. (2007). Maternal depression and psychiatric outcomes in adolescent offspring: A 13-year longitudinal study. *Journal of Affective Disorders*, *97*(1-3) 145-154.

55   Karg, K., Burmesiter, M., Shedden, K., & Sen, S. (2011). The serotonin transporter promoter variant (5-HTTLPR), stress and depression meta-analysis revisited: Evidence of genetic modulation. *Archives of General Psychiatry*, *68*(5), 444-454.

56   Khashan, A. S., McNamee, R., Henrikson, T. B., Pedersen, M. G., Kenny, L. C., Abel, K. M., & Mortensen, P. B. (2011). Risk of affective disorders following prenatal exposure to severe life events: A Danish population-based cohort study. *Journal of Psychiatric Research*, *45*(7). 879-885.

57   Welberg, L. A., & Seckl, J. R. (2001). Prenatal stress, glucocorticoids, and the programming of the brain. *Journal of Neuroendocrinology, 13*, 113-128.

58   Seckl, J. R., & Meaney, M. J. (2004). Glucocorticoid programming. *Annals of the New York Academy of Sciences, 1032*, 63-84.

59   Rahman, A., Bunn, J., Lovel, H., & Creed, F. (2007). Association between antenatal depression and low birthweight in a developing country. *Acta Psychiatrica Scandinavica, 115*(6), 481-486.

60   Brown, A. S., & Susser, E. S. (2008). Prenatal nutritional deficiency and risk of adult schizophrenia. *Schizophrenia Bulletin, 34*(6), 1054.

61   Whitaker, A. H., Feldman, J. F., Lorenz, J. M., McNicholas, F., Fisher, P. W., Shen, S., Pinto-Martin, J., Shaffer, D., & Paneth, N. (2001). Neonatal head ultrasound abnormalities in preterm infants and adolescent psychiatric disorders. *Archives of General Psychiatry*, *68*(7), 742-752.

62   Whitaker, A. H., Van Rossem, R., & Feldman, J. F. (1997). Psychiatric outcomes in low-birth-weight children at age 6 years: Relation to neonatal cranial ultrasound abnormalities. *Archives of General Psychiatry, 54*(9), 847-856.

63   Pasamanick, B., Rogers, M. E., & Lilienfield, A. M. (1956). Pregnancy experience and the development of behavior disorders in children. *American Journal of Psychiatry, 112*(8), 613-618.

64   Botting, N., Powls, A., Cooke, R. W., & Marlow, N. (1997). Attention deficit hyperactivity disorders and other psychiatric outcomes in very low birthweight children at 12 years. *Journal of Child Psychology and Psychiatry, 38*(8), 931-941.

65   Bhutta, A. T., Cleves, M. A., Casey, P. H., Cradock, M. M., & Anand, K. J.

(2002). Cognitive and behavioral outcomes of school-aged children who were born preterm: A meta-analysis. *Journal of the American Medical Association, 288*(6), 728-737.

66   Lindström, K., Lindblad, F., & Hjern, A. (2011). Preterm birth and attention-deficit/ hyperactivity disorder in schoolchildren. *Pediatrics, 127*(5), 858-865.

67   Pinto-Martin, J. A., Levy, S. E., & Feldman, J. F. (2011). Prevalence of autism spectrum disorder in adolescents born weighing <2000 grams. *Pediatrics, 128*(5), 883-891.

68   Geddes, J. R., & Lawrie, S. M. (1995). Obstetric complications and schizophrenia: A meta-analysis. *The British Journal of Psychiatry, 167*(6), 786-793.

69   Dalman, C. (2001). Signs of asphyxia at birth and risk of schizophrenia: Population-based case-control study. *The British Journal of Psychiatry, 179*(5), 403-408.

70   Beauchaine, T. P., Hinshaw, S. P., & Gatzke-Kopp, L. (2008). Genetic and environmental influences on behavior. In T. P. Beauchaine & S. P. Hinshaw (Eds.), *Child and adolescent psychopathology* (pp. 58-92). New Jersey: John Wiley & Sons, Inc.

71   Mittal, V. A., Ellman, L. M., & Cannon, T. D. (2008). Gene-environment interaction and covariation in schizophrenia: The role of obstetric complications. *Schizophrenia Bulletin, 34*(6), 1083-1094.

72   Rosso, I. M., & Cannon, T. D. (2003). Obstetric complications and neurodevelopmental mechanisms in schizophrenia. In D. C. Cicchetti & E. F. Walker (Eds.), *Neurodevelopmental mechanisms in psychopathology* (pp. 111-137). Cambridge: Cambridge University Press.

73   Duncan, L. E., & Keller, M. C. (2011). A critical review of the first 10 years of candidate gene-by-environment interaction research in psychiatry. *American Journal of Psychiatry, 168*(10), 1041-1049.

74   McGowan, P. O., Sasaki, A., D'Alessio, A. C., Dymov, S., Labonté, B., Szyf, M., Turecki, G., & Meaney, M. J. (2009). Epigenetic regulation of the glucocorticoid receptor in human brain associates with childhood abuse. *Nature Neuroscience, 12*(3), 342-348.

75   Bagot, R. C., & Meaney, M. (2010). Epigenetics and the biological basis of gene x environment interactions. *Journal of the American Academy of Child and Adolescent Psychiatry, 49*(8), 752-771.

76   Caspi, A., Sugden, K., & Moffitt, T. E. (2003). Influence of life stress on

depression: Moderation by a polymorphism in the 5-HTT gene. *Science*, *301*(5631), 386-389.

77   Caspi, A., Hariri, A. R., Holmes, A., Uher, R., & Moffitt, T. E. (2010). Genetic sensitivity to the environment: The case of the serotonin transporter gene and its implications for studying complex diseases and traits. *American Journal of Psychiatry*, *167*(5), 509-527.

78   Wankerl, M., Wüst, S., & Otte, C. (2010). Current developments and controversies: Does the serotonin transporter gene-linked polymorphic region (5-HTTLPR) modulate the association between stress and depression?. *Current Opinion in Psychiatry*, *23*(6), 582-587.

79   Caspi, A., Moffitt, T. E., Cannon, M., McClay, J., Murray, R., Harrington, H., Taylor, A., Arseneault, L., Williams, B., Braithwaite, A., Poulton, R., & Craig, I. W. (2005). Moderation of the effect of adolescent-onset cannabis use on adult psychosis by a functional polymorphism in the catechol-O-methyltransferase gene: Longitudinal evidence of a gene X environment interaction. *Biological Psychiatry*, *57*(10), 1117-1127.

80   Caspi, A., McClay, J., Moffitt, T. E., Mill, J., Martin, J., Craig, I. W., Taylor, A., & Poulton, R. (2002). Role of genotype in the cycle of violence in maltreated children. *Science*, *297*(5582), 851-854.

81   Kim-Cohen, J., Caspi, A., Taylor, A., Williams, B., Newcombe, R., Craig, I. W., & Moffitt, T. E. (2006). MAOA, maltreatment, and gene-environment interaction predicting children's mental health: New evidence and a meta-analysis. *Molecular Psychiatry*, *11*(10), 903-913.

82   Reif, A., Rösler, M., Freitag, C. M., Schneider, M., Eujen, A., Kissling, C., Wenzler, D., Jacob, C. P., Retz-Junginger, P., Thome, J., Lesch, K. P., & Retz, W. (2007). Nature and nurture predispose to violent behavior: Serotonergic genes and adverse childhood environment. *Neuropsychopharmacology*, *32*(11), 2375-2383.

83   Kloke, V., Jansen, F., Heiming, R. S., Palme, R., Lesch, K. P., & Sachser, N. (2011). The winner and loser effect, serotonin transporter genotype, and the display of offensive aggression. *Physiology & Behavior*, *103*(5), 565-574.

84   Taylor, S. E., Way, B. M., Welch, W. T., Hilmert, C. J., Lehman, B. J., & Eisenberger, N. I. (2006). Early family environment, current adversity, the serotonin transporter polymorphism, and depressive symptomatology. *Biological Psychiatry*, *60*(7), 671-676.

85   Belsky, J., Jonassaint, C., Pluess, M., Stanton, M., Brummett, B., & Williams, R.

(2009). Vulnerability genes or plasticity genes?. *Molecular Psychiatry, 14*(8), 746-754.

86   Harlow, H. F., & Zimmerman, R. R. (1958). The development of affective responsiveness in infant monkeys. *Proceedings of the American Philosophical Society, 102*, 501-509.

87   Bowlby, J. (1958). The nature of the child's tie to his mother. *International Journal of Psychoanalysis, 39*, 350-371.

88   Bowlby, J. (1969). *Attachment and Loss: Volume 1. Attachment.* New York: Basic Books.

89   Ainsworth, M. D., Blehar, M. C., Waters, E., & Wall, S. (1978). *Patterns of attachment: A Psychological Study of the Strange Situation.* Hillsdale, NJ: Erlbaum.

90   Fries, A. B. W., Ziegler, T. E., Kurian, J. R., **Jacoris, S., & Pollak, S. D.** (2005). Early experience in humans is associated with changes in neuropeptides critical for regulating social behavior. *Proceedings of the National Academy of Sciences of the United States of America, 102*(47): 17237-17240.

91   Fries, A. B. W., Shirtcliff, E. A., & Pollak, S. D. (2008). Neuroendocrine dysregulation following early social deprivation in children. *Developmental Psychobiology, 50*(6), 588-599.

92   Jones, N. A., & Mize, K. D. (2008). Touch interventions positively affect development. In L. L'Abate (Ed.), *Low-cost approaches to promote physical and mental health: Theory, research and practice* (pp. 353-370). New York: Springer-Verlag.

93   Johnson, D. E., Aronson, J. E., Federici, R., Faber, S., Tartaglia, M., Daunauer, L., Windsor, M., & Georgieff, M. K. (1999). Profound, global growth failure afflicts residents of pediatric neuropsychiatric institutes in Romania. *Pediatric Research, 45*, 126A.

94   Smyke, A. T., Koga, S. F., Johnson, D. E., Fox, N. A., Marshall, P. J., Nelson, C. A., Zeanah, C. H., & BEIP Core Group. (2007). The caregiving context in institution-reared and family-reared infants and toddlers in Romania. *Journal of Child Psychology and Psychiatry, 48*(2), 210-218.

95   Fox, N. A., & Hane, A. A. (2008). Studying the biology of human attachment. In J. Cassidy & P. R. Shaver (Eds.), *Handbook of attachment: Theory, research, and clinical applications* (2nd ed, pp. 217-240). New York: Guilford Press.

96   Feng, X., Wang, L., Yang, S., Qin, D., Wang, J., Li, C., Lv, L., Ma, Y., & Hu, X.

(2011). Maternal separation produces lasting changes in cortisol and behavior in rhesus monkeys. *Proceedings of the National Academy of Sciences of the United States of America, 108*(34), 14312- 14317.

97   Suomi, S. (1995). Touch and the immune system in rhesus monkeys. In T. Field (Ed.), *Touch in early development* (pp. 53-65). Mahwah, NJ: Lawrence Erlbaum.

98   Harmon, K. How important is physical contact with your infant? Scientific American. http://www.scientificamerican.com/article.cfm?id=infant-touch (accessed 11 September 2011).

99   Albers, L. H., Johnson, D. E., Hostetter, M. K., Iverson, S., & Miller, L. C. (1997). Health of children adopted from the Soviet Union and Eastern Europe: Comparison with preadoptive medical records. *Journal of the American Medical Association, 278*(11), 922-924.

100   Goldfarb, W. (1947). Variations in adolescent adjustment of institutionally reared children. *American Journal of Orthopsychiatry, 17*, 449-457.

101   Bos, K., Zeanah, C. H., Fox, N. A., Drury, S. S., McLaughlin, K. A., & Nelson, C. A. (2011). Psychiatric outcomes in young children with a history of institutionalization. *Harvard Review of Psychiatry, 19*(1), 15-24.

102   Winnicott, D. W. (1987). *The Child, the family, and the outside world.* Cambridge, MA: Perseus Publishing.

103   Prescott. J. W. (1979). Deprivation of physical affection as a primary process in the development of physical violence. In D. G. Gil (Ed.), *Child abuse and violence* (pp. 66-137). New York: AMS Press.

104   Prescott, J. W. (1980). Somatosensory Affectional Deprivation (SAD) theory of drug and alcohol use. In D. J. Lettieri, M. Sayers, & H. W. Pearson (Eds.), *Theories on drug abuse: Selected contemporary perspectives* (pp. 286-296). Rockville, MD: National Institute on Drug Abuse, Department of Health and Human Services.

105   Pederson, C. A. (2004). Biological aspects of social bonding and the roots of human violence. *Annals of the New York Academy of Sciences, 1036*, 106-127.

106   Erikson, E. H. (1950). *Childhood and society.* New York: W.W. Norton & Co.

107   Erikson, E. H. (1968). *Identity: Youth and crisis.* New York: W.W. Norton & Co.

108   Ainsworth, M. D. S., Bell, S. M., & Stayton, D. J. (1974). Infant-mother attachment and social development: Socialization as a product of reciprocal

responsiveness to signals. In M. Richards (Ed.), *The integration of the child into a social world* (pp. 9-135). London: Cambridge University Press.

109 Schaffer, H. R., & Emerson, P. E. (1964). The development of social attachments in infancy. *Monographs of the Society for Research in Child Development, 29*(3), 5-75.

110 Andrea, N., & Kirkland, J. (1996). Maternal sensitivity: A review of attachment literature definitions. *Early Child Development and Care, 120*, 55-65.

111 De Wolff, M., & van Ijzendoorn, M. H. (1997). Sensitivity and attachment: A meta-analysis on parental antecedents of infant attachments. *Child Development, 68*, 571-591.

112 Main, M., Kaplan, N., & Cassidy, J. (1985). Security in infancy, childhood, and adulthood: A move to the level of representation. *Monographs of the Society for Research in Child Development, 50*(1-2), 66-104.

113 Murray, L. (1992). The impact of postnatal depression on infant development. *Journal of Child Psychology and Psychiatry, 33*(3), 543-561.

114 Crockenberg, S. B. (1981). Infant irritability, mother responsiveness, and social support influences on the security of infant-mother attachment. *Child Development, 52*(3), 857-886.

115 Gillath, O., Shaver, P. R., Baek, J. M., & Chun, D. S. (2008). Genetic correlates of adult attachment style. *Personality and Social Psychology Bulletin, 34*(10), 1396-1405.

116 Ooi, Y. P., Ang, R. P., Fung, D. S. S., Wong, G., & Cai, Y. (2006). The impact of parent-child attachment on aggression, social stress and self-esteem. *School Psychology International, 27*(5), 552-566.

117 Fonagy, P., Target, M., & Gergely, G. (2000). Attachment and borderline personality disorder. *Psychiatric Clinics of North America, 23*(1), 103-122.

118 Bowlby, J. (1979). *The making and breaking of affectional bonds*. London: Tavistock.

119 Steele, H., Steele, M., & Fonagy, P. (1996). Associations among attachment classifications of mothers, fathers, and their infants. *Child Development, 67*(2), 541-555.

120 Gallo, L. C., Smith, T. W., & Ruiz, J. M. (2003). An interpersonal analysis of adult attachment style: Circumplex descriptions, recalled developmental experiences, self-representations, and interpersonal functioning in adulthood. *Journal of Personality, 71*(2), 141-181.

121 Grossmann, K., & Grossmann, K. E. (2009). The impact of attachment to

mother and father at an early age on children's psychosocial development through young adulthood. In R. E. Tremblay, R. G. Barr, R. Peters, & V. De (Eds.), *Encyclopedia on early child development [online]* (pp. 1–8). Montreal, Quebec: Centre of Excellence for Early Child Development.

122 Priel, B., & Shamai, D. (1995). Attachment style and perceived social support: Effects on affect regulation. *Personality and Individual Differences, 19*(2), 235–241.

123 Piaget, J. (1954). *The construction of reality in the child.* New York: Basic Books.

124 Akhtar, S. (1994). Object constancy and adult psychopathology. *International Journal of Psychoanalysis, 75,* 441–455.

125 Mahler, M. S. (1965). On the significance of the normal separation-individuation phase: With reference to research in symbiotic child psychosis. In M. Schur (Ed.), *Drives, affects and behavior* (Volume II, pp. 161–169). New York: International Universities Press, Inc.

126 Burland, J. A. (1994). Splitting as a consequence of severe abuse in childhood. *Psychiatric Clinics of North America, 17*(4), 731–734.

127 Aschersleben, G., Hofer, T., & Jovanovic, B. (2008). The link between infant attention to goal-directed action and later theory of mind abilities. *Developmental Science, 11*(6), 862–868.

128 Meins, E. (199). The effects of security of attachment and material attribution of meaning on children's linguistic acquisitional style. *Infant Behavior and Development 8, 21*(2), 237–252.

129 Fonagy. P., & Target. M. (1997). Attachment and reflective function. *Development and Psychopathology, 9,* 679–700.

130 Sharp, C., Fonagy, P., & Goodyear, I. M. (2006). Imagining your child's mind: Psychosocial adjustment and mothers' ability to predict their children's attributional response styles. *British Journal of Developmental Psychology, 24,* 197–214.

131 Meins, E. (1997). *Security of attachment and the social development of cognition.* Hove: Psychology Press.

132 Stern, D. N. (1974). Mother and infant at play: The dyadic interaction involving facial, vocal and gaze behaviors. In M. Lewis & L. A. Rosenblum (Eds.), *The effect of the infant on its caregiver.* New York: John Wiley & Sons, Inc.

133 Stern, D. N. (1985). *The Interpersonal World of the Infant: A view from psychoanalysis and developmental psychology.* New York: Basic Books.

134   Stern, D. N. (1985). Affect attunement. In J. D. Call, E. Galenson, & R. L. Tyson (eds.), *Frontiers of infant psychiatry* (Volume II, pp. 3-14). New York: Basic Books.

135   Ornstein, P. H. (2006). Chronic rage from underground: Reflections on its structure and treatment. In A. M. Cooper (Ed.), *Contemporary psychoanalysis in America: Leading analysts present their work* (pp. 449-463). Washington, DC: American Psychiatric Publishing, Inc.

136   Kohut, H. (1978). Thoughts on narcissism and narcissistic rage. In P. H. Ornstein (Ed.), *The search for the self* (Volume II, pp. 615-658). Madison, CT: International Universities Press.

137   Stern, D. N. (1990). *Diary of a baby: What your child sees, feels, and experiences*. New York: Basic Books.

138   Fonagy, P., Gergely, G., Jurist, E. L., & Target, M. (2002). *Affect regulation, mentalization, and the development of the self.* New York: Other Press.

139   Gergely, G., Fonagy, P., & Target, M. (2002). Attachment, mentalization, and the etiology of borderline personality disorder. *Self Psychology, 7*(1), 61-72.

140   Beebe, B., & Stern, D. N. (1977). Engagement-disengagement and early object experiences. In M. Freedman & S. Grand (Eds.), *Communicative structures and psychic structures* (pp. 35-55). New York: Plenum Press.

141   Beebe, B., & Sloate, P. (1982). Assessment and treatment of difficulties in mother-infant attunement in the first three years of life: A case history. *Psychoanalytic Inquiry, 1*(4), 601-623.

142   Wallin, D. J. (2007). *Attachment in psychotherapy.* New York: Guilford Press.

143   Lyons-Ruth, K. (1998). Implicit relational knowing: Its role in development and psychoanalytic treatment. *Infant Mental Health Journal, 19*(3), 282-289.

144   Stern, D. N., Sander, L. W., Nahum, J. P., Harrison, A. M., Lyons-Ruth, K., Morgan, A. C., Bruschweiler-Stern, N., & Tronick, E. Z. (1998). Non-interpretive mechanisms in psychoanalytic psychotherapy: The "something more" than interpretation. *International Journal of Psychoanalysis, 79,* 903-921.

145   Beebe, B., & Lachman, F. (, 2005). *Infant research and adult treatment: Co-constructing interactions.* Hillsdale, NJ: Analytic Press.

146   Lewis, M., & Volkmar, F. (1990). *Clinical aspects of child and adolescent development* (pp. 170-192). Philadelphia: Lea and Febiger.

147   Freud, S. (1905). Three essays on the theory of sexuality. In J. Strachey (Ed.), *The standard edition of the complete psychological works of Sigmund*

Freud, Volume VII (1901-1905): A case of hysteria, Three Essays on Sexuality and Other Works (pp. 123-246). London: Hogarth Press.

148   Sophocles. (1982). *The three theban plays*. New York: Penguin Books.

149   Freud, S. (1896). Letter 46 extracts from the Fliess papers. In J. Strachey (ed.), *The standard edition of the complete psychological works of Sigmund Freud, Volume I (1886-1899): Pre-Psycho-Analytic publications and unpublished drafts* (p. 265). London: Hogarth Press.

150   Isay, R. (1989). *Being homosexual: Gay men and their development* (pp. 29-30). New York: Farrar Straus Giroux.

151   Anisfeld, L., & Richards, A. D. (2000). The replacement child: Variations on a theme in history and psychoanalysis. *Psychoanalytic Study of the Child, 55,* 301- 318.

152   Freud, S. (1962). The neuro-psychoses of defence. In J. St rachey (ed., & Trans.), *The standard edition of the complete psychological works of Sigmund Freud, Volume III (1893-1899): Early psychoanalytic publications* (pp. 41-61). London: Hogarth Press.

153   Moore, B. E., & Fine, B. D. (1990). *Psychoanalytic terms and concepts* (pp. 133-135). New Haven: Yale University Press.

154   Roiphe, H., & Roiphe, A. (1985). *Your child's mind*. New York: St. Martin's Press.

155   Erikson, E. (1963). *Childhood and society* (2nd ed). New York: W.W. Norton & Co.

156   Piaget, J. (1929). *The child's conception of the world*. New York: Harcourt, Brace.

157   Leventhal, B. L., & Dawson, K. (1984). Middle childhood: Normality as integration and interaction. In D. Offer & M. Sabshin (Eds.), *Normality and the life cycle: A critical integration* (pp. 30-75). New York: Basic Books.

158   Rubin, Z. (1980). *Children's friendships*. Cambridge, MA: Harvard University Press.

159   Espelage, D. L., De La Rue, L. (2011). School bullying: Its nature and ecology. *International Journal of Adolescent Medicine and Health, 24*(1) 3-10.

160   Friedman, R. C., & Downey, J. I. (2002). *Sexual orientation and psychodynamic psychotherapy: Sexual science and clinical practice*. New York: Columbia University Press.

161   Pruitt, D. (1999). *Your Adolescent*. New York: HarperCollins.

162   Walsh, B. T. (2008). Eating disorders. In A. Tasman, J. Kay, J. A. Lieberman, M.

B. First & M. Maj (Eds.), *Psychiatry* (3rd ed., pp. 1609-1625). West Sussex, UK: John Wiley & Sons, Ltd.

163   Kosten, T. R. (2008). General approaches to substance and polydrug use disorders. In A. Tasman, J. Kay & J. R. Lieberman (Eds.), *Psychiatry* (3rd ed., pp. 957-970). London: John Wiley & Sons.

164   Suarez-Orozco, C. (2001). Understanding and serving the children of immigrants. *Harvard Educational Review, 71*(3), 579-589.

165   Newcomb, M. D., Scheier, L. M., & Bentler, P. M. (1993). Effects of adolescent drug use on adult mental health: A prospective study of a community sample. *Experimental and Clinical Psychopharmacology, 1*, 215-241.

166   Valliant, G. E. (2003). *Aging well: Surprising guideposts to a happier life from the landmark harvard study of adult development.* New York: Little, Brown and Company.

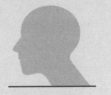

제4부

연결하기

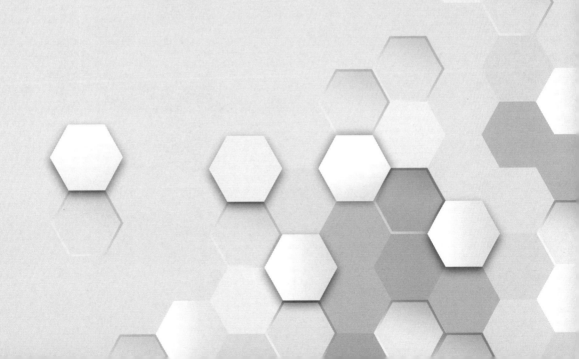

서론

✎ **주요 개념**

정신역동적 공식화를 구성하는 마지막 단계는 문제와 패턴을 발달 과거력과 **연결**시켜 한 사람의 발달에 대한 가설을 세우는 것이다.

연결을 하기 위해서 우리는

- 환자의 어려움의 가장 큰 부분과 발달의 가장 문제가 되는 측면에 들어맞게 하기 위해서 우리가 기술하고 검토한 것에 집중한다.
- 발달에 대하여 이렇게 조직화하는 생각을 활용하여 연결시킨다.

우리가 정신역동적 공식화를 글로 쓸 때, 우리의 언어는 우리가 만든 연결이 사실이 아니라 가설이라는 것을 드러내야 한다.

우리가 **연결**하는 방식은 궁극적으로 치료를 이끄는 것이다.

이 책의 이 지점까지 당신은 어떻게 문제와 패턴을 기술하고, 어떻게 발달 과거력을 통틀어 조사하는지를 배워 왔다. 그러나 우리가 제1장에서 이야기한 것처럼, 우리가 공식화를 할 때에는 우리는 과거력을 보고하는 것 이상을 한다―우리는 어떻게 한 사람의 과거력이 그 사람의 독특한 문제와 패턴으로 이르게 했는지에 대해 가설을 세운다. 이것을 생각해 보기 위해 제2장의 A여사의 사례를 떠올려 보자. Dr. Z에게 치료를 받으러 온 43세의 여성인 A여사는 그녀의 남편이 자신을 떠날까 봐 걱정하고 있다. Dr. Z는 평가를 진행하면서 A여사가 상당한 재능에도 불구하고 그녀 자신에 대한 어떤 좋은 말도 하지 못한다는 것을 알게 되었다. 이 불일치는 Dr. Z에게 왜 A여사가 자기에 대한 이런 관점을 가지게 되었는지 궁금하게 만들었다. 그 이후에 Dr. Z는 발달력을 조사할 때, A여사의 어머니가 세계적으로 유명한 과학자였는데, 자신의 딸이 과학에는 전혀 흥미가 없는 것을 비난했으며, 물리학자가 된 A여사의 남동생을 더 좋아했다는 것을 알게 되었다. Dr. Z는 A여사가 무의식적이고 부적응적인 방식으로 자기를 지각하고 자기 존중감을 규제하고 있으며, 이는 어머니와의 문제가 있는 관계의 결과로 발달되었다는 초기의 공식화(가설)를 구성하였다.

어떻게 Dr. Z는 이 가설을 세웠는가? 이것은 마술이 아니다. 오히려 Dr. Z가 A여사의 문제와 패턴에 대해 알게 되면서 Dr. Z는 스스로에게 질문을 던졌다.

왜 이 재능 있는 여성이 스스로에 대해 이렇게 낮게 평가할까?

정신역동적으로 생각했기 때문에 Dr. Z는 A여사에게 무의식적으로 반영된 자기 존중감 규제에 어려움이 있으며, 자기와 자신의 능력에 대해 과하게 비판적인 지각을 하고 있다고 기술하였다. 이것은 Dr. Z의 질문에 부분적인 대답은 되었지만 A여사의 낮은 자기 존중감을 돕는 전략을 구축하기 위해서 Dr. Z는 어떻게, 왜 이 무의식적이고 비적응적인 자기 지각이 발달되었는지를 이해할 필요가 있을 것이라는 것을 알았다. 이 물음에 답하기 위해 Dr. Z는 A여사의 발달력을 검토했으며, 다른 것들 중에서도 그녀가 비판적이고 경멸적인 어머니와의 힘든 관계를 가졌다는 것을 알게 되었다. 그래서 그녀는 패턴과 발달 과거력을 연결하기 위해 발달에 대하여 조직화하는 생각—비적응적인 자기 지각은 그 사람의 멸시하고 비판적인 부모와의 초기 관계와 종종 관련이 있다—을 활용하였다. 기술하고, 검토하고, 연결함으로써 Dr. Z는 왜 A여사가 스스로에 대해 낮게 평가를 하게 되었는지에 대한 가설—정신역동적 공식화—을 세우게 되었다.

공식화에 초점을 맞추기

이 과정을 분명하게 보여주기 위해 기록한 이 사례는 과도하게 단순화되어 있다. Dr. Z가 패턴과 발달 과거력을 연결하는 것은 간단해 보이는데, 우리가 보기에는 A여사가 오직 한 가지의 패턴과 발달 과거력의 한 측면만을 보고하기 때문이다. 그러나 실제 임상 상황에서 이 과정은 훨씬 더 복잡하다. 당신이 이 책 전체를 읽는 것처럼, 사람들은 무수히 많은 것을 생각하고, 느끼고, 행하며 그들의 과거력은 길고 복잡하다. 그들 기능의 모든 측면에 대해 가설을 세우거나, 그들이 발달한 방식에 맞게 발달 과거력의 모든 순간과 연결하는 것은 불가능하다. 그러나 더 중요한 것은 이것이 반드시 도움이 되는 것은 아니라는 것이다. 공식화의 우선적인 목표는 치료를 안내하는 것이다. 산만하고 과도하게 모든 것이 포함된 공식화는 치료를 할 때 우리에게 방향을 제시하는 데 도움을 주지 못하지만, 초점이 맞춰진 공식화는 방향을 제시해 줄 것이다. 연결하기 위해 준비해야 하는 것은 가장 중요한 '연결점'에 들어맞게 하기 위하여 우리가 기술한 것과 검토한 것에 초점을 맞추는 것을 포함한다. 여기에 어떻게 우리가 이것을 할지가 있다.

기술하는 것에 초점을 맞추기

우리가 한 사람의 전반적인 기능을 파악하게 되면 우리는 이해하는 데 있어서 우리가 가장 중요하다고 생각하는 측면에 초점을 맞출 필요가 있다. 이것은 일반적으로 그 사람에게 가장 큰 어려움을 주는 영역이다. 도움이 되는 도구로는 우리의 정신역동적 공식화에 맞춰 답을 할 수 있을 것 같은 질문들인 **초점 질문**(focus question)을 물어보려고 애쓰는 것이다. 두 개의 짧은 예를 생각해 보자.

B씨는 50세의 남자로, 직장에서 문제가 있다며 방문하였다. 그는 그가 일을 뛰어나게 함에도 불구하고 그의 상사가 그를 '곧 해고하려 한다'고 했다. 그는 이것을 "직장에서 항상 그런 일이 일어나요—사람들이란 처음에는 괜찮아 보이지만, 금방 다른 사람들과 똑같다는 걸 선생님도 아실 거예요—결국 각자 자신을 위해서 행동하죠"라고 말했다. B씨는 친구가 없고 혼자 살고 있었다. "다른 사람에게 투자하는 것은 얼간이들이나 하는 거죠"라고 치료자에게 이야기했다.

C씨는 50세의 남자로, 직장에서 문제가 있다며 방문하였다. 그는 그가 하는 일을 즐기고 있지만, 그가 삶에서 정말 무엇을 하길 원하는지는 확신이 없었다. "저는 그 일을 오래 해 왔고, 잘하지만, 그게 제 삶의 열정일까요? 혼란스럽습니다." 그는 초기 성인기 동안에 별 생각 없이 그의 형제들과 같은 경력을 거쳐 왔지만 지금은 의문을 가지고 있었다. "아마도 제 인생의 남은 반 동안 무언가를 해야 할 겁니다. 하지만 뭘 하죠?"

B씨와 C씨는 둘 다 직장에서의 문제로 방문하였다. 그러나 B씨의 가장 큰 어려움은 다른 사람을 신뢰하지 못하는 것이고(초점 질문: "왜 B씨는 다른 사람들을 믿지 못할까?"), C씨의 가장 큰 어려움은 주체성 영역(초점 질문: "왜 C씨는 그가 뭘 하길 원하는지 확신이 없을까?")에 있는 것처럼 보인다. 그들의 불만은 표면적으로는 비슷하지만, 그들이 큰 어려움을 느끼는 영역은 매우 다르다. 그러므로 우리의 질문, 우리의 공식화, 그리고 우리의 치료는 B씨와 C씨에 대해 매우 달라질 것이다.

항상 가능한 것은 아니겠지만, 하나 또는 최대한 두 개의 영역에 초점을 맞추려고 노력하는 것은 가치가 있다. 이것은 사람들이 전반적으로 어려움을 가지고 있을 때에는 더 어려울 수 있다. 그럴 때 초점 질문은 "왜 이 사람은 삶의 그렇게 많은 측면에서 어려움이 있을까?"가 될 수 있다.

검토하는 것에 초점을 맞추기

기술하는 것과 마찬가지로, 우리가 한 사람의 전체 과거력에 대해 파악을 하게 되면 이제는 초점을 맞출 때이다—이때 건강한 발달을 저해하거나 지지했을 것으로 추정되는 발달의 시점에 초점을 맞춘다. 정신적 외상, 분리, 문제가 있는 관계, 그리고 정서적·인지적 어려움은 발달을 저해하는 경향이 있으며, 안전한 관계나 정신적 외상이 없거나, 좋은 인지 기능은 건강한 발달을 지지하는 경향이 있다. 삶의 각 시기에 강조되는 부분—문제가 되든, 성장을 지지하든 모두—을 요약하는 것은 우리에게 발달력의 조감도를 볼 수 있게 해주며 발달 과거력과 문제와 패턴을 연결하는 데 가치 있는 단서를 제공한다.

발달에서 핵심 순간에 어떻게 집중하는지를 고려할 때, 기능의 전반적인 문제가 먼저 나타나고 더 구체적인 문제는 나중에 나오는 경향이 있다는 것을 기억하자(서론부터 제3부까지 참조). 회복력과 후기 발달기 동안의 보수 작업(새로운 관계와 정신치료 같은) 같은 방어적인 요인이 초기 문제의 영향을 완화시킬 수 있기 때문에 이것이 항상 맞는 것은 아니나, 여전히 유용하게 고려할 만하다.

발달에 대해 조직화하는 생각을 활용하여 연결

마지막으로, 우리는 그 사람의 주요한 어려움을 발달력 상의 핵심 지점들과 연결할 필요가 있다. 이것은 가장 중요한 단계—과거력을 공식화로 돌리는 시점—이며, 우리가 원인에 대한 생각에 전념하는 순간이다. 이 중요한 단계를 위하여 우리는 발달에 대해 조직화하는 생각에 기대어 본다. 이 조직화하는 생각은 발달하는 동안에 일어난 것들이 어떻게 우리의 성인 환자에게서 보이는 문제와 패턴을 초래하는지를 개념화하는 방식이다. 다음과 같은 질문에 답하는 것이 도움이 된다.

초기의 정신적 외상이 어떻게 정동 규제와 관련된 문제를 초래하게 되었을까?

아동기의 우울이 어떻게 자기 존중감 관리와 관련된 문제를 초래하게 되었을까?

모친의 부재가 어떻게 성인기의 대인관계 문제를 초래하게 되었을까?

적절하게 대응하는 어머니가 있는 것이 어떻게 대학에서 탈락하지 않으려고 노력하는 것에 도움이 되었을까?

부모와 과도하게 가까운 관계가 어떻게 성적 억제를 초래하게 되었을까?

한 사람의 발달력과 그 사람의 성인기 생각, 느낌, 행동의 패턴을 연결하는 데 우리를 도와줄 수 있는 발달에 대한 많은 다른 생각들이 있다. 각각의 생각은 어떻게 그 사람의 과거력이—천성과 양육을 포함한—우리가 성인기에서 보는 문제와 패턴으로 귀결하게 되었는지를 설명하는 다른 방식을 제공한다. 우리는 다음과 같은 것들의 영향을 생각함으로써 문제와 패턴을 과거력과 연결할 수 있다.

- 정신적 외상
- 초기의 인지와 정서적 어려움
- 갈등과 방어
- 타인과의 관계
- 자기의 발달
- 초기 애착 양상

우리가 연결할 때에는 이 조직화하는 생각들을 나열하여 환자의 패턴과 발달력 사이에서 유용한 관계를 만드는 데 도움이 될 수 있는 것을 선택한다. 우리는 하나의 공식화를 위해 여러 가지 생각을 활용할 수 있고, 다른 공식화 안에서 다른 생각을 활용할 수 있다. 제4부의 각각의 장은 발달에 대한 이런 조직화하는 생각들 중 하나를 보여 주고, 따라서 당신이 당신의 공식화를 구성할 때 고를 수 있는 생각의 도서관을 갖는 것을 시작할 수 있다.

조직화와 관련된 너무 많은 생각들—어떻게 선택해야 하는가

발달에 대한 많은 생각이 있는 것처럼, 환자의 발달 과거력과 환자의 패턴을 연결하는 방식도 많이 있다. 임상가가 정신역동적 공식화 안에서 이것을 시행하는 방식은 환자가 자신의 이야기를 말하는 방식과 임상 상황의 필요성을 포함한 많은 변인에 달려 있다. 발달에 대한 특정한 조직화의 생각을 활용하여 잘 설명이 되는 임상 상황이 있는데, 우리는 이런 상황을 각 장의 사례들에서 간략히 설명할 것이다. 그럼에도 불구하고, 가장 좋은 생각부터 시작하기보다는 기술에 의한 정보와 과거력으로 시작하고, 그 후 발달에 대한 생각을 고르는 것이 일반적으로 합리적이다. 발달의 이론에 맞는 '과거력 찾기'는 피해야 한다—이것은 공식화를 왜곡할 수 있다. 예를 들어, 정동 규제에 어려움이 있는 두 사람을 생각해 보자. 한 명은 학대하는 부모가 있었고, 다른 한 명은 어린 시절에 양극성 장애가 있었다—그들의 어려움의 비슷함에도 불구하고, 그들의 정신역동적 공식화는 발달에 대한 두 가지 다른 생각을 필요로 할 것이다.

정신역동적 공식화를 글로 써 보기

모든 정신역동적 공식화가 글로 쓰여지는 않더라도, 우리는 당신이 기술하고, 검토하고, 연결하는 것에서 배운 것처럼 시간의 순서대로 이야기를 글로 쓰도록 시도할 것을 제안한다. 글로 쓰면서 어떻게 삶의 초기에 일어난 것들이 후기의 발달에 영향을 미쳤는지를 생각해 보자―예를 들면, 생의 초기의 자기 존중감 문제가 어떻게 청소년기의 주체성 공고화에 영향을 주었는지, 주요한 양자 관계 동안에 공고화된 신뢰가 어떻게 이후에 정신적 외상을 겪는 동안 도움을 줄 수 있었는지, 또는 중기 아동기의 경쟁과 관련된 문제가 어떻게 초기 성인기의 경력 발달에 영향을 미쳤는지 등이다. 당신의 초점 시점을 개요로 하는 요약으로 시작하고, 그 사람이 삶의 각각의 단계 동안에 발달해 온 방식에 대해 설명을 하려고 시도해 보자. 제4부의 끝에서 당신은 한 명의 치료자가 전체 정신역동적 공식화를 '종합하여' 고려하는 것을 들을 수 있을 것이고, 그 후 그의 이야기를 읽을 수 있을 것이다.

　당신이 공식화를 글로 쓸 때에는 과거력과 성인기 문제 사이에서 우리가 만든 연결이 가설이라는 것을 기억하자―발달력 조사와 환자와의 경험적 작업을 바탕으로 한 최선을 추측하자. 그것들은 사실이 아니다. 그것들은 우리가 환자를 이해하고, 환자들이 자신을 이해하는 데 도움을 주고, 우리의 치료를 안내하도록 고안되었다. 그러므로 연결하는 데 사용되는 언어는 이것을 반영하여야 한다. 우리가 연결을 할 때, 우리는 '어쩌면'과 '아마도' 같은 단어와 '그럴 수도 있다'와 '할 것 같다'와 같은 구절을 사용한다.

　　D군의 자기 존중감과 관련된 문제는 그의 만성적 기분 장애와 그의 아버지로부터의 인정이 부족했던 것이 원인이 되었다.

라고 말하는 것은

　　D군이 보고하는 그의 오래된 기분 부전의 과거력과 그의 아버지로부터의 지속적인 보고 배우기의 부재는 이것들이 그의 자기 존중감을 유지하고 다루는 데 있어서 어려움의 발달에 기여했을 수 있다는 것을 시사한다.

라고 말하는 것과 매우 다르다.
　두 번째 방식은 D군의 자기 존중감에 대한 어려움과 그의 과거력의 요소의 연결이 가설이고, 수립된 사실이 아니라는 것을 확실히 보여 준다.

시간이 지나면서 발달에 대한 생각을 사용하기

당신이 공식화에 대해 편안해지면서 항상 의식적으로 생각하고, 발달에 대한 다른 견해를 적용할 필요는 없다. 그것들은 당신이 자동적으로 환자에 대해 생각하게 되는 방식의 부분이 될 것이다. 그러나 당신이 공식화하는 것을 배우는 동안에 우리는 당신이 각 환자에 대한 모든 조직화하는 생각들을 조심스럽게 고려할 것을 제안한다. 그러면 어떤 것이 개인의 발달에 대한 가설을 세우는 데 당신을 도와줄 수 있을지 결정하게 된다.

치료로 연결하기

성인기 환자의 문제와 패턴을 그들의 독특한 발달 과거력과 연결하는 방식은 우리의 치료를 안내한다. 우리가 성인기 문제를 초기 정신적 외상으로 연결한다면, 우리는 환자가 그들의 정신적 외상의 경험을 이해하고 저해된 발달을 회복하는 것을 도울 필요가 있다. 우리가 문제를 무의식적 갈등과 방어로 연결한다면, 우리는 환자가 그것들을 다루는 더 적응적인 방식을 개발하도록 도울 필요가 있다. 우리가 문제를 타인과의 관계로 연결시킨다면, 우리는 환자가 새로운 관계 형식을 발달시키도록 도울 필요가 있다. 우리의 공식화는 우리의 치료 목표, 우리가 환자의 말을 듣는 방식, 우리가 개입을 선택하는 방식을 안내한다(제3장 참조). 일반적으로 우리는 환자들에게 (1) 그들의 발달이나 기능에서 문제가 되는 측면을 인식하게 하는 것과 (2) 그들이 새롭고 건강한 기능을 발달시키도록 돕는 것을 통하여 환자를 도울 수 있다. 우리는 이것을 각각의 장에서 토론하고자 한다.

미리 보기

제4부의 각각의 장에서 우리는 발달에 대하여 조직화하는 생각을 하나 소개하며

다음에 대한 개요를 서술할 것이다.

- 조직화하는 생각의 기초
- 어떤 조직화하는 생각이 특별히 유용한 임상 상황
- 생각을 이용한 공식화 견본
- 치료를 안내하는 그 생각에 연결하는 방식

　이 장에 있는 우리의 공식화 견본은 이미 초점이 맞춰진 기술과 검토 부분을 보여 주고 있으며, 그렇기 때문에 주요 문제점과 핵심 발달 시점만을 포함하고 있는 것을 주목하자.

　이제 발달에 대한 우리의 첫 번째 조직화하는 생각으로 넘어가자―문제와 패턴을 정신적 외상과 연결하는 것이다.

권장 활동

　A씨와 B양을 생각해 보자. 각각의 사례에서 당신은 어떤 주요 어려움이나 각각의 어려움에 초점을 맞추겠는가? 왜 그런가? 어떤 것이 초점 질문이 될 수 있을까?

　　A씨는 29세의 남성으로, 여자친구와 동거하고 있다. 그는 여자친구와 헤어져야 할지 확신이 서지 않아 치료 받으러 왔다. 그는 그녀가 끝없이 그의 시간을 쓰기를 요구하며 자신의 삶을 통제하려고 하고, 남자가 무엇을 필요로 하는지 이해하지 못한다고 했다. 또한 그는 최근 몇 달 동안에 그녀가 섹스를 일주일에 두 번만 하길 원한다고 불평했다. A씨는 성공하지 못한 자영업자이다. "저는 다른 사람하고 일하는 걸 못 참겠어요. 대부분의 사람은 얼간이예요."라고 그는 설명했다. 치료자가 그의 여자친구가 그저 그와 시간을 함께 보내는 것을 좋아하는 것일 수 있다고 이야기하자 "당신이 그런 말을 하다니 믿을 수가 없군요. 제 말을 듣기는 하셨나요?" 라고 그는 말했다.

A씨는 마음 헤아리기(mentalization)와 공감에 어려움을 겪고 있는 것 같다. 그는 그의 여자친구나 치료자가 그와 다른 생각과 느낌을 가질 수 있다는 것을 상상할 수 없다. 이것은 또한 그가 자신과 타인에 대한 좋은 감각을 가지는 능력을 저해한다. 가능한 초점 질문은 "왜 A씨가 타인의 생각과 느낌을 생각할 수 없을까?"와 "왜 A씨는 공감이 부족할까?"를 포함한다.

B양은 21세의 대학생이다. 그녀는 대학 수업에서 과제를 하면서 불안함을 느낀다고 호소했다. 그녀는 부모님과 가까운 관계를 맺고 있고, 많은 좋은 친구들이 있으며, 그중의 몇몇은 그녀의 과제를 도와주려고 노력했다. "저는 그냥 착실하게 쭉 하지를 못하겠어요."라고 그녀는 말했다. "저는 과제를 방에 가득 늘어놓고, 뭐부터 시작해야 할지 모르겠어요." 그녀에게는 가정교사가 몇 명 있었고 고등학생 때에는 잘 해냈다. 그녀는 긴장을 풀 수 없고, 그녀의 스트레스는 친구관계에까지 부담을 준다.

B양은 인지에 문제가 있는 것으로 보인다. 이 어려움의 정확한 본질을 이해하기 위해서는 검사가 필요하겠지만, 이것은 학습 장애나 결정을 내리거나 일을 조직화하는 데 문제일 수 있다. 긴장 풀기와 친구관계의 어려움은 그녀의 주요 인지 문제와 분명히 연결되어 있는 것으로 보인다. 가능한 초점 질문은 "왜 B양은 그녀 스스로를 조직화하는 데 이렇게 어려움을 느끼는가?"일 수 있다.

제13장
정신적 외상

✎ 주요 개념

한 사람의 과거력에서 정신적 외상이 두드러질 때, 우리는 성인의 문제와 패턴의 발달을 정신적 외상의 영향에 연결시킬 수 있다.

정신적 외상은 아주 극심하게 스트레스가 되는 경험이고, 개인을 압도하는 충격적인 사건이다.

정신적 외상은 기능의 모든 측면의 발달에 영향을 끼칠 수 있다.

정신적 외상의 영향에 연결시키는 것은 다음과 같은 문제를 가진 환자의 사례 공식화를 구성할 때 특히 유용하다.

- 자기 경험
- 정동 규제와 충동 통제
- 스트레스에 적응하는 것
- 안전한 애착을 형성하고 유지하는 것

인간의 경험은 항상 정신적 외상 사건으로 물들어 왔으며, 그 범위는 아동기의 학대와 방임 같은 개인적인 정신적 외상에서부터 홀로코스트, 9·11 사건, 자연 재해 같은 전체 인구에 영향을 주는 대재앙까지이다. 우리는 정신적 외상 경험이 사람들에게 심리적인 영향을 준다는 것을 당연하게 여긴다. 하지만 이것은 왜 진실일까? 발달과정에서 정신적 외상의 영향에 대한 생각은 한 사람의 과거력에서의 정신적 외상 사건과 그 사람의 성격적인 문제와 패턴을 연결하는 데 도움을 줄 것이다.

정신적 외상이란 무엇인가

심리적인 외상이란 극심한 스트레스나, 충격적이거나 폭력적인 사건, 피해자가 무력하게 느껴 그 사람의 심리적이고 생물적인 대처 능력을 압도하는 경험으로 정의 내릴 수 있다.[1, 2] DSM-IV에서는 정신적 외상 사건을 "실제적 혹은 위협적인 죽음이나 심각한 손상, 또는 자기나 타인의 신체적 보존에 위협이 되는 사건을 겪거나, 목격하거나, 직면하는 것"이라고 정의하고 있으며, 이러한 사건들에 대한 반응으로 강렬한 공포, 무력감, 또는 경악을 느낀다.[3] 정신적 외상은 단일 사건이나 경험, 또는 장기간에 걸쳐 지속된 고통이나 희생을 포함한다.

정신적 외상이 어떻게 발달에 영향을 미치는지에 대한 기본적인 생각

정신건강을 공부하는 사람들은 정신적 외상이 어떻게 발달에 영향을 미치는지의 문제에 대해 오랫동안 고심해 왔다. 이에 대한 가장 초기의 정신역동적 생각 중 하나는 아동기의 성적 학대가 성인기의 신체적 또는 '전환' 증상으로 이어질 수 있다는 Frued의 가설이다.[4] 정신적 외상이 하나의 형태로만 존재하지 않는 것처럼, 정신적 외상이 한 사람의 성격적인 문제와 패턴을 어떻게 만드는지에 대한 단일한 답안은 없다. 게다가 모든 최근 이론에서는 정신적 외상과 심리적 어려움 사이에 일대일 연관성은 없다고 시사한다. 사람들이 어떻게 정신적 외상 사건을 처리하는지에 여러 변인들이 영향을 줄 수 있다.

- 정신적 외상의 규모와 중증도: 강제 수용소에 억류된 것이나 아동기의 심한 육체적 · 성적 학대, 또는 지속된 전쟁의 노출처럼 심각하고 장기간에 걸쳐 지속된 정신적 외상 경험은 피해자들에게 지속되는 정신적 흉터를 남기게 된다. 자연재해로부터 살아남거나, 심한 사고 또는 폭력 범죄와 같은 더 제한된 정신적 외상 사건의 경우에는 더 다양한 결과가 나타날 수 있다.

- 정신적 외상이 일어난 나이: 아동기의 정신적 외상은 발달하는 뇌에 영향을 주고, 기능에 전반적인 지장을 야기할 수 있다. 이것은 외상후 스트레스장애(PTSD)와 다른 불안장애뿐 아니라 기분 장애, 정동 조절장애, 애착 장애, 물질 남용, 학업적 수행이나 사회적 관계의 문제와도 연관되어 있다.[5-10] 아동기의 학대는 정동 규제와 스트레스에 대한 반응을 포함하는 신경계의 이상과 연관이 있어 왔다.[11-16] 동물 연구에서는 초기 어머니의 부재나 돌봄의 박탈은 아기와 어머니 사이의 가까운 신체적·정서적 접촉에 의해 정상적으로 규제되는 신경계를 교란할 수 있고, 결과적으로 이후의 삶에서 스트레스 반응 체계의 지속되는 동요와 스트레스와 질병에 대한 감수성 증가를 일으킨다고 제시한다.[17, 18]

- 회복력: 왜 정신적 외상이 어떤 사람들에게는 다른 사람들보다 더, 또는 다른 방식으로 영향을 미치는지는 알려져 있지 않다. 예를 들면, PTSD의 유병률은 정신적 외상만의 유병률보다 낮다.[19, 20] 정신적 외상에 직면할 때, 취약성과 회복력의 개인적인 차이는 신경계 그리고/또는 유전적 소인을 반영할 수도 있고, PTSD 증상의 발생 가능성에 영향을 미칠 수도 있다.[21, 22]

DSM-IV에서 당시 정의된 PTSD는 정신적 외상에 대해 인간이 반응하는 몇 가지 측면만을 포착하였다. 다시 말하면, 정신적 외상 사건의 재경험, 회피와 무감각, 과각성을 포함하는 특정한 일련의 증상들이다. 이 분야의 연구자들은 새로운 진단적 분류가 만들어져야 한다고 제안하였는데, 복합 외상후 스트레스 장애라고 불리는 것으로, 자기 경험, 자기 규제, 타인과의 관계[2, 23]에 미치는 장기간 동안 지속된 정신적 외상의 영향을 더 소상하게 기술할 것이다. 특정화되지 않은 극심한 스트레스의 장애(DESNOS)로도 언급되는 이 장애는 아동기에 반복되는 대인관계에서의 정신적 외상이 있는 사람들이 정동의 규제, 기억과 집중, 자기 지각, 대인 관계, 신체화, 의미 체계와 관련한 문제에서 전형적인 패턴을 나타낸다고 가정한다.[24] 진단적 분류로서 DESNOS의 유효성에 대해서 토론하는 것은 이 책의 범위를 넘어서는 것이나, 우리가 정신역동적 공식화를 구축할 때 정신적 외상의 영향이 얼마나 만연하는지를 기억하는 데에는 유용할 것이다.

문제와 패턴을 정신적 외상의 영향과 연결하기

정신적 외상의 과거력이 있다면 언제든지 정신적 외상이 발달에 영향을 미치는 방식에 대한 생각을 사용하는 것이 과거력과 성인기 문제와 패턴을 연결하는 데 도움을 줄 수 있다. 우리가 발달에 대한 정신적 외상의 영향에 대한 생각을 사용하여 공식화할 때, 우리는 문제와 패턴을 정신적 외상 사건과 상황에 대한 개인의 반응으로 향하여 추적한다. 여기에 정신적 외상과 연결하는 것이 특별히 유용한 몇 개의 임상 상황이 있다.

자기 경험과 관련한 문제

특히 정신적 외상이 삶의 초기에 발생하면서 부모나 신뢰하는 성인에 의한 만성적인 학대를 포함하는 경우, 정신적 외상을 입은 아이는 일관적이고 안정적인 자기 감각을 발전시키는 데 주요한 장애를 경험할 수 있다. 학대의 피해자였던 아이는 그의 양육자가 신뢰할 수 없고, 착취적이고, 폭력적이라는 사실을 수용하기보다는 스스로를 비난하는 경향이 있다. 이러한 비난의 귀착 착오는 어린아이의 인지적 한계가 반영된 것일 수도 있고, 다른 두려운 상황을 합리화하려는 방식일 수도 있다. 이것은 지속될 수도 있고, 성인에서 자기 비난을 하거나, 피학적인 패턴으로 이어질 수도 있다(제4장 참조). 종종 정신적 외상과 동반되는 깊은 죄책감과 수치심은 성인기까지 지속될 수 있고, 자기 존중감에 깊이 영향을 미친다.[23, 25]

성인기에 발생하는 정신적 외상은 이전에 제대로 수립된 자기 감각을 붕괴시킬 수 있다.[26, 27] 정신적 외상이 삶의 후기에 발생하더라도 그것은 자기 자신과 세계에 대한 두 개의 구분된 감각을 갖게 할 수 있다. '정신적 외상' 그리고 '정신적 외상이 아닌' 또는 '정신적 외상 이전' 그리고 '정신적 외상 이후'라는 측면인데, 이것들은 통합하기 어려울 수도 있다.

🗇 사례
A씨는 32세의 남성으로, 오래된 자기 존중감과 관련된 문제와 낭만적인 관계

를 형성할 때 생기는 어려움 때문에 정신치료를 받으러 왔다. 그는 스스로가 만성적으로 그의 가족, 대부분의 또래와는 다른 '외부인'이라고 느껴 왔다고 기술하였다. 그는 특히 그의 아주 높은 기준에 부응하지 못하거나, 사회적으로 성공하지 못했을 때 쉽게 수치스러워하거나, 창피해하거나, 죄책감을 느꼈다. 그와 치료자는 그의 초기 가족 삶에서 이 패턴의 가능한 기원을 탐색해 왔다. A씨는 조용하고, 똑똑하고, 의욕적인 학생이었으며, 외향적이고, 스포츠맨이고, 지적인 추구는 강조하지 않는 그의 부모나 형제들과는 달랐다. 그의 가족이 꽤나 종교적으로 신실했음에도 불구하고, A씨는 대학을 다니는 동안에 교회에 가는 것을 그만두었고, 스스로를 무신론자라고 생각했다. 정신치료를 시작한 지 6개월만에 A씨는 그가 9세에서 11세 때 교회에서 성직자가 자신을 성적으로 학대했다는 사실을 치료자에게 밝혔다. 그는 그동안 이 사실을 누군가와 이야기하는 것이 너무나도 수치스러웠는데, 이제 그가 탐색해 온 많은 고통스러운 느낌이 이 시기에 기원한 것이라는 것을 깨달았다고 이야기했다.

A씨가 고군분투해 온 문제와 패턴들은 발달해 오는 과정에서 다양한 뿌리를 갖고 있을 수 있다. 그러나 오랫동안 수치스러운 비밀로 품어 왔던 신뢰했던 어른에게 성적으로 학대를 당해 온 경험은 그의 '다른 사람'의 느낌을 강화하고, 자기 존중감과 관련한 어려움을 강화시켰을 수 있다.

정동과 충동 규제와 관련한 문제

정신적 외상은 또한 정동 규제와 충동 통제와 관련된 지속되는 문제를 초래할 수 있다. 기술된 것처럼, 아동기의 정신적 외상 스트레스는 우울증, 자살 경향, PTSD, 기타 불안 장애, 인격 장애뿐 아니라 분노나 성적인 충동을 규제하는 데 어려움을 포함한 성인기의 정신과적 증상과 장애의 발달과 연관이 있다.[7~9, 28]

PTSD 환자들은 종종 강렬한 정서적이고 신체적인 과각성, 또는 정서적인 둔마와 무감각으로 고통받는다. 어쩔 수 없이 PTSD 진단 기준에 만족하지 못하거나, 확인되지 않은 정신적 외상 과거력이 있는 환자들의 경우에 이런 형태의 정동 조절 장애는 주요 정동 장애나 경계성 인격 장애로 진단받을 수도 있다. Judith Herman은 그녀의 주요 저서인 『정신적 외상과 회복(Trauma and recovery)』에서 경계성 인격장애로 진단받은 많은 환자가 학대의 과거력을 가지고 있고, 이 장애에서 보이는 정동의 불안정성은 만성적인 정신적 외상의 여파로 더 잘 개념화될 수 있다고 주장하였다.[2]

정신적 외상으로 유발된 정동 조절 장애와 관련되었을 수 있는 정신적 외상의 생존자에서 보이는 또 다른 임상적인 현상은 의도적인 자해나 자기상해 행위를 들 수 있다. 전형적으로 피부를 칼로 긋거나 화상을 입히는 것을 포함하는 이 행동은 아동기의 학대 과거력이 있는 사람에게 더 흔하고, 종종 불안이나 우울, 또는 해리 같은 감정적인 고통을 해소하려는 목적을 가지고 있다.[28, 29]

사례

23세 여성인 B양은 자살 기도에 따른 짧은 입원 이후 지속적인 정신과적 치료를 위해 의뢰되었다. 충동적으로 룸메이트의 항우울제 한 병을 한 번에 삼키게 만들었던 남자친구와의 결별 이후에 뒤따라온 압도적인 절망감과 좌절감을 호소하였다. B양은 초기 청소년기부터 '감정 기복'과 알코올과 약물 남용, 피부를 긋는 자해, 폭식증의 과거력이 있어 왔다고 보고하였다. 이런 증상에도 불구하고, B양은 1년 전에 대학을 졸업하여 컴퓨터 프로그래머로 일하고 있다. 그녀는 6세에서 12세 사이에 양아버지로부터 반복적인 성적 학대가 있었다고 이야기하였다. 그는 그녀가 다른 누군가에게 '그들의 비밀'을 이야기한다면 그녀를 죽여 버릴 것이라고 위협했다고 했다. 몇 년이 지나고, 어머니와 양아버지가 헤어지자 B양은 결국 어머니에게 무슨 일이 일어났었는지 이야기를 했다. 그녀가 학대당하는 동안, B양은 빈번한 신체적 불편함이 있었고, 그로 인해 학교에서 학업을 잘 수행하지 못하였다. 그녀는 초기 청소년기에 여러 가지 약물을 시험 삼아 복용했고, 여러 섹스 파트너가 있었다. B양은 자신의 감정적인 삶이 '롤러코스터' 같다고 기술하면서 강렬한 분노, 슬픔 또는 불안과 무감각, 또는 공허함 사이에서 번갈아가며 변하였다고 보고하였다. 자신의 느낌이나 개인적인 견해에 대해 말하는 것에 익숙하지 않아서 그녀는 보통 고통스러운 감정을 다루기 위해 통상적으로 '행동을 취했다'고 이야기했다.

삶의 초기에 지속된 성적 학대의 경험은 고통스럽거나 불편한 느낌을 견디고, 규제하는 B양의 능력에 영향을 미쳤을 수도 있다. 그녀가 겪은 경험을 비밀로 지키도록 강요된 것을 이야기하기보다는 행동하는 것으로 스트레스에 적응하도록 이끌었을 것이다. 정신역동적 공식화를 할 때, 이렇게 정신적 외상에 대해 정보를 얻는 접근 방식은 B양과 같은 임상 상황에서 매우 유용하다.

대인관계와 관련된 문제

정신적 외상 경험은 다른 사람들과 관계를 수립하는 능력에도 여러 가지 방식으로 영향을 미칠 수 있다. 신뢰하는 능력은 특히 타인에 의해 자행된 정신적 외상의 경우에 취약하다. 가족이나 양육자의 손에 의한 초기 아동기의 학대는 안전한 애착을 형성하는 아동의 능력을 발달시키는 데 영향을 미칠 수 있다(제18장 참조).[5, 6, 10] 정상적인 발달에서 지속적이고, 사랑을 주고, 공감적인 양육자와 아동의 상호 작용은 나중의 삶에서 건강한 인간 관계의 기틀을 마련한다. 양육자가 폭력적이거나, 방임하거나, 다른 폭력적인 어른(예를 들어, 전쟁 시)으로부터 지켜질 수 없었던 아이들은 타인을 신뢰하거나 안전한 애착을 형성할 수 없을 것이다. 성인이 되면 그들은 만연한 불신감이나 편집증으로부터 시작하여 친밀함과 관련된 더 제한적인 문제에 이르기까지 연속적으로 어려움을 겪을 것이다(제5장 참조).

🗂 사례

C씨는 85세의 남성으로, 그의 흉부 방사선 사진 상 보이는 의심스러운 결절에 대해 추가로 진단적인 평가를 받는 것을 거절하여 진료가 의뢰되었다. C씨는 정신과 의사에게 이것이 암일 수도 있다는 사실을 알고 있지만, "그게 암이라고 해도 그것이 저한테 뭘 해 줄 수 있겠어요? 어차피 도움이 안 될 텐데 내가 왜 더 검사를 받아야 하죠?"라고 이야기했다. 진료에 동행한 C씨의 아들은 그의 아버지는 절대로 다른 사람에게 도움을 청하거나 기대지 않을 것이며, 그는 자수성가한 사람으로서 자신의 사업 성공에 대해 자랑스러워하고 있다고 이야기했다. 제2차 세계 대전 시기에 어린이였던 C씨는 나치가 가족을 아파트 밖으로 끌어내 강제 수용소로 보낼 때 이웃들은 쳐다만 보고 있었던 것을 기억한다고 했다. 수용소에서 그는 부모형제와 떨어졌고, 그를 제외한 가족은 전부 죽었다.

홀로코스트에서 살아남았고, 성인으로서 스스로 성공한 삶을 구축한 사람인 C씨는 다른 사람들이 위험으로부터 그를 도와주거나 구할 수 없다는 뿌리 깊은 믿음을 가지고 있다. 그의 생애 초기의 끔찍했던 사실은 사람들이 그를 도와줄 수 있을 것이라는 것을 믿기 어렵게 만들었다. 신뢰에 대한 C씨의 어려움을 그의 초기 정신적 외상과 연결하는 것은 그의 발달에 대한 공식화를 구성하기 유용한 방식이다.

적응에 대한 문제

스트레스에 적응하는 어려움은 정신적 외상과 유용하게 연결될 수 있다. 실제로, 외상후 스트레스 장애의 특징 중 하나는 외부 자극에 대한 일련의 비정상적인 반응이다. 외상후 스트레스 장애 환자는 저공 비행하는 비행기 소리나 자동차 부서지는 소리 같이 정신적 외상 경험을 상기시키는 자극에 과도하게 반응할 수 있다. 정신적 외상을 겪지 않은 개인에게는 '보통'인 스트레스가 정신적 외상의 과거력이 있는 사람에게는 특별한 스트레스로 경험될 수 있다. 예를 들면, 어머니가 아버지로부터 맞는 것을 반복적으로 목격하면서 자란 아이는 어떤 종류의 대인관계 갈등이라도 유난히 싫어할 수 있다. 전쟁으로 인해 자신의 나라와 집으로부터 도망쳐야만 했던 아이는 성인이 되어서도 중요한 사람이나 장소로부터 분리되는 것에 대해 큰 고통으로 반응할 수 있다.

🗋 사례

최근 이혼한 D여사는 2세 딸을 둔 어머니로, 극심한 불면, 불안, 직장에서 일하는 것에 대한 어려움을 호소하며 치료를 받으러 왔다. 5년간의 결혼생활 이후에 아이가 태어났는데 얼마 안 되어 그녀의 남편은 다른 여자에게로 떠났고, 그녀는 이를 '결딴났다'고 묘사했다. D여사는 자신이 이혼에 더 '잘 대응'해야 한다고 느꼈고, "저는 아빠를 떠난 엄마만큼 강하지 않아요."라고 말했다. D여사의 아버지는 그녀의 어머니가 자신의 남편뿐 아니라 나라를 떠날 때까지 자신의 부인과 아들을 수년 간 신체적으로 학대해 왔으며, 어머니가 두 아이를 데리고 미국으로 밀입국할 때, D여사의 나이는 7세였다. D여사는 자신의 아버지가 폭력적이라는 사실을 알았음에도 불구하고, 어린아이였을 때 아버지에게 매우 애착을 느낀 기억 또한 가지고 있다고 했다. 그녀는 가까운 사람들과 분리되는 것에 항상 어려움을 느꼈다고 이야기했다.

최근 D여사의 결혼생활에서 배신과 상실의 경험은 가정 폭력, 가족 붕괴, 이민과 같은 어린 시절의 정신적 외상을 떠올리게 했다. 이 연결을 이해하는 것이 그녀의 최근 어려움을 이해하는 데 도움이 된다.

아동기의 학대는 대상 영속성의 발달에도 지장을 줄 수 있으며(제10장 참조) 이후의 삶에서 분열을 기반으로 한 방어에 의지하게 만든다. 비싼 대가를 치뤄야 함에도 불구하고, 학대하거나 방임하는 양육자의 부정적인 측면을 분리시킴으로써 학대당한 아이는 그들이 의존하는 사람의 선함을 계속해서 믿을 수 있게 된다. 이런 경향은 성인기까지 지속되고, 스트레스와 인간관계의 갈등에 부적응적인 반응으로 이어진다.[28, 30, 31]

🗐 사례

E씨는 여자친구와 만난 첫 3개월 동안이 '자신에게 일어난 가장 좋은 일'이라고 생각했다. 그러나 그녀가 이혼한 자기 언니의 아이를 돌볼 수밖에 없어 데이트를 취소하고 난 후, E씨는 그녀가 '끔찍한 거짓말쟁이'라고 결론 내리고는 즉시 그녀와 헤어져 버렸다. 아이였을 때, E씨의 어머니는 그와 그의 아버지를 버리고 떠났고, 그는 아버지와 살았다. 그의 아버지는 알코올 중독이었는데 그를 심하게 방임했음에도 불구하고, 그는 아버지를 '내 인생을 구원한 사람'으로 이상화했고, 아버지가 어머니를 욕할 때 동참했다.

어머니로부터 버림받고, 방임하는 아버지에게 의존하면서 누군가 자신을 돌봐주고 있다는 느낌을 받기 위해 E씨는 아버지의 학대를 부인했어야만 했다. 이것은 그가 분열에 기반한 방어를 지속적으로 사용하게 만들었고, 다른 사람들에 대하여 미묘한 차이를 알아채는 시각을 갖지 못하게 만들었다. 부적응적인 방어를 융통성 없이 지속적으로 사용하는 것은 정신적 외상으로부터 기인하고 있다고 이해될 수 있다.

사례 공식화—정신적 외상과 연결하기

발표

F양은 44세의 여성으로, 다른 사람과의 관계를 유지하는 데 오랫동안 어려움이 있어 왔고, 만성적으로 낮은 자기 존중감으로 인해 정신치료를 찾게 되었다. 그녀는 남성과 오래 만나고 싶고, 결혼도 하고 싶지만, 이런 낭만적인 관계가 열정적으로 시작된다고 해도 1년 이상 지속된 적이 없다고 했다. F양은 활발한 사회 활동을 하고, 아는 사람도 많지만 "저는 진짜 친구가 하나도 없어요. 비밀을 털어놓을 수 있는 사람이 없어요."라고 말했다. 친구나 연인을 선택할 때, 그녀 스스로 '순진하다'고 묘사를 하면서 "저는 나중에 알고 보면 정말 교활하고, 잔인하고, 이기적인 잘못된 사람들을 골라 왔어요."라고 이야기했다. 그녀는 자신이 배신당했거나, 거절당했다고 느끼면 갑자기 관계를 끝내는 경향이 있다고 했다. F양은 과거에도 여러 번 '시험적 치료'를 했지만 몇 달이 지나고 나면 각각의 치료자에게 환상이 깨지거나, 화가 나게 되었다고 했다. 두 번째 치료 시간이 끝나고 그녀는 치료자에게 "당신은 그동안 제가 만나 온 치료자들과는 다르네요. 당신은 정말 똑똑하고, 저를 완벽하게 이해하고 있어요"라고 말했다.

문제와 패턴을 기술하기

F양은 타인과 관계를 유지하는 데 어려움을 겪고 있다. 그녀는 **친밀감**과 관련하여 곤란을 겪고 있다. 친구나 연인과 강렬하지만 피상적인 관계로 빠지게 되고, 빠르고 쉽게 상처받거나 화내게 된다. 그녀는 **자기와 타인에 대한 감각**이 저조하며, 때로는 타인의 작은 결점이나 불완전함을 견뎌 내지 못한다. 그녀는 종종 필사적으로 보이는 그녀의 타인과 연결되고 싶은 욕구를 이용하려는 사람들을 선택하고, 그러므로 그녀의 인간관계는 **상호 관계**가 부족하다. 그녀는 신뢰할 만한 이유가 거의 없는 사람들을 과도하게 **믿고** 있다. 대인관계의 짧은 특성은 그녀의 애착이 일반적으로 **불안정함**을 시사한다.

발달력 검토하기

　F양은 외동딸로, 그녀의 어머니는 F양이 십 대 중반일 때 조현병으로 진단을 받았으며, F양의 삶 대부분의 시간 동안에 간헐적으로 정신병적인 모습을 보였다. 그녀의 아버지는 늦게까지 일을 했고, 자주 집을 비웠다. F양은 그녀의 어머니를 '매번 다른 사람 같았다'고 묘사하였다. 어머니는 가끔은 애정 어리고 사려 깊었지만, 폭력적이고 학대하면서 F양에게 욕이나 외설적인 말을 소리쳤고, 그녀를 오랜 시간 동안 방에 가두고는 때리기도 하였다. 가족은 다른 친척도 없었고, 친구나 이웃과의 드문 왕래도 없이 고립되어 살았다.

정신적 외상의 영향을 문제/패턴과 연결하기

　F양이 겪고 있는 타인과의 관계 유지의 어려움은 스스로와 타인의 좋은 특성과 나쁜 특성을 통합하는 데 어려움이 있는 것과 관련이 있을 것이다. 이것은 그녀의 어머니와 보낸 그녀의 정신적 외상이 있는 어린 시절의 결과일 것이다. 그녀의 어머니가 보여 준 일관되지 않고 공포스러운 행동은 F양이 일반적으로 지속적이고, 긍정적인 타인과 관련한 내적인 자기 감각을 기능하도록 발달시키는 데 어려움을 주었을 것이다. F양은 갈피를 잡을 수 없게 오락가락하는 어머니의 행동에 적응하기 위하여 자신의 마음 속에서 어머니의 좋은 면과 나쁜 면을 분리할 필요가 있었을 것이다. 잔인하고, 감정적으로 학대적인 사람들에게 끌리는 경향은 어린 시절의 경험으로부터 스며든, 학대는 타인과의 안전함과 안정감을 얻기 위해 지불해야만 하는 값이라는 기대와 연관이 있을 것이다.

정신적 외상과 연결시키는 것이 치료의 방향을 결정한다

　환자의 문제/패턴과 정신적 외상의 과거력 사이의 관계를 이해하는 것은 진단과 치료 계획을 공식화하는 데 있어 중요하다. 환자는 그들의 경험을 공감적이고, 비판단적인 방식으로 들을 수 있는 정신건강 전문가와 토론할 수 있는 것으로부터 큰 도움을 받을 수 있다. 때때로 우리는 환자가 자신의 정신적 외상 경험을 의논하는 첫 번째 사람이다. 우리가 그들에게 시간을 준다면, 그들의 이야기는 일반적으로 조금씩 드러날 것이다. 정신적 외상이 그들에게 미쳤을 영향을 인정하고, 우리가 그것에 대해 듣는 것을 견딜 수 있다는 것을 보여 줌으로써 우리는 그들이 치료를 시작하도록 도울 수 있는 중요한 안전함과 신뢰의 분위기를 수립할 수 있다. 시간이 흐르면서 우리를 향한 그들의 신뢰는 그들이 신뢰하고, 안전한 애착을 형성하고, 자기와 타인에 대해 더 통합된 감각을 갖는 일반적인 능력을 키우는 데 도움이 될 수 있다. 그들과 우리의 공식화를 공유하는 것은 그들의 정신적 외상 경험이 현재의 기능에 미치는 방식을 더 잘 이해하게 할 것이다.

🗐 사례

G양은 28세의 행정 보조원으로, 불안 발작이 생긴 이후에 평가를 위해 내원하였다. 그녀는 이제 막 새 직장에서 일하기 시작하였는데, 60대인 그녀의 상사가 겁이 난다고 치료자에게 이야기했다. 그녀는 직장에서 안절부절하며 어쩔 줄 몰라하고, 식욕을 잃고, 가끔은 악몽 때문에 새벽에 깨기도 한다고 했다. G양의 아버지는 언어적으로, 가끔은 신체적으로 자신의 아이들을 학대했고 G양과 그녀의 형제들은 아버지 주위에서 뭐가 그의 심기를 건드릴지 모르는 채 살얼음 위를 걸어왔다. 치료자가 G양에게 그녀의 새 상사가 있을 때 그녀가 느끼는 방식이 아버지 주변에서 느꼈던 것과 비슷한지를 묻자 그녀는 "네, 저는 그가 언제 저한테 소리를 지를지 몰라 두려운 느낌이 똑같이 있어요"라고 말했다.

G양의 아동기의 정신적 외상 공포의 경험과 현재의 상황을 연결시키는 것은 그녀의 현재의 감정적 반응을 이해하는 방식을 제공하고, 새로운 적응 방식을 찾는 데 도움을 줄 수도 있다.

권장 활동

다음에 묘사된 두 사람이 그들이 경험한 정신적 외상에 반응하는 방식을 당신은 어떻게 기술할 것인가?

A여사는 75세의 유대인 여성으로, 경도의 우울증으로 당신에게 왔다. 그녀는 6년 전에 은퇴하였고, 상실감을 느끼고 삶에서 그녀의 역할에 확신이 없으며, 어떻게 하면 기분이 나아질지에 대해 이야기하고 싶어 한다. 그녀에게는 4명의 자녀와 12명의 손자가 있으며, 그녀는 그들 모두의 삶에 관여하고 있다. A여사는 동유럽 국가에서 태어났다. 그녀가 7세일 때 그녀의 가족은 나치에게 잡혀 수용소로 보내졌다. 부모님과 오빠는 수용소에서 사망했고, 그녀와 여동생만 살아남았다. 수용소는 연합군에 의해 해방되었고, A여사와 그녀의 동생은 12세 때 미국으로 이주했다. A여사가 직장에서 은퇴했을 때, 그녀는 홀로코스트에서의 자신의 경험에 대한 회고록을 쓰길 원했다. 그녀의 생존은 기적이었고, 그녀는 삶이 선물이라고 이야기했다. 그녀는 자신이 목격한 사건들을 기록하는 것이 중요하다고 느꼈고, 그것들에 대해 글을 쓰는 것이 그녀의 초기 경험과 지금의 자신을 통합할 수 있도록 도와줄 것이라고 생각했다. 그녀는 여러 작문 강좌에 등록했고, 재미를 느꼈으며, 그곳에서 흥미로운 사람들도 만났다. 그녀는 당신이 자신의 회고록을 읽기 원하는지를 묻는다.

B씨는 75세의 남성으로, 그의 부인이 자문을 권유하여 오게 되었다. 그녀는 남편이 평생 우울해 있었지만, 최근 1년간 상태가 더 나빠졌다고 말했다. 그녀는 그가 거의 이야기하지 않고, 집도 거의 나서지 않으며, 대부분의 시간을 역사에 대한 책을 읽으며 시간을 보낸다고 이야기했다. B씨는 "물론 저는 우울합니다. 제가 살아온 삶을 보세요. 뭐에 대해서 이야기를 해야 하나요? 저는 그냥 사람들이 저를 좀 내버려 뒀으면 좋겠네요."라고 이야기했다. B씨는 동유럽 국가의 유대인 부모 밑에서 태어났다. 그가 6세일 때, 가족은 나치의 침략을 피해 도주하려 하였지만 붙잡혀서 수용소로 보내졌다. 그의 부모는 죽었지만, 그와 남동생은 살아남았다. 몇 년 뒤 그들은 미국으로 이민을

왔다. B씨는 결혼을 하고, 아이를 낳고, 성공적인 사업가가 되었지만 스스로 그의 생애 전반을 '정상적인 사람'인 척하며 보낸 것 같이 느낀다고 말했다. 그는 삶이란 의미가 없고, 그는 부인 이외의 어떤 사람도 믿을 수 없으며, 미래에 어떤 희망도 없다고 이야기했다.

해설

A여사와 B씨 둘 다 비슷한, 상상할 수 없는 정신적 외상의 과거력이 있지만 그 경험에 대한 그들의 반응은 매우 달랐다. 각각 나중에는 우울증이 생겼으나 A여사의 우울증은 B씨보다 훨씬 덜 심각하다. 각각 삶의 목적과 의미에 대한 물음에 답하기 위해 애쓰고 있으나, 그것에 접근하는 방식은 매우 다른 태도를 보인다. 이 차이는 그들의 초기 정신적 외상 경험에 대한 그들의 반응에서 기인했을 것이며, 이것은 그들의 선천적인 기질, 회복하는 능력, 타인과의 초기 관계에서 차례차례 야기되었을 수 있다. A여사는 신뢰(치료자가 자신을 도와줄 수 있을 것이라고 믿는 가능성을 포함하여)하고, 애착을 형성하고, 긍정적인 자기 존중감을 유지하고, 일과 여가를 즐기고, 희망감을 갖는 능력이 있는 것처럼 보인다. 반면에 B씨는 타인을 신뢰하지 않고, 기쁨을 느끼는 능력이 심하게 망가져 있고, 희망적이지 않으며, 자기에 대해 일관적인 느낌이 부족하다. 가능하다면, 정신적 외상 이전에 있었던 그들의 초기 생애와 관계에 대해 알아보는 것이 도움이 될 것이나 기억 속 정신적 외상의 효과가 이것을 어렵게 만들 수 있다.

제14장
초기 인지적·감정적 어려움

✏️ 주요 개념

　환자의 초기 인지적·감정적 어려움이 그들의 의식적·무의식적인 생각, 느낌, 행동의 발달에 영향을 주었던 방식을 이해하는 것은 우리가 문제와 패턴을 그들의 발달 과거력과 연결시키는 데 도움을 준다.

　인지적·감정적 어려움은 아동기와 청소년기에는 매우 흔하고 이 시기에 일어나는 어떤 발달도 방해할 수 있다. 이것은 DSM 장애들의 진단기준을 만족시키는 문제, 그렇지 않은 문제 둘 다를 포함한다.

　양육자의 반응과 초기 치료는 인지적·감정적 어려움이 발달에 영향을 미치는 범위를 변경할 수 있다.

　성인 환자는 초기 인지적·감정적 어려움이 그들의 발달에 주요한 역할을 했다는 것을 모를 수 있고, 특히 그들이 인식하지 못했거나 치료받지 않았을 경우에는 더욱 그러하다. 다음과 같은 때에 우리는 문제와 패턴을 초기 인지적·감정적 어려움과 연결하는 것을 고려해야 한다.

- 우리가 기술하는 것과 검토하는 것 사이에 뚜렷한 '부조화'가 있는 경우
- 이전에는 정상적이던 발달이었는데, 아동기와 청소년기에 갑자기 지연이나 예상하지 못하던 단절의 과거력이 있는 경우
- 인지적·감정적 어려움의 개인적 과거력, 가족력이 있는 경우

　제9장에서 의논했던 대로, 우리가 정신역동적 공식화를 구성할 때 일반적으로 사람들이 그들의 성인기 문제와 패턴을 만든 타인, 특히 초기 양육자와 상호 작용

하는 방식에 대하여 생각한다. 그러나 아이와 청소년들도 성인처럼 다른 인지적·감정적 어려움과 같이 기분과 불안을 동반한 문제를 가지고 있고, 이것은 그들의 발달에 깊이 영향을 미칠 수 있다. 이들 중 일부는 진단받고 치료받을 수 있으나, 대부분은 그렇지 않다. 실제로 이런 종류의 문제를 가진 성인은 이런 방식으로 문제를 개념화한 적이 없을 것이다. 그럼에도 불구하고, 우리가 정신역동적 공식화를 구성할 때에는 이런 천성의 문제들이 환자들의 초기 삶에 변수가 되었을 가능성에 대해 방심하지 말아야 한다. 이 장에서 우리는 아동기와 청소년기에 일반적으로 발생하는 인지적·감정적 어려움을 검토하고, 거기에 연결하는 것이 도움이 되는 임상 상황을 제시할 것이다.

왜 장애 대신 어려움을 이야기하는가

발달과정 동안 사람들이 갖는 인지적·감정적 어려움의 일부는 장애가 될 만한 수준에 도달하지만, 많은 경우는 그렇지 않다. 초등학교를 다니는 동안에 할 일을 하지 않고 미루지만 주의력 결핍 장애의 진단 기준에는 미치지 않는 아이나, 자주 슬퍼하지만 주요우울장애나 기분부전장애의 진단기준을 만족시키지 않는 십 대를 생각해 보자. 그것들이 장애가 아니라는 사실에도 불구하고, 이 어려움들은 자기 경험, 타인과의 관계, 적응, 인지, 일/놀이를 포함한 기능의 모든 측면의 발달에 주요한 영향을 미칠 수 있다. 따라서 우리는 실제 장애뿐 아니라, 환자의 인지적·감정적 어려움의 영향을 넓게 고려하는 것이 중요하다고 생각한다.

인지적·감정적 어려움이 발달에 미치는 영향과 관련된 기본적인 것

인지적·감정적 어려움은 아이와 청소년에게서 꽤 흔하다. 1990년대에 자란 미국 아이 인구를 대표로 한 자료에서 16세까지 1/3이 최소 1개 이상의 정신 장애를 가지며,[32] 그들은 1개 이상의 정신과적 진단을 받았다.[33-35] 정신과적 질환을 가진

모든 성인 중 3/4은 18세 이전에, 반은 14세 이전에 진단을 받았다.[36-38]

　인지적 · 감정적 어려움이 언제 일어나든지, 그것들은 그 시기에 일어나는 발달뿐 아니라 이후에 발달할 기능 또한 저해할 수 있는 능력이 있다. 예를 들면, 학교 과제 수행이나 친구들과의 우정을 발달시키는 것(ADD 또는 아동기 양극성 장애 같은)을 방해하는 후기 아동기의 어려움은 성인기에 빈약한 직업 윤리로 이어질 것이라고 강하게 예측할 수 있다.[39, 40] 그러므로 누군가 아동기나 청소년기에 인지적 · 감정적 어려움을 겪은 발달 과거력이 있다는 것을 들으면 정확히 언제 그 문제들이 생긴 것인지, 그 시기 동안에 어떤 것들이 발달되었어야 하는지, 그 문제들이 후기 발달의 측면을 훼손시켰는지 여부를 정확하게 밝히는 것이 중요하다.

　이것에 대해 더 생각해 보기 위해 다른 발달 시기에서 생기는 특정한 인지적 · 감정적 어려움을 생각해 보자.

아동기의 인지적 · 감정적 어려움

　아동기(0~12세) 동안에 일반적으로 나타나는 인지적 · 감정적 어려움은 다음을 포함한다.[32, 36]

- 자폐 스펙트럼 장애
- 학문적/학습의 어려움(학습 장애를 포함)
- 주의 집중의 어려움(ADHD를 포함)
- 불안(OCD, 공포증, 분리 불안 장애를 포함)
- 유뇨증/유분증
- 운동/음성 틱
- 기분의 어려움(우울증을 포함)

　이런 어려움의 일부는 태어나자마자 시작될 수도 있고, 유전 질환이나 주산기 발달, 또는 기질적 성향과 관련이 있을 수도 있다(제9장 참조). 이것이 그들의 초기 아동기(6세 이전)에 시작되면 감정, 인지, 신체적 발달에 심각하고 지속적인 영향을 미칠 수 있고, 특히 초기에 확인과 개입이 없는 경우에 일생의 문제가 될 것이라 예상할 수 있다.[41] 예를 들면, 초기의 진단되지 않은 우울증이나 역치하 기분 장애는 자기 존중감의 발달부터 타인과의 관계에 이르기까지 모든 것에 영향을 미칠 수 있다. 이런 문제들이 작용해 왔을 수 있다는 것을 인식하는 것은 우리가 환자들을 이해하는 데 도움을 주고, 환자들이 스스로를 더 잘 이해할 수 있도록 도움을 준다.

📁 사례

A양은 32세의 미혼 컴퓨터 디자인 제도공으로, 최근 직장 동료들과의 마찰로 인해 프로그램을 도와주는 고용인으로부터 의뢰되었다. 다소 둔마된 정동을 보이며, 그녀는 도시 공학 프로젝트를 위해 지형학적인 지도를 준비하는 자신의 직업을 즐기지만 동료나 상사와 어울리는 것에 곤란을 겪고 있다고 이야기했다. 그녀는 친구가 없었고, 한 번도 낭만적인 관계가 있었던 적이 없으며, 일 이외의 유일한 활동은 복잡한 종이접기를 하는 것뿐이다. A양은 아주 초기의 어린 시절부터 항상 '혼자만 겉도는 사람'이었다고 했다. "어머니는 제가 말이 늦고, 단지 내성적인 것이라고 했어요—제가 나이가 더 들면 다른 애들이 저를 이해할 거라고요. 하지만 그런 일은 일어나지 않았어요."

우리는 A양의 사회적 부적응, 발달 지연, 특이한 취미는 이전에 인식되지 못한 아스퍼거 증후군과 같은 자폐 스펙트럼 장애와 관련이 있을 것이라고 가설을 세울 수 있다. 이러한 연결은 남들과 어울리고, 상호 간에 만족하는 성인의 관계를 갖는 것을 힘들어하는 그녀의 어려움을 이해할 수 있도록 우리에게 도움을 준다.

아이가 그들의 인지적·감정적 어려움에 적응하는 방식은 더 나아가 발달에 영향을 미칠 수 있다. 예를 들면, 학습 장애나 ADHD는 학업, 자기 존중감, 친구를 형성하는 능력을 저해할 수 있다. 아이가 사회적 배척을 피하기 위해 스스로를 고립시킨다면, 그들은 원래 문제의 영향을 악화시킬 수 있다.

📁 사례

B씨는 46세의 미혼 스쿨버스 기사로, 버스에서 아이들에게 소리지른 뒤 상사에 의해 의뢰되었다. 최근까지 그는 어린아이들을 학교에 데려다주는 자신의 직업을 즐겨 왔으나 고등학교 학생들을 태우고 새로운 노선으로 가라고 요구받았을 때부터 어려움이 생기기 시작했다. 지지적인 중산층 가족에서 자랐음에도 불

구하고, B씨는 학습의 어려움, 언어 표현 문제, ADHD로 인해 고통받은 '비참한' 아동기를 보냈다고 보고하였다. B씨는 그가 '대화 기술'을 전혀 발달시키지 못했고, 사실상 친구가 없었다고 말했다. 고등학교 때 다른 학우들이 데이트를 시작할 때, B씨는 사회적 교류를 피하는 경향을 보였고, 그의 도발적인 말과 '나 잘났소' 하는 태도는 친구들을 더 멀어지게 만들었다.

B씨가 아동기 동안에 그의 학습 장애에 적응할 수 없었던 것이 자기 감각을 발달시키는 것을 저해했고, 자기 존중감 위협에 회피와 과대감으로 반응해 온 그의 패턴의 한 원인이 되었다.

청소년기의 인지적 · 감정적 어려움

동서고금을 막론하고 청소년기는 언제나 신체와 행동에 극적인 변화가 오는 시기였다. 십대 동안 상위 인지 기능, 대인 관계 교류, 자기 규제, 동기부여를 통제하는 신경계에도 엄청난 변화가 일어난다. 뇌의 시스템은 발달할 때가 가장 취약해 보이기 때문에 이 시기는 가장 위험도가 높은 시기이다—어떤 작가가 이야기한 것처럼, "움직이는 부분은 망가지게 되어 있다".[42, 43]

난관이 있더라도 대부분의 청소년은 어떻게든 의존적인 아이로부터 자급자족할 수 있는 청년으로의 이행에서 길을 찾는다. 그러나 격동의 십 대는 청소년이 인지적이거나 감정적인 어려움과 씨름을 벌여야 하는 경우에 더 어려울 수 있다. 청소년기 동안에 전형적으로 나타나거나 악화되는 문제들은 다음과 같은 어려움을 포함한다.[32, 36, 37]

- 불안(공황장애, 범불안장애, PTSD를 포함)
- 식이(신경성 식욕부진증, 신경성 폭식증을 포함)
- 품행(품행장애와 적대적 반항 장애를 포함)
- 정동 규제 및 충동 통제
- 기분(주요 우울증과 양극성 장애를 포함)
- 정신병(조현병을 포함)

• 물질 남용

이것들 중 어떤 영역에서 어려움이 있는 청소년은 그들의 친구들이 연습하는 것들, 예를 들면정동을 규제하고, 충동을 통제하고, 자제력을 연습하고, 주체성을 공고히 하는 능력(제12장 참조)을 포함한 기술들을 발달시키고 강화시킬 기회를 놓칠 수 있다. 그들은 인지적 · 감정적 어려움이 덜 문제가 되는 시기에도 이런 영역에서 어려움을 겪을 수 있다.

🗐 사례

C여사는 53세의 여성으로, '삶에서 내가 뭘 원하는지를 찾는' 데 도움을 구하려 나타났다. 그녀는 지난 18년간 전업주부로 지냈으나, 작년에 막내딸이 대학에 간 이후로 집에 있는 게 지루해져서 다른 무언가를 해 보는 것에 대하여 생각하고 있다고 했다. 그러나 그녀는 자기가 어떤 것에 흥미가 있는지 명확히 알지 못했고, 특별한 기술도 없었다. 이것이 그녀를 '실패자처럼' 느끼게 만들고 있다. 치료자가 C여사의 발달력을 검토할 때, 치료자는 C여사가 초등학생 때에는 아주 훌륭한 학생이었음에도 불구하고, 고등학교와 대학교 시절의 대부분을 거식증과 싸우며 보냈다는 것을 알게 되었다. 그녀는 20대 초반에 입원 치료를 받고 회복되었으며, 그 뒤부터 정상 체중을 유지해 왔다. 그녀는 "그리고 저는 결혼했고, 아이를 낳고, 지금 여기 있답니다."라고 설명했다.

다른 청소년과 청년들이 자신의 주체성을 공고히 하고 경력을 쌓는 동안에 C여사는 거식증을 상대하고 있었다. 25년간 그녀가 증상들로부터 자유롭게 지냈다고 해도, 그녀는 다음 단계의 삶으로 나아가기 위해 도움이 될 만한, 자신이 뭘 하는 것을 좋아하는지에 대한 명확한 감각이 없고 기술도 없이 남겨지게 되었다.

성인기의 인지적 · 감정적 어려움

이 장의 초점이 아동기와 청소년기의 인지적 · 감정적 어려움에 맞춰져 있다고 해도, 발달은 18세에 멈추지 않는다(제12장 참조). 그러므로 성인기에 생겨난 감정적 · 인지적 어려움 또한 발달에 영향을 미칠 수 있다.

🗂 **사례**

　D여사는 35세의 기혼 여성으로, 4세 아들을 둔 어머니이며 둘째 아이를 갖는 것에 대한 두려움을 가지고 나타났다. 그녀는 자신과 남편은 아이를 더 갖길 원한다고 보고했지만, "전 제가 이걸 잘한다고 생각하지 않아요. 아이들을 돌보는 걸 능숙하게 할 수 없다고 생각해요. 그것은 너무나 고독해요." 라고 말했다. 치료자가 그녀에게 아들을 가졌을 때의 경험에 대해서 더 물어보자, D여사는 아들이 태어난 이후에 '몇 주를 집에서 혼자 울면서' 시간을 보냈다고 했다. "끔찍했어요. 완전히 무력하게 느껴졌어요. 저는 항상 자신감이 있었고, 제게 주어진 것들을 잘 해냈는데, 이건 잘하지 못하는 것 같아요."

　이 상황에서 D여사는 치료받지 않은 산후 우울증이 있는 것처럼 보인다. 이것은 그녀를 끔찍한 어머니라고 느끼게 만들었고, 둘째 아이를 갖는 것을 두려워하게 만들었다. 이것은 성인기에 전개된 새로운 패턴이며, 우리는 이것을 그녀의 자기 감각에서 기분과 연관된 문제의 영향들에 유용하게 연결할 수 있다.

부모의 반응과 초기 치료는 발달 단계에서 인지적 · 감정적 어려움의 영향을 경감시킬 수 있다

　초기 인지적 · 감정적 어려움이 발달에 영향을 미치는 범위는 다음을 포함한 많은 요인에 달려 있다.[44-47]

- 천성, 시기, 만성적 어려움
- 어려움에 대한 양육자들의 반응을 포함한 주 양육자와 아이의 초기 관계
- 일반적인 가족 내 스트레스와 아이의 사회적 환경
- 또래 관계
- 자원에 대한 접근에 영향을 줄 수 있는 부모의 사회경제적 상태
- 적절한 초기 치료와 양육자, 궁극적으로는 아이에 의해 어려움이 개념화되는 방식

아이의 인지적·감정적 어려움에 대한 부모의 반응과 초기 치료 개입은 이러한 문제들이 발달에 영향을 미치는 방식에 엄청난 차이를 만들 수 있다.[48]

🗇 사례

E여사는 기혼이며, 30세의 행복한 선생님으로, 어머니의 갑작스러운 죽음 이후에 생긴 '애도 상담'을 위하여 나타났다. 그녀는 이전에 정신과 치료를 받은 과거력은 없다고 이야기했다. 그녀는 왜 자신이 이렇게 고통스러운 슬픔을 느끼는지는 이해하지만, 장례식 이후로 거의 공황에 가까운 불안에 사로잡혀 곤란을 겪고 있다고 치료자에게 이야기했다. "마치 유치원 첫 날, 엄마가 문 밖으로 걸어나가는 것 같아요." 그날에 대해 회상해 보라고 하자, E여사는 선생님이 그녀에게 어머니가 얼마간은 같이 있을 수 있다고 안심시킨 뒤에도 교실에 들어가 바닥을 구르면서 소리지르던 것을 생생히 기억한다고 했다. 그녀의 어머니는 소아 심리학자에게 이 일을 자문하여 최대한 빨리 E여사를 학교로 돌려보내기 위한 계획을 세웠다. 몇 주 뒤, 그녀의 어머니는 그녀에게 '잠시 커피 마시는 시간을 갖는 것'이라고 이야기,하자 E여사는 기쁘게 손을 흔들며 다른 아이들과 놀기 위해 돌아갔다. "저는 그때 엄마가 시야에서 사라지는 걸 견딜 수 없었다는 게 믿기 어려워요." "대학에 지원할 때, 제가 처음 선택한 곳은 스코틀랜드의 성 앤드류 대학이었거든요."라고 E여사는 강조했다.

E여사의 사례에서 초기의 적극적인 행동 치료, 세심한 육아, 지지적인 학교 환경은 전부 그녀의 초기 분리 불안의 기간과 영향을 제한하는 데 기여했다. 양육자들의 긍정적인 반응과 초기의 인식/치료가 부정적인 결과를 경감시키는 데 도움을 줄 수는 있지만, 특히 초기의 어려움들이 정신 장애의 수준에 도달한 경우에는 이런 것들이 파괴적인 영향에 대해 반드시 방어해 주는 것은 아니라는 것을 기억하는 것이 중요하다.

문제와 패턴을 초기의 인지적 · 감정적 어려움의 영향과 연결하기

일부 환자들이 우리에게 자신의 초기 인지적 · 감정적 어려움을 이야기해 줄 수 있다고 해도, 대부분은 그럴 수 없다. 그렇다면 어떻게, 언제 초기 감정적 어려움과의 연결에 대하여 가정해야 하는지를 알 수 있을까? 이 질문에 대해서 다음에 소개되는 몇 개의 지침이 우리를 도와줄 것이다.

우리가 기술한 것과 검토한 것 사이의 '부조화'

가끔 우리가 기술한 것과 검토한 것이 맞지 않는 것처럼 보일 때가 있다. 예를 들면, 어떤 사람이 전반적인 기능의 붕괴 때문에 왔지만 같은 어려움이 없는 형제들과 아주 지지적이고, 기능적인 초기 환경에서 자라왔다고 기술한다. 또는 환자는 자신의 삶을 '망친' '끔찍한' 양육자를 가졌었다고 기술하지만, 이것 또한 당신이 오랜 시간에 걸쳐 양육자들에 대해 알아낸 것과 일치하지 않는 것처럼 보일 수 있다. 가족 중 한 명이 다른 가족과는 다르게 대우받았을 가능성도 항상 존재하지만, 마찬가지로 환자가 초기 인지적 · 감정적 어려움을 가졌을 가능성 또한 존재한다. 물론, 항상 전자이거나 후자인 것은 아니다—초기의 어려움이 있는 아이가 주의나 공감, 인내를 더 또는 덜 받는 등 가족 내 다른 아이들과는 다른 대우를 받았을 수도 있다.

🗐 사례

F양은 21세의 대학생으로, 그녀가 필을 여러 번 칼로 그었다고 룸메이트가 학장에게 알려 의뢰 되었다. F양은 자신의 남자친구가 SNS에서 다른 여자와 대화하는 것을 발견한 뒤 '또다시' 자해를 시작했다고 인정했다. "저는 늘 엉망이었어요—좋았다가, 나빴다가—뭐가 잘못된 건지 모르겠어요. 저한테 나쁜 일이 일어난 것도 아니에요. 부모님은 좋은 사람들이고, 항상 저를 도와주려 했지만 제가 어디서 왔는지 이해하지 못했죠. 제 형제자매는 이런 문제를 가진 적이 없어요. 왜 저는 평온하게 지낼 수 없는 걸까요?"라고 그녀는 말했다.

'충분히 좋은' 가족 상황처럼 들리는 배경 안에서 F양의 기분, 자해와 관련된 전반적인 문제들은 그녀가 기분과 자기 규제에 관련한 일생 동안의 문제로 고통받았을 것을 시사한다. 이것을 이해하는 것은 그녀가 적절한 치료를 받는 것뿐 아니라, 그녀의 자기 존중감과 타인과의 관계를 개선하는 것을 도와줄 수 있는 그녀의 발달에 대한 새로운 이해를 할 수 있도록 도울 수 있다.

이전의 정상 발달이 예상치 못하게 중단된 아동기의 과거력

이전의 정상 발달이 갑작스럽거나 예상치 못하게 중단된 것을 들을 때에는 초기 인지적 · 감정적 어려움이 역할을 했을 것이라는 생각을 촉발시켜야 한다. G씨의 사례를 보자.

G씨는 35세의 남성으로, 새 회사에서 사회적 문제를 협상하는 것에 대하여 도움을 얻기 위해 나타났다. "저는 아주 작은 회사에서 시작했는데, 이건 정말 큰 발전이에요—이제는 회사가 아주 넓어요! 어찌할 바를 모르겠고, 어떻게 해야 좋은 지도자를 찾을지 모르겠어요." G씨는 현재 불안이나 우울감은 없다고 하였지만, 약간 '기력이 없다'고 느낀다는 것을 인정했다. 치료자가 발달력을 검토할 때, G씨는 뛰어난 학생이었고, 친구가 많았다고 기술했다. "6학년 때와 7학년 때를 제외하고요. 저도 무슨 일이 있었는지 모르겠어요—저는 새 학교에 갔고, 뭔가 무너졌던가 그랬어요. 방에서 하루 종일 비디오 게임을 하면서 시간을 보냈고, 성적은 곤두박질쳤죠. 부모님은 저에게 '빨리 공부를 시작하라'면서 화를 냈어요. 하지만 8학년이 되자 다시 괜찮아졌죠. 아마 새 학교 때문이었던 것 같아요. 그 경험은 항상 새로운 상황에 대해 걱정하게 만들어요."

후기 아동기에 갑자기 사회적 고립, 학업의 붕괴와 동반된 기능의 중단이 생긴 것은 G씨가 중학교 입학 시기에 기분 장애—아마도 진단받지 않은 주요 우울증—를 가졌을 수도 있다는 것을 시사한다. 그러나 이것은 그나 그의 주변 사람들이 그것을 개념화한 방식은 아니었다. 이 삽화로 인해 부모와의 갈등이 생겼고, 새로운 상황에 들어가는 것에 대한 자신감에 영향을 미쳤다. G씨의 현재 문제와 이 초기의 어려움을 연결하는 것은 우리에게 G씨가 자기 존중감의 규제와 타인과의 관계의 패턴을 발달시킨 방식을 이해하는 데 도움을 준다.

인지적 · 감정적 어려움의 개인력 또는 가족력

다음 사례에서처럼, 개인력, 또는 가족력이 있을 때 초기 인지적 · 감정적 어려움이 최근의 문제와 패턴에 기여한다고 생각하는 것은 말할 나위도 없는 일이다. 다음의 사례를 보자.

> H여사는 28세의 물리치료사이자 두 아이의 어머니로, 스스로에 대해 더 좋게 느끼려고 노력하는 것에 도움을 받으러 나타났다. "직장에 있는 모든 사람은 저보다 똑똑하고 재미있어요."라며 그녀는 "남편이 저를 힘들게 할 때 강해질 필요가 있어요."라고 말했다. H여사는 현재 우울증의 증상이 있지는 않다고 이야기했으나, 자신은 항상 혼자 지내는 '조용한' 아이였다고 했다. 그녀는 학교 일에 자원해서 나서지 않았고, 대체로 자신은 학교 연극이나 스포츠 팀에 뽑히지 않을 것이라고 여겼다. 그녀는 "저는 엄마랑 비슷해요. 엄마는 기운이 아주 없었거든요."라고 말했다. 자세한 내용은 모르지만, 그녀가 생각하기에 외할머니가 우울증을 앓았다고 했다.

H여사는 우울증을 호소하지는 않았지만, 그녀의 가족력은 우울증이나 기분 부전 같은 기분의 어려움이 그녀의 발달에 주요한 역할을 했을 것이라는 것을 시사한다. 이것은 그녀가 자기 감각과 자기 존중감을 관리하는 능력을 공고히 하는 방식에 영향을 주어 왔을 것이다.

사례 공식화—초기 인지적 · 감정적 어려움의 영향과 연결하기

문제와 패턴을 초기 인지적 · 감정적 어려움의 영향에 연결하는 것은 진단을 내리는 것 이상의 일이다—그것은 환자들이 자신에 대해 생각하는 그들의 의식적 그리고 무의식적 방식, 타인과 관계를 맺고, 스트레스에 적응하고, 생각하고, 일하고, 노는 것을 포함한 환자의 발달에 초기의 문제들이 영향을 미친 방식을 이해하려고 노력하는 것이다. 당신이 초기 인지적 · 감정적 어려움이 존재한다고 의심한다면, 거기서 멈추지 마라—그것이 어떻게 그 사람과 발달을 통한 그 사람의 환경에 영향을 미쳤는지를 생각하라. 여기에 사례가 있다.

발표

    I여사는 45세의 결혼한 시간제 고용 법률 비서로, 그녀를 보고 '지쳐 있다'고 말하는 남편과 함께 왔다. 그녀는 일이 '너무나 많아서' 직장을 '그만둬야만 했다'고 설명했다. 그녀의 남편은 자신이 몇 년 전에 허리를 다쳐 일할 수 없게 된 뒤부터 그녀는 맡게 된 일련의 임시 직업들을 그만둬 왔다고 설명했다. 이전에 I여사는 남편으로부터 경제적으로 지원을 받아 왔고, 집 밖에서 일했던 적은 한 번도 없었다. 그녀의 남편은 그녀가 '멍청이처럼 행동하고' '게으르고 동기부여가 안 되어 있다'며 불평했다—"그녀는 자기가 뭘 해야 하는지 알아요. 만일, 직장에서 인터넷 서핑하는 것을 그만두면 그녀는 잘했을 거예요. 그렇지만 자기가 원하지 않는 일은 하려고 하지 않아요." 따로 면담을 하면서 I여사는 처음에는 직장에서 '괜찮게 일을 해 나갔으나' 몇몇 동료가 대신 일을 해 달라고 부탁을 받고 일이 정신없이 바빠지자 그녀는 극심한 우울과 불안을 느꼈고, 집중할 수가 없었고, 밤에도 잘 자지 못했으며, 깨어 있을 때에도 피곤하고 무기력했으며, 제 시간에 직장에 도착하는 것에 어려움이 생겼다. 그녀는 스스로의 '실패'에 대해 부끄럽고 절망적이라고 느꼈지만 왜 자신이 점점 '느슨해지는지'에 대해서는 이해하지 못했다—"저는 그냥 잘 해내는 것처럼 보이지 않는 사람들 중 하나에요."

기술하기(초점을 맞추어)

문제

    I여사는 직장의 일에 압도되어 반복적으로 직업을 그만두게 되었다. 그녀는 집중하고 조직화하는 것을 특히 어려워했으며, 아무것도 끝나지 않은 채로 다른 일로 넘어가는 경향이 있었고 업무의 우선순위를 매기는 것이 어렵다고 생각했다. 가장 최근의 직장을 그만둔 뒤 그녀는 또 우울하고, 불안하고, 수면에 어려움

을 느끼고 있었다. I여사는 그녀가 게으르기 때문에 직장을 그만두는 것이라고 생각하는 남편과의 관계에서도 어려움이 있었다.

패턴

I여사는 스스로를 '주부'라고 인정하고, '제가 제 시간을 갖기만 하면' 가사 일을 하거나, 쇼핑을 하거나, 고지서를 내거나 하는 일들을 할 때에는 문제가 없었다고 이야기했다. 그녀는 이 역할에 있어서 좋은 자기 감각이 있었지만 그녀의 능력이나 지능에 '한계'가 있다고 느꼈다. 그녀는 남편 말에 따르는 경향이 있었고, 종종 그가 자신을 괴롭힌다고 느꼈다. 집 밖에서 일하는 것에 적응하는 것이 도전이었음에도, I여사는 장애가 있는 남편의 옆에서 '자신의 일'을 하길 원했고, 남편이 그녀가 열심히 일할 의지가 없다고 생각하는 것에 상처받았다고 이야기했다. 그녀는 전화로 이야기하고, 종종 점심을 같이 먹는 친한 여자친구들이 있다. 그녀는 여가 활동은 거의 하지 않는다—"저는 뭘 하든지 다른 사람들이 하는 것의 두 배의 시간이 걸려요. 그래서 휴식을 취하는 시간을 찾는 게 어려워요." 라고 설명했다.

발달력 검토

I여사는 미혼모로부터 태어난 외동으로, 어머니에 대해 "저에게 사랑을 줬지만 우울했어요—어머니는 어려운 삶을 살았지만, 제가 더 나은 삶을 살게 하기 위해서 자신이 할 수 있는 최선을 다하셨죠."라고 기술했다. 그녀의 어머니는 두 가지 일을 했고, 저녁 시간에 거의 집에 없었지만 주말에는 자신이 없었던 시간들을 채우기 위해 딸에게 헌신적으로 노력했다고 했다. I여사는 4학년 때 어머니와, 스케이트를 타다가 넘어져 머리를 다치기 전까지 항상 '학교를 사랑했다'고 이야기했다. 그녀는 그 사고에 대해 잘 회상하지는 못했지만 어머니의 이야기로는 의사가 엑스레이 소견은 괜찮다고 했다고 한다. 얼마 지나지 않아, I여사는 그녀를 학교에 보내기 위해 옷을 입히려는 어머니에게 떼를 부리기 시작했고, 다른 소녀들을 때려 징계를 받기도 했다. 그녀는 수업에 집중하기를 어려워했고, 수학을 따라가는 것을 힘들어했으며, 한 번에 몇 개의 문장밖에 읽지 못하여 글의 전반적인 '요지'를 놓쳤다. 그녀는 숙제를 할 때 자신을 조직화하는 데 도움이 필요

했고, 끝나는 마지막 순간까지 미루는 경향이 있었다. 중학교가 끝나갈 때, 그녀의 어머니는 격노하여 그녀에게 동기부여 하려고 노력하는 것을 포기하고는 그녀를 위해 대신 과제를 써 주었다. 고등학교가 끝나 갈 때 I여사의 우울과 불안은 악화되기 시작하였지만 어떤 심리적인 도움도 수용하지 않으려 했다. 비서 양성학교를 다니는 동안에 그녀는 '축 처져 있었으나' 미래의 남편을 만난 뒤로 직업을 구할 필요가 없다는 사실에 안도했다.

과거력과 문제 및 패턴을 초기 인지적·감정적 어려움의 영향에 연결하기

I여사의 최근 일과 관련된 어려움은 오랫동안 이어져 온 인지적 문제와 관련이 있어 보이는데, 이는 진단되거나 치료받지 않은 아동기의 두부 외상 삽화가 있었던 때로 돌아갈 수도 있다. I여사의 인지적 어려움은 그녀의 지능적인 열등감에 대한 느낌을 포함한 자기 존중감과 관련된 일생의 어려움에 기여했을 것 같고, 타인과의 관계를 저해해 온 것 같다. 그녀와 어머니의 논쟁적인 관계는 그녀의 인지 문제로부터 시작되었을 뿐 아니라, 빈약한 자기 지각의 발달과 자기 존중감 관리의 어려움에도 기여했을 것이다. 이 모든 것은 그녀가 집에 남기로 한 것뿐 아니라, 배우자의 선택에도 기여했을 것이다.

초기 인지적·감정적 어려움을 연결하는 것이 치료의 방향을 결정한다

우리가 어떤 사람의 발달과 현재의 어려움이 초기의 인지적·감정적 어려움에 영향을 받았다고 의심한다면, 이것은 몇몇 방식으로 치료에 영향을 미친다.

- 인지 문제의 성격과 심각도를 명확히 하기 위해 추가 검사(예를 들어, 신경심리학적 검사)가 필요할 수 있다.
- 인지적·감정적 어려움의 가족력을 조사하는 것은 모든 평가의 부분이 되어야 하나, 이것들이 발달에 영향을 미치고 환자의 현재 문제에 기여했다고 의

심될 때에는 아주 심도 있게 검토되어야 한다.
- 공존하는 인지적 · 정신과적 문제(인지적 교정, 약물 치료 등)에 대한 적절한 개입이 치료의 중심이 될 것이다.

초기 인지적 · 감정적 어려움의 영향과 현재를 인식하고 인정하는 것은 환자에게 새롭고, 때로는 새로운 방식으로 자신을 이해하는 데 도움을 줄 수 있는 더 관대한 삶의 이야기를 만드는 기회를 제공할 수 있다. 추가적으로, 우울이나 불안 같은 기저의 어려움을 치료하는 것은 환자의 삶의 질, 기능, 자신에 대한 느낌을 상당히 호전시킬 수 있고, 시간이 지나면서 환자들이 자기와 타인에 대해 생각하는 새로운 의식적 · 무의식적 방식을 개발하는 데 도움을 줄 수 있다.

I여사를 다시 생각하며 어떻게 공식화가 치료의 방향을 결정하는지 살펴보자.

치료자는 추가 검사를 위해 I여사를 신경심리학자에게 의뢰했다. 그리고 기분과 불안 증상을 평가하기 위해 정신과 의사에게 의뢰했다. 치료자는 또한 I여사와 남편에게 정신건강 교육을 시행하여 그녀의 일과 관련한 어려움은 게으름이나 노력의 부족과는 상관이 없다는 사실을 알려 주었다. 치료자는 인지 문제가 있는 사람들은 밝고, 동기부여가 되어 있더라도 그들이 게으르기 때문이 아니라 그들이 무엇을 하고 있는지에 대해 길을 잃어버리기 때문이며, 법률 회사같이 업무가 정신없이 바쁘고 스트레스를 받는 환경에서는 특히 그렇다고 설명했다. 치료자는 또한 신경심리학적 검사가 그녀의 인지 문제의 본질을 명확히 하는 데 도움을 준 이후에는 I여사가 신경심리학적 기술을 향상시키기 위한 인지적 교정과 그녀 자신, 능력, 그리고 타인과의 관계에 대해 생각하는 방식을 이해하도록 돕는 정신치료를 통해 혜택을 볼 수 있을 것이라는 낙관을 표현하였다.

I여사의 사례에서 그녀의 직업 관련 어려움이 최소한 성격적 결함보다는 초기 인지적 · 감정적 어려움의 부분과 관련이 있다는 것을 그녀와 그녀의 남편이 이해하도록 돕는 것은 그녀의 자기 감각을 고치고 결혼에서의 긴장과 오해를 줄이는 데 많은 도움이 될 것이다.

권장 활동

다음은 어떻게 연결되어 있는가?

1. A양이 상사에게 연봉 인상을 요구하는 것의 어려움—그녀의 초기 기질적 수줍음
2. B씨가 그의 8세 딸을 상대하는 것의 어려움—그의 초기 학습의 어려움
3. 자기 존중감 규제와 관련한 C양의 어려움—그녀의 초기 유분증

해설

1. A양이 직장에서 자기 주장을 하는 데 어려움이 있는 이유는 많으나, 그녀가 아주 어린 시절부터 자신이 수줍음이 많았다는 것을 시사하는 과거력을 이야기한다면, 이것은 분명히 기여하는 요인이 될 수 있다. 이것은 지속적인 부끄러움 자체가 될 수도 있고, 부끄러움의 결과로 발전된 다른 패턴(회피 또는 자기 비하 같은 것)이 될 수 있다. 기질적인 특성으로 이것을 확인하는 것은 공식화와 치료에 있어 매우 중요하다.

2. 자신이 학습에 어려움이 있었으면서 B씨는 딸이 그에게 어려움을 줬던(또는 계속 주고 있는) 학교 숙제를 시작하는 것에 과민하거나, 불안하거나, 두려워질 수 있다. 이 연결을 이해하는 것은 그가 자신의 느낌을 이해하고, 관계를 개선해 나가는 데 도움을 줄 수 있다.

3. 유뇨증과 유분증같이 잠재적으로 수치심을 느낄 수 있는 모든 초기의 어려움은 발달하는 아이의 자기 감각과 자기 존중감 규제의 능력에 영향을 미칠 수 있다. 이것은 아동기의 어려움이 사라진 이후에도 오랫동안 성인의 자기 존중감을 규제하는 능력에 영향을 미칠 수 있다.

제15장
갈등과 방어

🖉 주요 개념

자아 심리학이라고 불리는, 발달에 대한 조직화된 생각은 성인의 문제와 패턴이 무의식적인 갈등과 방어와 연결될 수 있다는 것을 시사한다.

이 생각에 따르면, 무의식적인 갈등은 반대의 생각이나 느낌, 소망이 충돌할 때 발생한다. 인식 밖에 있는 이 갈등은 우리에게 불안을 유발하고, 타협을 성립시키기 위해 방어를 사용하도록 유도한다. 이 타협은 우리의 특징적인 문제와 패턴을 야기한다.

문제와 패턴의 발달을 무의식적인 갈등과 방어에 연결하는 것은 다음과 같은 어려움을 이해하는 데 특히 유용하다.

- 경쟁적인 불안과 억제
- 헌신과 성적인 친밀감에 대한 어려움
- 더 적응적인 방어

다음을 그려 보자. 당신은 대학교 2학년생이고, 지금은 토요일 오후 5시이며, 당신의 모든 친구는 파티에 가려고 한다. 당신도 가고 싶지만, 당신은 월요일 전까지 해야 할 일들이 아주 많다는 것을 알고 있다. 무엇을 할 것인가? 당신의 일부는 긴한 주가 끝나고 휴식이 필요하다고 느낄 것이며, 또 다른 일부는 쌓여 있는 숙제를 불가피하게 시작해야만 한다고 느낄 것이다. 당신은 이리저리 고민하다가 집에 남기로 결심한다. 친구들이 기숙사를 떠나고 나자, 당신은 숙제를 시작하기 위해 책상에 앉는다. 그러나 숙제를 시작하기 전에 당신은 책상을 청소하기로 결심한다.

잠시 후, 지저분한 주변과 비교하여 책상이 깨끗하게 보이자 방 전체를 치우기로 결심한다. 청소를 하면서 당신은 고등학생 때의 친구가 전화를 했었다는 메모를 발견하게 되고, 친구에게 전화를 걸어 얼마간 이야기를 나누고는 샌드위치를 만들어 먹고, 다시 책상에 앉았는데 오후 11시 30분이 되었고 어떤 과제도 끝내지 못했다! 무슨 일이 일어난 것인가?

갈등과 타협

토요일 밤에 당신에게 일어난 일은 당신이 갈등하는 것이었다. 당신의 일부는 나가서 놀기를 원했고, 또 다른 일부는 집에 남아서 할 일을 해야 한다고 느꼈다. 이 두 부분은 갈등에 놓여 있었다.[49, 50] 당신은 당신이 선택을 했다고 생각했지만 당신이 모르는 사이에 전쟁은 지속됐고, 당신의 마음은 타협을 하였다.[50] 타협은 당신이 집에 남아 있지만(숙제를 해야 한다고 느끼는 마음의 일부를 부분적으로 만족시킴), 당신은 어떤 과제도 하지 않은 것(긴 한 주 뒤에는 쉬기를 바라는 일부를 부분적으로 만족시킴)이다. 이 모든 것은 인식 밖에서 일어났고, 그래서 우리는 그것을 무의식적 갈등[49-51]이라고 부른다. 자아 심리학이라고 부르는 마음이 작동하고 발달하는 방식에 대해 생각하는 하나의 방식은 이와 같은 갈등들이 지속적으로 발생하고, 우리가 생각하고 느끼고 행동하는 방식의 기저에 깔려 있다는 것을 제시한다.

자아 심리학의 기초

갈등 → 불안 → 방어

문제와 패턴이 무의식적인 갈등과 연결될 수 있다는 개념은 Freud가 처음으로 개념화하였다.[52] Freud는 처음에 갈등은 마음의 두 부분—의식적 부분과 무의식적 부분—간에 있다고 생각했다. 그는 이 생각을 지형학적 모델이라고 불렀는데, 왜냐하면 그것이 마음은 한 부분(의식적 부분)이 다른 일부분(무의식적 부분)의 '위에' 있다고 묘사했기 때문이다.[53] 이 생각에 따르면, 무의식적인 생각과 느낌이 의식에 다다르는 것에 방해를 받으면 문제가 발생하는데, 일반적으로 그것들은 견뎌 내기에 너무나 고통스럽다고 간주되기 때문이다. 그러나 Freud는 곧 갈등은 둘 다 무의식적인 마음의 부분 사이에서도 존재할 수 있다는 것을 깨달았다. 이러한 것은 마음을 위치보다는 구조의 표현으로 묘사하는, 그가 **구조 모델**이라고 부르는 두 번째 생각으로 이끌었다.[53] 이 구조들은 해부학적인 것이 아니다. 오히려 우리는 그것들을 기능의 군집으로 생각할 수 있다. 그것들은 원본능(id), 자아(ego), 초자아(superego)이다.

- **원본능**은 무의식적인 소망과 느낌을 대표하는데, 왜냐하면 그것들은 사람들을 불편하게 만드는 경향이 있기 때문이다(예를 들어, 불안이나 수치심). 그 결과, 그것들은 억압된다—즉, 그것들은 의식 밖에 머무르고 있다.
- **초자아**는 양심과 자아이상(사람들이 자신을 보고자 하는 방식)을 대표한다.
- **자아**는 마음의 실행 기능을 대표한다—원본능, 초자아, 현실 사이의 중재자이다. 자아 기능은 현실 검증력, 방어 기제, 자기와 타인을 개념화할 수 있는 능력을 포함한다.[50]

이 이론에 따르면, 마음의 이런 부분들은 서로 간에, 그리고 현실과의 사이에서 지속적인 갈등상태에 있다. 무의식적인 공상의 형태인 소망은 초자아나 현실에 대하여 갈등상태에 있다. 이 갈등의 대부분은 무의식적이다—즉, 의식 밖에 있다—그럼에도 불구하고, 그것은 개인의 의식적인 생활에 영향을 미친다. 이 모델에서 이 구조들 간의 무의식적 갈등은 불안을 유발하는데, 자아는 사람이 이것을 경험하지 않게 보호하려고 노력한다. 우리는 이 보호를 방어라고 부른다.[50]

방어는 마음이 스트레스에 적응하는 무의식적이고 자동적인 방법이다(제6장 참조). 그것들은 불안이나 우울, 질투심과 같이 고통스러운 정동을 사람이 인식하는 것을 제한하는 대처 기제이며 내적 타협이다. 그리고 그것은 감정적 갈등을 해소한다.[50]

더 적응적이거나 덜 적응적인 타협과 방어

앞의 대학교 2학년생의 사례에서 보듯, 방어는 부분적으로라도 갈등의 각 측면을 만족시키려고 노력한다. 그러므로 결과로 나오는 생각, 느낌, 행동은 타협의 결과이다. 다음의 사례에서처럼, 어떤 타협은 다른 것들보다 더 적응적이다.

🗐 사례 – 더 적응적인 방어

19세 남성인 A군은 그의 지배적인 아버지에게 화가 나서 무술을 계속했고, 가라테 검은 띠가 되었다. 그는 이 성취에 대해 매우 자랑스러워했다.

A군의 무의식적인 갈등은 다음과 같이 보일 수 있다.

아버지에게 너무 화가 나서 아버지를 죽일 수도 있겠다.	vs.	아버지를 해치는 것은 옳지 않은 일이다.

이 갈등은 불안을 일으키는데, 그것을 자아가 방어를 사용하여 보호한다—이 사례에서는 승화가 나타난다. 승화는 유용하거나 사회적으로 용인되는 행동을 함으로써 불편한 소망이나 느낌을 누군가를 만족하도록 용납하는 매우 적응적인 방어이다. 무술에 관심을 갖게 됨으로써 A군은 그의 아버지를 향한 실제의 폭력에 대한 초자아의 금지를 따르며, 통제된 방식으로 타인과 싸우는 것으로 아버지를 공격하고 싶다는 자신의 소망을 부분적으로 만족시킨다. A군은 그가 하는 것에 기분이 좋고, 그러므로 이 방어는 그에게 적응적이다.

🗐 사례 – 덜 적응적인 방어

B여사는 42세의 여성으로, 그녀의 어머니는 매우 학대적이었다. 어린아이였을 때, B여사는 어머니의 화가 폭발할 때마다 맞았다. 성인이 되어 그녀는 어머니에 대한 이상적인 관점을 유지하고 있었지만, 모든 것에 대하여 자기 자신을 비난하고 타인이 그녀를 함부로 대하도록 내버려 두었다.

B여사의 무의식적인 갈등은 다음과 같을 것이다.

나는 엄마를 사랑하고, 엄마가 나를 돌봐 주고 있다고 느끼는 게 필요해.	VS.	엄마가 나를 돌봐 주지 않아서 화가 나.

이 갈등 또한 불안을 일으키는데, 그것은 자아를 행동하도록 촉발시킨다. 그러나 여기서 자아는 다른 사람을 완전히 평가절하하여 한 사람에 대한 좋은 느낌을 보존하는 분열이라고 부르는 덜 적응적인 방어를 활용한다. B여사는 학대하는 어머니라도 필요했고, 그래서 어머니의 나쁜 부분을 부정하고 그녀를 이상화했다. 그러나 어머니가 계속 학대적이었기 때문에 B여사는 이것이 자신의 잘못이라고 추정하였다. 이 방어는 B여사가 분노를 스스로에게 표현하는 한편 어머니를 사랑할 수 있도록 한다. 이것은 아동기에는 '효과가 있었던'(적응적이었던) 타협인데, 왜냐하면 그것은 B여사가 학대에 대해 생각하지 않도록 용납하고, 가능한 한 정상적인 삶을 살 수 있도록 해 주었기 때문이다. 그러나 B여사가 자신의 화를 억누르고, 스스로를 비난하고, 학대적인 사람에게 달라붙어 스스로의 감정으로부터 분리하도록 내버려 두고, 자신과 타인에 대한 균형 잡힌 시각을 가질 수 없고, 더 애정 어린 관계를 찾지 않는 경향을 보이는 면에서는 아동기에는 효과가 있었던 것이 성인기에는 점차 부적응적으로 된 것이라 할 수 있다(방어에 대한 자세한 내용은 제6장 참조).

문제와 패턴을 갈등과 방어에 연결하기

우리는 언제 문제와 패턴을 갈등과 방어에 연결하기를 선택해야 하는가? 갈등과 방어라는 용어를 사용하여 마음에 대해 생각하는 것은 사람들이 방어적으로 억압하는 능력을 가졌다고 일반적으로 추측하는 것이다. 따라서 우리는 일반적으로 인생 초기의 시간 이후에 나타나는 제한된 문제들을 가진 사람들을 위해 발달에 대한 이 조직화하는 개념을 사용한다. 이 사람들은 신뢰할 수 있고, 자기와 타인에 대한 감각을 가지고 있고, 안전한 관계를 형성할 수 있는 것처럼 보이지만 경쟁심이나 성에 대해서는 종종 스스로를 억압한다. 다음의 임상 상황을 더 심도 있게 살펴보자:

경쟁적인 불안과 억제

중기 아동기의 세 사람 관계에서 아이들은 그들의 부모를 뛰어넘는 공상과 결과적으로 자신의 사랑을 잃을 것 같은 두려움에 대해 고군분투한다. 이것은 무의식적인 갈등이다. 만약 이것이 아동기에 해결되지 않는다면 성인기까지 지속될 것이며, 그들이 경쟁을 하거나 확신에 차 있을 때 계속 불안을 경험하게 만든다. 이것은 방어적인 억제(inhibit)를 하도록 만든다. 사람들은 여러 방식으로 자신을 억제한다―그것들은 그들의 관계, 직장, 스스로를 즐기는 능력까지 억제할 수 있다. C양의 사례를 보자.

> C양은 38세의 이성애자 여성으로, 관계를 지속하는 것에 어려움이 있다며 정신치료를 받으러 왔다. 치료자는 C양이 더 나이 든 여성에게나 어울릴 법한 옷을 입고 있다는 것을 주목하였다. C양은 또한 20여 년 전에 그녀의 아버지가 더 어린 여자를 만나려고 자신의 어머니를 떠나, 어머니는 수년 동안 외롭고 우울했다고 이야기했다. C양은 자신이 어머니의 가장 친한 친구라고 느낀다고 말했다.

이 사례에서 C양은 다음과 같은 갈등을 가지고 있을 수 있다.

나는 남자와 좋은 관계를 맺길 원해.	VS.	나는 엄마가 갖지 못했던 것을 가질 수 없어.

관계를 맺고 싶어 하는 소망이 갈등을 일으키고, 그것은 자신의 여성성을 억제하고 만족스러운 관계를 가질 수 있는 기회를 잠재적으로 방해하도록 만드는 방어를 촉발한다. 우리는 이것을 무의식적인 소망에 대해서 그녀를 벌주기 위하여 자신이 원하는 것을 갖지 못하게 하는 과도하게 가혹한 초자아를 가지고 있다고 말할 수 있다. 발달에 대해 생각하는 이런 방식은 C양의 관계에 대한 문제를 무의식적인 갈등과 그녀가 덜 적응적인 방어를 사용하는 것과 연결할 수 있다.

헌신과 성적인 친밀감에 대한 어려움

중기 아동기의 세 사람 관계는 또한 친밀함과 관련된 성인의 어려움을 초래할 수 있는 갈등을 만들 수 있다. 우리가 제11장에서 논의한 것처럼, 정상적으로 발달하는 아이들은 양육자에 대해 강렬한 공상을 가진다—그들은 일반적으로 바라는 양육자와 가까워지는 것을 갈망하면서도 이 소망에 대해 라이벌 양육자로부터 처벌받을 것을 두려워한다. 아이들이 바라는 양육자로부터 충분한 만족감을 얻고, 그 사람이 적절한 경계선을 가지고 있다는 것을 느끼면, 그리고 라이벌 양육자가 친밀함과 동일시를 허락한다면 아이들은 이러한 소망들을 포기하고, 자신들만의 성인기 관계를 기다림으로써 이러한 초기의 공상들을 '해결'한다. 그러나 이것이 일어나지 않는다면 초기의 공상은 성인기까지 지속되고 친밀감을 방해할 수 있는 갈등으로 이어진다.

🗐 사례

결혼생활의 문제를 주소로 나타난 D여사는 28세의 여성으로, 그녀의 남편인 E씨는 그녀가 섹스에 흥미가 없는 것처럼 보여서 화가 났다고 말했다. D여사는 결혼한 지 1년 된 남편을 사랑하며, 그들의 성생활은 결혼식 전까지는 '아주 좋았다'고 했다. 그러나 지금 그녀는 매일 밤 '지쳤다'고 느끼며, 잠자리에 들기 전에 자주 두통이 있다고 했다. D여사는 또한 남편이 충분한 돈을 벌어 오지 못하기 때문에 걱정이 되고, 그녀의 아버지가 어머니에게 영유하도록 해 주었던 생활을 할 수 없을 것 같아서 두렵다고 했다. 아버지에 대해 이야기하며 D여사는 "아버지는 최고예요. 일에서도 성공했을 뿐만 아니라 감사하게도 집안의 물건들을 고치러 잠깐 집에 들러요.—남편은 둘 중 어떤 것도 할 수 없죠."

여기서 우리는 D여사의 성적인 친밀함과 관련한 어려움이 해결되지 않은 무의식적 갈등에서 왔을 것이라고 가설을 세울 수 있다. 그녀는 남편을 사랑하지만 그녀가 자신의 아버지를 모델로 한 이상적인 삶을 살 수 있도록 그가 해낼 수 있을 것 같지 않아 불안해한다. 그녀는 아버지에 대한 초기의 공상을 포기하지 못해 왔고, 이는 자신의 남편과 아버지를 계속 비교하도록 만들었다. 우리는 이 갈등을 이런 방식으로 생각해 볼 수 있다.

나는 성인이 되면 나만의 성적인 관계를 갖기를 원해.	VS.	나는 아이로 남아 아버지와 관계를 가지길 원해.

이 갈등은 결과적으로 섹스를 회피하게 되는 신체화뿐 아니라 그녀의 남편에 대한 성적인 느낌의 억압(repression)을 촉발할 수 있다. D여사와 같은 갈등은 또한 남성과 여성이 관계에 헌신하는 것에 종종 문제를 갖게 만든다.

더 적응적인 방어와 관련된 패턴

더 적응적인 방어와 관련된 패턴은 그것들을 갈등과 방어에 연결함으로써 더 유용하게 이해할 수 있다. 분열을 기반으로 한 방어보다 더 적응적이라고 해도, 이런 방어들은 그럼에도 불구하고 융통성이 없을 수 있고, 사람들이 감정을 다루는 방식에 문제를 갖게 할 수도 있다. 어떤 사람에게는 강력한 정동에 대한 두려움이 상대적으로 감정이 없는 관계를 맺도록 할 수 있고, 반면에 다른 사람들은 더 무서운 느낌을 회피하기 위해서 감정을 극적으로 활용할 수도 있다.

🗐 사례

E여사는 42세의 기혼 여성으로, 2명의 아이를 두고 있고, 직장에서 많은 책임을 가진 일을 하고 있다. 그녀의 남편은 다정하지만 수년 간 일하지 않아 왔다. E여사는 다양한 신체적 병이 생겼고, 이로 인해 여러 의사를 방문하게 되었으며, 일을 떠나 집에 머물게 되었다. 의학적 검사 상에서는 어떤 이상 소견도 나타나지 않았지만, 그녀는 자신이 점점 더 병들고 있다는 느낌을 고집하였다. 그녀의 남편은 매우 이해심이 깊고, 항상 병원 방문에 동행하였다.

우리는 E여사가 다음과 같은 갈등을 갖고 있다고 생각할 수 있다.

나는 남편을 사랑하고, 우리의 결혼생활에 어떤 문제가 있다고 느끼길 원치 않아.	VS.	남편이 집에만 있으면서 자기가 원하는 것을 하는 동안에 나는 매일 일하러 나가야 해서 남편에게 화가 나.

이 사례에서 E여사는 신체화를 사용하여 그녀의 남편에 대한 부정적인 느낌을 방어한다. 방어가 창조한 이 타협은 관심을 자신에게 돌리고, 일에서 휴식을 취할 수 있도록 만들면서 남편에 대한 좋은 느낌을 유지할 수 있도록 만든다.

사례 공식화―갈등과 방어에 연결하기

자아 심리학을 사용하여 공식화하는 것은 문제와 패턴이 무의식적인 갈등과 방어에 연결되어 있다는 가설을 세운다는 것을 의미한다. 여기에 사례가 있다.

발표

F씨는 28세의 남성으로, 최근에 자신이 직장에서 중요한 프로젝트 실행을 미루고 있다며 치료 받으러 왔다. 그는 보통 제 시간에 일을 끝낼 수 있음에도 불구하고, 큰 발표를 하게 되면 '얼어붙는다'고 했다. 그는 최근에 이것을 인식하게 되었는데, 그의 승진에 영향을 줄 수 있는 중대한 심사에 그의 이름이 언급되고 있기 때문이다. 그는 자신의 이러한 행동에 낙담을 하고, 바꾸려고 하지만 어떻게 해야 할지를 모른다.

문제와 패턴을 기술하기(초점을 맞추어)

F씨는 특히 위험 부담이 더 클 때, 오래 지속되어 온 미루는 버릇으로 인한 문제가 있어 왔다고 보고했다. 그는 전반적으로 매우 유능하고 **조직화되어 있다**― 그는 자전거 타는 것을 좋아하는데 좀더 활기차게 행동하기 위해 규칙적으로 자전거를 타고, 기한 전에 세금을 지불하며, 복잡한 휴가를 준비한다. 그는 **교육 수준과 잘 맞는** 좋은 직업을 갖고 있으며 그것을 즐긴다. 그는 부인과 **안정적인 관계**를 갖고 있으며, 여러 **친밀한 친구**가 있다. 그는 보통 **감정을 의식**하고 **생각을 억압**하는 경향이 있는 **적응적인 방어**를 사용하고, 앞에서 이야기한 것처럼 스트레스를 받는 동안은 회피를 주요한 적응적 전략으로 사용한다.

발달력 검토

F씨는 어머니와 친밀하고 따뜻한 초기 관계를 맺고 있었다고 회상하였다. 그는 아버지도 그를 사랑했다고 이야기했다. 그러나 그는 아버지의 존중이 자신의 성적 여부에 따라 아주 많이 달랐다고 느꼈다. "아버지는 제가 잘했을 때에는 칭찬해 줬지만 제가 해내지 못했을 때에는 정말 비판적이거나 뭔가 저에게서 떨어져 있었어요." 그는 아버지가 어머니를 '우리처럼 똑똑하지 않다'며 평가절하한다고 느꼈고, 아버지가 공부보다는 운동이 더 뛰어났던 여동생보다 자신을 더 좋아했다고 다소 가책을 느끼며 이야기했다. F씨는 자신이 행복한 어린 시절을 보냈고 친구도 많았다고 이야기했다. 그는 초등학생 때 책을 열심히 읽었고 수학을 좋아했다고 했다. 그는 선생님들을 기쁘게 하고 싶어 했고 약물이나 술은 하지 않았다고 했다. 그러나 고등학교의 압박과 대학 입학이 실제적으로 느껴지자, 그는 과제를 다 마치는 데 어려움을 겪기 시작했다. 표준화된 학력 평가 시험에서 뛰어난 점수를 받았음에도, 그의 성적은 떨어졌고 주립 대학으로 옮기기 전에 지역 전문대학에 입학했다. 그는 부모 모두와 가까운 관계를 유지하고 있다—그의 아버지는 F씨의 진로에 대해 의논하기 위해 종종 함께 점심을 먹기를 원한다.

과거력과 문제 및 패턴을 갈등과 방어에 연결하기

F씨의 미루는 버릇은 제한적인 것처럼 보인다. 그는 미래를 계획할 수 있고, 상당한 지적 능력을 소유하고 있다. 따라서 그는 능력을 가지고 있는데 그가 억제하고 있는 중인 듯하다—아마 무의식적 갈등과 방어 때문일 것이다. 우리는 자신이 부모님으로부터 충분히 사랑받았다고 느끼는 F씨가 안전한 두 사람 간의 관계를 갖고 있고, 신뢰하는 것을 배울 수 있었다고 가설을 세울 수 있다. 그러나 그는 자신이 뛰어나지 않으면 아버지로부터의 존중이 위태롭다고 느꼈다. 그러므로 그는 다음과 같은 무의식적 갈등을 발전시켜 왔을 것이다.

| 나는 아버지의 칭찬을 받기 위해 남보다 뛰어나고 싶고, 잘하기를 원해. | VS. | 나는 내가 실패할 수도 있는 상황을 피하고 싶어. 왜냐하면 그것은 아버지의 사랑과 존중을 잃는다는 것을 의미하기 때문이야. |

F씨가 자신이 실패할 수도 있다는 공포를 느끼는 상황에 있을 때—고등학교 3학년 때와 지금 직장에서처럼—이 갈등은 불안을 일으킨다. 불안은 부적응적인 방어인 회피를 이끌어 낸다. 그는 의식적으로 앞으로 나아가길 원한다고 생각하면서도, 무의식적으로는 그가 실패할 수도 있다는 것이 두려워 실제로 일하는 것을 스스로 막는다. 이것이 그에게 이런 상황이 만들어 내는 불안을 회피할 수 있게 만들지만, 또한 그의 상당한 재능에도 불구하고 자신을 파괴하게 만드는 위험에 빠트린다.

무의식적 갈등과 방어에 연결하는 것은 치료에 대한 지침을 제공한다

만약 우리가 환자들에게 그들의 문제와 패턴이 무의식적 갈등과 방어에 연결되어 있다는 것을 제시한다면, 우리는 그들이 이 갈등들을 조화시키고 불안을 방어하는 더 적응적인 방식을 찾도록 도와줄 필요가 있다. 우리는 이것을 두 가지 기본적인 방식으로 할 수 있다. 만약 그들이 강한 정동을 견뎌 낼 수 있는 능력을 가지고 있고, 상대적으로 자기 성찰적이라면 우리는 그들에게 어려움을 주고 있는 갈등과 방어를 의식적으로 인식하도록 도울 수 있다. 우리는 이것을 드러내기라고 부른다.[50] 반면, 강한 정동을 견뎌 내기 어렵고, 자기 성찰이 불가능하다면, 우리는 환자들이 무의식적 갈등과 방어를 인식하지 않고도 적응적 전략으로 옮겨 가도록 그들을 도울 수 있다. 우리는 이것을 지지하기라고 부른다. 여기서 우리는 드러내기와 지지하기 전략에 대해 간단하게 논의할 것이다. 이 기술에 대한 더 깊은 논의를 위해서는 『정신역동적 정신치료: 임상 매뉴얼』[50]을 참조하기 바란다.

드러내기

갈등이 무의식적이라고 해서 그것이 사라졌다는 것을 의미하지는 않는다. 반대로, 이것은 지속해서 사람이 생각하고 느끼고 행동하는 방식에 영향력을 행사한다. 그러나 이것이 인식 밖에 있다면, 사람은 타협을 구축하기 위한 자신의 논리적이고 의식적인 성인의 마음을 사용할 수 없다. 대신에, 타협은 아동기에서 기원했을 생각과 공포에 기초하여 인식 밖에서 형성된다. 치료에 대한 Freud의 원초적인 생각 중 하나는 갈등을 해결하고 더 적응적인 해결 방안을 만들어 내려는 의식적인 마음을 허용하기 위해서는 '무의식을 의식으로 만드는' 것이 중요하다는 것이다. 치료과정에서 우리는 무의식적인 생각과 느낌이 의식적이 되도록 허용하기 위해서 환자들에게 무엇이든 마음에 떠오르는 것을 이야기하게 함(자유 연상)으로써 이것을 한다. 일단 무의식적인 공상이 밝혀지면 이것은 아마 아동기의 유물처럼 보일 수 있고, 무섭게 보였던 것도 사라질 수 있다. 좋은 비유를 들자면, 어두운 침실의 불청객처럼 보이던 것이 불이 켜지고 나면 의자 위의 모자로 밝혀지는 것이다—사물을 의식적으로 만드는 것은 우리가 그것들을 더 현실적인 방식으로 볼 수 있도록 도와준다.

⬚ 사례

아이일 때, G씨는 작은 수술을 받기 위해 병원에 하룻밤을 입원해야 했다. 그의 부모님은 그와 함께 머무르지 않았고, 그는 겁에 질렸다. 30년이 지나고 난 뒤, G씨의 주치의는 그에게 작은 외과적 시술을 받아야 한다고 이야기했다. 이 시술을 위해서는 하룻밤을 병원에서 자야 한다는 걸 알기 전까지는 그는 동의서에 서명할 준비가 되어 있었다. 어린 시절의 경험과 연결된 것이 있음을 의식하지 못하고, 그는 의사에게 시술이 필요 없을 것 같다며 동의서에 서명할 수 없다고 이야기했다. 의사는 이것을 정신치료자와 상의해 볼 것을 권유했다. 정신치료자가 그에게 이전에 병원에 입원한 적이 있었는지를 묻자, 그는 처음으로 그의 어린 시절의 경험을 이야기했고, 그것과의 연결을 깨닫고는 시술을 받으러 갈 수 있었다.

Freud 이후의 정신분석가—그의 딸인 Anna Freud를 포함해서—들은 더 적응적인 타협을 하도록 돕기 위해 갈등을 의식적으로 만드는 것 이상의 것이 종종 필요하다는 것을 알게 되었다. 그들은 단순히 소망이나 공상을 의식으로 가져오는 것보다 더 적응적인 타협과 방어를 하게 하는 것에 초점을 맞추기 시작했다. 이것은 해석하기나 방어를 분석하기라고 불리고, 이런 형태의 기법을 방어 분석이라고 한다.

사례

H양은 28세의 여성으로, 남성과의 안정적인 관계를 갈망하지만 반복적으로 짧은 성적 만남에만 관심이 있는 남자들과 엮였다. 치료를 받으며 그녀는 이것이 관계에 대한 자신의 소망과 거칠고 어느 정도 위험한 남성들에게 성적으로 끌리는 것 사이의 타협임을 알게 되었다. 이것에 대한 이해가 타협을 바꾸게 용납하였고, 궁극적으로 그녀는—갈등의 양쪽 측면을 모두 만족시키는 것을 지속하면서 더 적응적인 방식으로—스카이다이빙과 오토바이 경주에 흥미가 있는 애정 어린 남성과 만나게 되었다.

지지하기

우리가 지지하는 기법을 활용할 때, 우리는 어떤 이유에서이든 더 적응적인 방어를 활용할 수 없는 사람을 지지한다. 이것은 초기 아동기 학대의 지속적인 영향이나 심한 정신 질환처럼 만성적인 문제의 결과일 수도 있고, 또는 최근의 상실이나 갑작스러운 의학적 문제 같은 급성 문제일 수도 있다. 이런 상황에서 우리는 무의식적인 갈등이나 방어를 의식적으로 만들려고 노력하지 않는다. 오히려 우리는 덜 적응적인 방어의 사용을 줄이면서 더 적응적인 방어를 사용하도록 지지하려고 노력한다.

사례

I씨는 최근에 직업을 잃은 45세의 남성으로, 근무하는 마지막 날 상사와 거의 싸움을 할 뻔한 뒤 '분노 관리' 문제를 치료받기 위해 왔다. "저는 정신과 선생을 보고 싶지는 않았습니다." 그가 설명했다. "하지만 아내가 저를 오게 만들었죠. 저한테 문제가 있는 유일한 한 가지는 그 멍청이들이 좋은 직원을 볼 줄 모른다는 거죠." 면담이 진행되면서 I씨는 자신이 '그 일을 하기엔 너무 훌륭했다'고 하면서도 '힘든 시기'였기 때문에 일이 필요했다고 이야기했다. "저는 대학에 갔어야만 했습니다. 하지만 그때 아내가 임신을 하여 저는 조합에 가입해야만 했죠. 아버지는 그 공장에서 유일하게 가치 있는 사람이었어요." 치료자는 I씨에게 공감하고 "사직을 당하면 대부분의 사람은 매우 기분이 나쁘죠." 라고 말하며 해고를 당했을 때의 분노감을 일반화하였다. 그 뒤 치료자는 그의 분노, 특히 실직 후 처음 며칠 동안에 그의 분노를 관리할 전략에 대해 함께 생각해 보자고 제안했다.

치료자는 I씨가 그의 분노를 다루기 위해 덜 적응적인 방어를 사용한다는 것을 인식하였다. 치료자는 심지어 강렬한 무의식적 갈등이—예를 들면, 노동자 계급인 아버지의 성공을 넘어서고 싶다는 소망과 그의 어린 가족을 돌봐야 한다는 갈등과 연관된—그가 경험하고 있는 분노의 기저에 깔려 있을 수 있다는 것까지도 상상하였다. 그러나 그의 최근의 자기 성찰 부족뿐 아니라 그의 급격한 상실은 치료자로 하여금 공감하기나 일반화, 협동하여 문제 풀기 등의 지지하기 기법을 사용하여 그가 더 적응적인 방어를 사용할 수 있도록 이끌어 준다.

권장 활동

어떤 무의식적 갈등이 A씨에게 영향을 주었는가?

A씨는 32세의 미혼이자 이성애자 변호사로, 5년간 31세 교사인 B양과 사귀어 왔다. 그는 '사랑에 빠져' 있다고 느꼈고, 그의 삶을 B양과 보내고 싶어 하면서도 그는 결혼할 준비가 되어 있지는 않다고 느꼈다. 대가족에서 자란 B양은 아이를 여럿 가지고 싶어 하고, 준비가 되어 있다고 느꼈다. A씨는 결정하지 못하는 그의 무능력에 고통을 느꼈고 이 사안을 이해하기 위해 치료를 받으러 왔다. 그는 유복한 가정에서 자랐고, 가족의 여름 별장에서 형제들과 요트를 타며 시간을 보내는 것을 좋아한다고 보고했다. 형제들은 또한 매년 캠프 여행을 갔고, 매주 포커 게임을 하는 것을 좋아했는데, 종종 그들의 아버지도 함께 한다고 했다. A씨는 최근에 직장에서 승진을 제안받았는데, 이것은 그가 독립적으로 가족을 부양할 수 있는 능력을 줄 정도였다. 하지만 그는 이것이 자신을 어떤 생활 방식 안에 '가둘 것이고' 이로 인해 몇 년간은 경력을 바꿀 수 없을 것 같다는 생각이 든다고 했다.

해설

　A씨는 B양과 삶을 보내고 싶어 하지만 결혼 준비는 되어 있지 않다고 느낀다. 게다가 그는 왜 이런 확약을 하는 데 자신이 어려움을 갖고 있는지 확신하지 못한다. 이것은 하나 또는 그 이상의 무의식적 갈등이 그에게 '갇혀 있는' 것 같은 느낌이 들도록 시키고 있다는 것을 시사한다. 그가 형제들, 가족과 친밀하게 지내는 것은 이것이 관련되어 있음을 시사한다. 여기에 작동될 수 있는 하나의 갈등이 있다.

나는 성인이 되면 나만의 가족을 만들기를 원해.	VS.	나는 아이로 남아 부모님과 형제들과 같이 있고 싶어.

　이 갈등은 A씨의 형제들 및 부모와 지속되는 애착때문이라고 시사된다. '형제들 중 하나'로 있는 것의 만족감이 거대하기 때문에 이 가족 내의 친밀함이 A씨가 자신만의 가족 안에서 아버지로서의 역할을 맡는 것을 어렵게 만드는 것 같다. 여기에 A씨에게 영향을 줄 수 있는 또 다른 갈등이 있다.

나는 다른 사람과 함께 삶을 보내고 싶어.	VS.	나는 독립적인 상태로 남고 싶어.

　A씨의 갈등에 대해 이렇게 생각하는 방식은 그가 개인적인 자율성에 대해 갈등하는 소망을 역설한다. 그리고 직장에서 최근의 결정을 봐도 짐작이 간다. 두 가지 모두 동시에 작동하여, A씨가 그의 삶에서 앞으로 나아가는 것을 어렵게 만드는 것일 수도 있다.

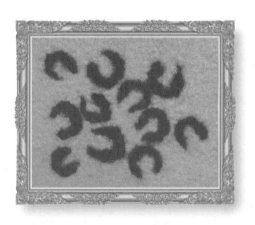

제16장
타인과의 관계

✎ 주요 개념

대상 관계 이론이라고 하는 발달에 대한 다른 조직화된 개념은 문제와 패턴을 타인과의 초기 관계의 무의식적인 반복에 연결시킨다.

이 개념에 따르면, 어린 아이는 **내재화**라는 과정을 통해 중요한 양육자와의 경험을 받아들인다. 본틀(templates)이라고 하는 이 내재화된 관계의 패턴은 발달 내내 무의식적인 마음에 남아서 사람들이 자신과 타인에 대해 생각하는 방식에 영향을 미친다.

무의식적인 관계의 본틀(templates)에 연결하는 것은 특히 다음과 같이 성인이 관계를 형성할 때 발생하는 문제를 이해하는 데 특히 유용하다.

- 신뢰에 대한 전반적인 문제
- 타인에 대해 비현실적인 기대를 포함하는 주변의 문제

사람들은 외부와 고립되어 살아가지 않는다—타인과 함께 살아간다. 사람들이 하는 모든 것은—가장 초기의 발달부터 후기의 관계까지—그들을 둘러싸고 있는 사람들로부터 영향을 받는다(제9장과 제10장 참조). 타인과의 관계—실제 관계와 그 관계에 대해 그들이 생각하는 방식 둘 다—를 고려하지 않고 그들의 발달에 대해 설명하려고 노력하는 것은 상상하기 힘들다. 예를 들면, 사랑이나 분노의 느낌은 그것들이 향하는 사람과 분리하여 생각할 수 없을 것이다. 이것은 Freud 이후의 많은 정신분석가와 정신치료자들이 생각한 것이며, 그들의 개념은 대상 관계 이론이 되는 기초를 형성하였다. 이것에 대하여 생각하기 전에 A양의 사례를 살펴보자.

A양은 하이힐을 신고 여섯 블록을 뛰어 방금 막 버스를 탔다. 그녀는 숨을 헐떡이며 선불 교통카드를 꺼내기 위해 지갑에 손을 넣었지만 지갑을 집에 두고 왔다는 사실을 깨달았다. 그녀에게는 1만 원짜리 지폐밖에 없었다. A양이 기사에게 거스름돈이 있냐고 묻자 그는 없다고 했다. 다른 승객들은 그녀를 우두커니 쳐다만 볼 뿐 아무도 도움을 주지 않았다. 그녀는 격분해서 1만 원짜리를 기사에게 던지며 저주를 하고는 자리에 앉았다. 그날 오후, A양은 아침에 있었던 일이 부끄러워졌고, 자신이 이런 방식으로 행동한 것을 누가 보기라도 했을까 봐 불안해졌다. 그녀는 이런 종류의 분노 폭발이 종종 나쁜 결과를 낳는다는 것을 깨달았다. 예를 들면, 고등학생 때 선생님을 저주하고 그 대가로 방과 후에 남아서 벌을 받아야 했고, 최근에는 과도하게 싸우고 나서 남자친구에게 차였다.

왜 A양은 자신의 성질을 관리하는 데 어려움이 있는 것일까? 그녀는 확실히 자신의 분노와 고군분투하고 있고, 이것은 갈등에 기원을 두고 있을 것이지만, 초기 관계로에서 유래한 기대와 연관시킬 수 있을까? 먼저 발달에 대한 이런 방식의 생각을 기술해 보고, 이것이 A양을 이해하는 데 어떻게 도움이 될 수 있을지 살펴보자.

대상 관계 이론의 기초

1940년대에 Ronald Fairbairn, Donald W. Winnicott, Michael Baliant, John Bowlby, Harry Guntrip을 포함한 분석가 집단은 이후에 대상 관계 이론이라고 불리는 이론을 발달시켰다. Melanie Klein에 의해 최초로 세워진 개념을 기반으로 하는 이 이론은 중요한 양육자와의 초기 상호 작용이 우리가 생각하고, 느끼고, 행동하게 되는 방식을 형성하도록 도와준다는 것이다.[54, 55] 이 초기의 관계 경험들은 내재화되고 그 사람이 자라면서 개인의 무의식 속에 존재한다. 내재화는 사람들이 발달과정 동안에 자신의 경험을 받아들이고, 자신의 일부로 만드는 과정이다. 경험을 내재화하는 것은 생애 주기를 통틀어 일어나고, 사람이 나이가 들면서 동일시라고 더 자주 불린다.[49] 사람들의 초기 경험이 내재화된 표현은 모든 차후의 경험에 영향을 주는 관계의 기초적 **본틀**(templates)을 제공한다.

아이의 기초 본틀은 그들의 주 양육자와의 관계이다. 대부분의 상황에서 양육자가 아이의 필요를 충족시켜 주면 긍정적 관계의 본틀이 발달하고, 필요가 충족되지 않으면 부정적 관계의 본틀이 발달한다.[56] 아이는 같은 양육자에 대해 긍정적인 본틀과 부정적인 본틀 둘 다를 발달시킬 수 있다.

내적 관계 1: 필요-충족

| 사랑받고 돌봄을 받는 아이 | -----만족----- | 적절하게 사랑하고 제공해 주는 양육자 |

내적 관계2: 필요-좌절

| 필요하지만 필요가 충족되지 않는 아이 | -----좌절----- | 부적절하게 사랑하고 제공해 주는 양육자 |

　만약 아이가 초기 양육자와의 관계에서 좌절하는 것에 비해 더 많이 만족한다면, 그들은 타인을 신뢰하고, 건강하고 균형 잡힌 미래의 관계에 대한 기대를 발달시키는 능력을 배우는 경향이 있다.[57] 반대로, 아이가 더 많이 좌절한다면 그들은 타인을 신뢰하는 것을 배우는 데 어려움이 있을 것이고, 미래의 관계에 대해 문제가 있는 기대를 발전시킬 것이다(제10장 참조). 예를 들면, 이러한 아이들은 자신들이 학대당하거나, 방임당할 것이라고 기대하게 될 것이다. 이러한 기대는 무의식적이라고 하더라도—심지어 상황이 그들을 정당화시켜 주지 않는다고 해도—그들의 성인기 관계에서 지속적으로 작동할 것이다.

　우리가 앞에서 언급한 것처럼, 양육자의 한계 때문이거나 아이가 바라는 것과 양육자가 제공할 수 있는 것이 맞지 않는다면 아이는 양육자로부터 더 많이 좌절을 느낄 수 있다. 예를 들면, 기질적으로 만족하기 어려운 영아는 선의의 양육자와도 어려움을 겪을 수 있다. 반대로, 회복력이 좋은 영아는 양육자의 제약에도 불구하고 잘 자랄 수 있다.

　초기의 본틀이 성인기 관계에 영향을 미치는 방식을 탐색하기 위하여 분노한 통근자인 A양의 사례로 돌아가 보자. 그녀의 과거력을 검토하면서 우리는 A양이 2세일 때, 그녀의 어머니가 유산 이후 우울해졌다는 것을 알게 되었다. 대상 관계 이론을 활용하여 우리는 이 시기에 A양의 충족되지 않은 욕구가 무의식적인 분노를 만들었을 것이라고 가설을 세울 수 있다. 여기서 우리가 본틀을 어떻게 묘사할 것인지를 보여 준다.

무력하고, 애정에 굶주리고, 압도된 아이	-----분노-----	우울하고 유용하지 않은 어머니

A양이 성인으로서 좌절할 때—버스에서처럼—그녀는 자신의 주변 사람들이 (어머니처럼) 유용하지 않고 도움이 되지 않을 것이라고 기대한다. 이것은 그녀를 화나게 만들고, 버스에서 어른보다는 좌절한 아이에 더 어울릴 만한 행동을 만들어 낸다. 그것을 이런 방식으로 개념화하는 것은 A양의 우울한 어머니와의 초기 경험이 현재 성인의 삶에서 실망을 관리하는 능력에 어떤 영향을 주는지를 생각할 수 있도록 도와준다.

다른 예로, B군의 사례를 살펴보자.

B군은 은행원으로, 연체된 주택저당증권의 지불을 수금하는 일을 하고 있다. 그가 젊었을 때 그의 어머니는 암으로 매우 아팠다. 그는 자신의 사회생활에 계속 집중하기보다 어머니가 돌아가시기 전에 그녀와 더 많은 시간을 보내기를 바랐다. 그는 직장에서 고군분투하고 있는데, 어려움에 빠진 사람들로부터 돈을 수금하는 것이 힘들었다. 특히 의학적 문제가 포함되었을 때에는 더 그랬다.

대상 관계 이론을 사용하여 우리는 주택저당증권의 빚을 수금하는 B군의 문제가 그가 자신을 이기적이고 무뚝뚝하다고 기술하고 있는 그의 어머니와의 관계의 초기 본틀과 연관이 있을지 궁금해할 수 있다. 어머니와의 사이에서 자신에 대한 이러한 생각은 그에게 죄책감을 느끼도록 만든다.

이기적이고, 무뚝뚝한 아들	-----죄책감-----	아프고, 애정을 필요로 하는 어머니

우리는 이 무의식적인 본틀이 그가 어려움을 겪는 사람들로부터 주택저당증권의 비용을 수금할 때 활성화된다고 가설을 세울 수 있다. 그는 너무나 죄책감을 느껴서, 자신의 일을 잘 해낼 수 없다. 이 생각은 그의 과거력을 그의 현재 문제와 패턴의 발달에 연결하는 데 도움을 준다.

관계 패턴은 다차원적이다

모두의 무의식은 이런 관계의 본틀을 많이 가지고 있다. 대부분은 문제가 되지 않고, 우리가 자신과 타인에 대해 생각하는 방식대로 매끄럽게 통합되어 있다. 본틀은 일반적으로 이들이 고통스럽거나 혼란스러운 경험에서 형성되었을 때 문제를 일으킨다.

또한 사람들은 자신을 관계의 본틀의 역할 중 하나로 경험할 수 있다는 것을 기억하는 것이 중요하다―그들은 어떤 때에는 아이처럼 느끼기도 하고, 어떤 때에는 양육자처럼 느끼기도 한다. 왜냐하면 아이로서 우리는 양육자를 동일시하기 때문이다. 예를 들면, 주택저당증권 수금자인 B군은 때로는 이기적인 아이처럼 느낄 수도 있고 때로는 애정을 갈구하는 부모같이 느낄 수도 있다. B군이 자신의 아이들을 가진다면, 그는 자신의 어머니를 동일시하여 그의 아이들이 나이에 적절한 이기심을 보일 때 화가 나고 무시당했다고 느낄 수도 있다.

문제와 패턴을 타인과의 관계에 연결하기

문제와 패턴을 초기 무의식적 본틀에 연결하는 것은 전반적인 것과 더 제한된 관계의 문제 둘 다를 이해하려고 노력할 때 도움이 된다.

신뢰의 부족을 포함하는 전반적 관계 문제

문제되는 초기 관계의 본틀을 발달시킨 환자들은 종종 성인기의 생활에서 사람을 신뢰하는 것에 엄청난 어려움을 갖는다.

🗇 사례

45세의 독신 남성인 C씨는 한 번도 진지한 애정 관계를 가져본 적이 없었다. 그는 감정적인 친밀함을 꺼려하고, 늦은 시간과 주말까지 일을 하며, 절대로 한 사람과 길게 데이트하지 않았다. 그는 최근에 인터넷 데이트를 시도해 보았는데, "모든 여자는 자기 중심적이에요—다들 그저 임신하기만을 원하죠. 저를 마치 '정자 기계'처럼 봐요." 라고 보고하였다. C씨의 부모님은 그가 6세 때 이혼하였고 어머니와 둘이 남게 되었다. 어머니는 자기 중심적이고, 불안정하고, 새 남편을 찾기로 단호하게 결심한 사람이다. 그는 어머니가 매 주말 저녁마다 데이트하러 가기 전에 여러 가지 옷을 입어 보고는 그에게 옷이 얼마나 돋보이는지를 물어보고, 그를 저녁 내내 혼자 내버려 두었던 것을 기억했다.

C씨의 가장 초기의 관계가 그를 타인으로부터 아무것도 기대하지 않도록 했기 때문에 그는 친밀함과 의존에 어려움을 겪고 있다. 여기에 그의 무의식적인 관계의 본틀 중 하나를 묘사하는 방식이 있다.

버림받고, 양육자의 욕구를 충족시키기 위해 사용된 아이	---외롭고 화가 남---	자기중심적이고 유용하지 않은 양육자

대상 관계 이론을 사용하여 우리는 이 무의식적인 관계의 본틀이 C씨가 여성들을 만날 때 활성화되어 그녀들이 자기중심적이고 착취적일 것이라고 기대하도록 만들고 있다고 가설을 세울 수 있다. 그의 어려움과 그의 초기 관계의 본틀에 연결하는 이러한 방식은 C씨의 현재 문제를 이해하고 치료를 계획하는 데 도움을 준다.

타인에 대한 비현실적인 기대를 포함하는 더 제한된 관계 문제

대상 영속성(제10장 참조)을 이미 획득했고, 자신과 타인에 대한 미묘한 관점을 가진 사람들은 대인관계 경험을 총체적으로 왜곡할 가능성이 낮다. 그럼에도 불구하고, 그들이 초기 본틀에 기초한 타인에 대한 비현실적인 기대를 했을 때 여전히 괴로울 수 있다. 대상 관계 이론은 이런 상황을 이해하는 데 매우 도움이 된다. D여사의 사례를 보자.

> D여사는 전반적으로 자신의 직업과 가정에 매우 만족하고, 남편에게는 안정적이고 믿음직한 배우자인 편이다. 그녀의 시아버지가 시한부 선고를 받게 되자, 그녀의 남편은 이에 사로잡혀 여유가 없었다. 몇 달이 지나가자, D여사는 남편에 대해 화가 났지만 그녀는 '지금의 상황을 이해할 수 있다'고 생각했기 때문에 이런 감정을 표현할 수 없었다. D여사에게는 부모님의 많은 관심이 필요했고, 치료를 받기 위해 오랫동안 집으로부터 떠나 있어야 했던 소아 백혈병을 앓았던 여동생이 있었다. D여사는 그녀가 독립적이고, 착실하고, '철이 들었다'고 칭찬받았던 때의 자부심을 회상해 냈다.

D여사는 자신과 자신의 주요한 초기 양육자에 대해 통합된 감각을 가지고 있다. 그러나 그녀가 대상 영속성을 획득했음에도 불구하고, 여동생이 아팠던 시기 동안에 그녀는 아마 자신이 성인처럼 행동해야 한다는 기대와 관련된 관계의 본틀을 발달시켰을 것이다.

자신의 욕구를 부정하고, 가족을 중시하는 아이	-----분노-----	걱정하고, 마음이 산란해진 양육자

부모에 대한 분노의 느낌을 포함하는 이 본틀은 무의식에 남아 있고, D여사는 자신의 가족을 돕고 싶어 하는 소망만을 인식하였을 것이다. 지금 그녀의 성인기 생활에서 비슷한 상황이 이 무의식적인 본틀을 활성화시키고, 그녀의 남편이 마치 마음이 산란했던 자신의 부모 중 한 사람인 것처럼 그녀를 화나게 만들었다. 이 관계의 본틀을 활용하여 우리는 D여사가 아이로서 가졌던 무의식적인 느낌과 현재 남편과의 어려움 사이의 연결을 만들 수 있다. 이것은 그녀에게 그녀의 남편은 단지 자신의 아버지를 돌볼 뿐, 그가 그녀를 방임할 것이라는 것을 의미하지 않는다는 것을 볼 수 있는 기회를 제공할 것이다. 이것은 또한 그녀의 성인기 생활에서 타인에 대한 그녀의 기대를 바꾸는 데 도움을 줄 수 있다.

사례 공식화―타인과의 관계에 연결하기

대상 관계 이론을 사용하여 공식화하는 것은 그들의 초기 관계를 따라가는 것으로 문제와 패턴을 설명하는 것을 의미한다. 여기에 사례가 있다.

발표

E양은 29세의 여성으로, 6개월간 만난 남자친구와 관계의 어려움으로 진료실에 나타났다. 그녀는 그녀가 직장에서 다른 남자 동료와 성관계가 있었다는 것을 남자친구가 알게 된 이후에 남자친구가 그녀에게 헤어지자고 협박한다고 했다. 그녀는 "저도 제가 왜 그랬는지 모르겠어요. 하지만 몇 달이 지나면 저는 항상 저와 함께 있는 남자가 불만족스럽게 느껴지기 시작해요."라고 말했다. 그녀는 이런 일이 항상 직장에서 벌어져서 지난 2년간 10개가 넘는 직업을 가졌다고 했다. 그녀와 그녀의 남자친구는 막 같이 살기 시작한 것에 대해 이야기하기 시작했다면서 이 타이밍이 '역설적'이라고 이야기했다. "그 사람이 이 관계를 장기적으로 볼 것이라고는 생각하지 않았어요―남자들은 절대 그러지 않거든요." 그녀는 친구가 거의 없고, 첫 치료 시간에 치료자에게 집 전화번호를 줄 수 있는지 문의했다. "제 마지막 정신과 의사는 그렇게 해 주지 않았거든요. 한밤중에 싸우고 난 후에 제가 뭘 해야 하겠어요?"

문제와 패턴을 기술하기(초점을 맞추어)

E양은 타인과의 관계에 어려움을 겪고 있다. 그녀는 타인을 신뢰하지 못하고, 그래서 타인이 그녀를 신뢰하지 못하는 상황을 만든다. 그녀의 관계는 안전하지 않고, 그녀는 빈번하게 무르익기도 전에 관계들을 파괴시키고 만다. 이 패턴은 일반적이고, 그녀의 연인 관계와 친구 관계와 직장 상황에 영향을 미친다.

발달력 검토

E양은 두 명의 헤로인 중독자 사이에서 태어난 두 아이 중 막내이다. 그녀의 어머니는 E양이 2세 때 죽었고, 그녀를 아버지 손에 남겨 두었다. 그녀는 어머니가 자신을 임신했을 때에도 약물을 남용했는지는 확신할 수 없다고 말했다. 4살 위인 그녀의 오빠는 E양이 3세일 때 자신들은 홀로 남겨졌다고—종종 밤새도록—확신시켜 주고는 했다고 말했다. 그녀는 오빠에게 의존했지만, 그는 '거칠어서' 그녀가 6세 가량 되자 종종 침대에 들어와 그녀의 가슴을 만졌다고 했다. E양은 학교에서 잘했지만 다른 아이들이 자신의 가족 상황에 대해 알아낼까 두려워 그들을 멀리했다. 그녀가 고등학생일 때 마침내 아버지가 약을 끊었지만, 그 후 그는 우울해지고, 직업을 유지하는 데 어려움을 겪었다. 그녀의 오빠는 가능한 자격이 되자마자 군대에 입대해서 집을 떠났다. 그녀는 종종 이웃의 남자애들과 '시간을 보낼 때' 위안을 느꼈다. "걔네가 신경쓰지 않는다는 것은 알고 있지만, 누군가의 옆에 있는 것이 좋았어요." 그녀는 마침내 대학을 졸업하고 '자신이 자라 온 방식으로 자라는 아이들을 돕기 위해서' 사회복지사가 되었지만 여기저기를 떠돌아다녔는데, 직장 동료들과의 사이에서 겪는 대인관계의 어려움 때문이었다.

과거력과 문제 및 패턴을 타인과의 관계에 연결하기

E양의 어려움은 그녀의 아동기 관계의 어려움과 관련되어 있을 것이다. 그녀의 부모가 약물 중독자였기 때문에 E양은 태어나면서부터 제대로 된 돌봄을 받지 못했을 것이다. 이후의 과거력은 버려짐(어머니의 이른 죽음, 아버지의 빈번한 부재, 오빠의 군 입대)뿐 아니라 방임과 학대로 채워졌다.

버려지고, 방임되고, 학대받은 아이	-----불신-----	방임하고, 학대하는 양육자

E양은 그녀가 관계 맺고 있는 사람들로부터 버림받고 학대받을 것이라고 기대하는 초기의 본틀을 가지고 있을 것이다. 따라서 그녀는 타인을 신뢰하는 법을 배우지 못했다. 살아남기 위해서 그녀는 자신이 연인이나 친구, 함께 일하는

사람들을 포함한 다른 사람들을 신뢰하도록 스스로 허락하지 않았다. 자신이 누군가를 믿을 수 있다고 생각하면서 가까워질수록, 그녀는 더 불안해진다. 이것이 그녀에게 관계가 파열되는 상황을 만들도록 유도한다.

타인과의 관계로 연결하는 것은 치료에 대한 지침을 제공한다

문제와 패턴을 초기 관계로 연결하는 것은 우리의 작업이 사람들이 그들의 문제가 되는 본틀을 이해하고 새롭고 건강한 것을 발달시키도록 도와주는 것을 포함해야 한다는 것을 시사한다. 우리가 제10장에서 논의한 것처럼, 학대와 방임으로 고통받는 아이는 대상 영속성을 획득하는 데 곤란을 겪고, 문제가 있는 초기 양육자의 긍정적인 이미지를 유지하기 위해서 분열을 지속한다. 대상 관계 이론은 사람들이 해석되고 이해받을 수 있는 전이 안에서 치료자와 초기 관계의 본틀을 재활성화시킬 것이라는 것을 제시한다. 치료 중에 사람들이 자신의 부정적인 관계의 본틀을 인식하게 될수록 그들은 사람들과 양가적인 연결을 견뎌 낼 수 있는 능력을 개선시킨다. 시간이 지나면서 그들은 중요한 초기의 양육자의 더 복잡하고, 미묘한 이미지를 발달시킬 수 있다. 이것이 일어나면 분열의 필요성은 줄어들고 대상 영속성이 개선된다.[58]

그리고 통찰하기 위해서 정신역동적 정신치료는 새로운 관계―치료자와의 관계를 제공한다. 이 새로운 관계는 새롭고, 건강한 관계의 본틀의 기초를 제공할 수 있다. 예를 들면, 주의산만한 부모를 가졌던 환자는 주의 깊은 치료자와의 새로운 형태의 관계를 경험할 수도 있다.[59] 여기에 어떻게 이 기법이 작동하는지에 대한 사례가 있다.

F양은 30세의 출판업자로, 아이였을 때 그녀는 부모님의 지시를 따르지 않으면 고함소리를 듣고 벌을 받아야만 했다. 그녀는 완벽해지려고 노력했고, 부모로부터 징계받는 상황을 유발하지는 않을까 하는 두려움 속에 살아 왔다. 고등학교 시절, 선생님이 그녀의 숙제에 비판적이면 F양은 그녀가 벌을 받는 무력한 아이가 된 것처럼 몸이 떨렸다. 대학 때 F양은 불안해했고, 같은 일을 몇 번씩 확인했고, 시험 전에는 잠들지 못했다. 현재 그녀는 직장에서 자신이 곧 해고당할 것이

라는 생각을 하면서 여전히 긴장을 풀지 못하고, 분기 평가가 나오기 전에는 불
안 발작이 온다고 했다.

　F양에게 중요한 관계의 패턴은 학대적이고, 비판적이면서 권위적인 인물과 불완
전하고 취약한 아이일 것이다. 이 두 가지 이미지는 공포라는 정동에 의해 연결되
어 있다. F양은 이 관계의 본틀을 내재화했고, 스스로를 겁에 질린 아이나 공격적
인 권위자로 번갈아 가며 동일시한다.

불완전하고, 취약하고, 불안한 아이	-----공포-----	학대하고, 비판적이고, 권위적인 인물

　이 기본적인 본틀은 관계가 이런 요소의 어느 것과 공명할 때 활성화될 수 있으
며, 심지어 그것들이 그녀의 초기 경험과 정확히 같지 않더라도 그럴 것이다. 그러
므로 F양은 이것을 학교에서는 선생님에게 느꼈고, 대학에서 느끼고, 지금은 직장
에서 그녀의 상사에게서 느낀다. 여기에 치료에서 이것이 어떻게 다뤄질 수 있는지
가 있다.

　　치료를 하면서 F양은 치료 시간에 항상 모든 것이 들어맞도록 신경 썼고, 그녀
　　는 제때 치료비를 지불하는 것을 잊거나, 몇 분 늦을까 봐 걱정하는 것처럼 보였
　　다. 그녀의 치료자인 Dr. Z는 이것을 알아차리고 F양에게 그녀의 사소한 사안들
　　때문에 자신이 그녀에게 화낼 것을 예상하고 있다고 언급하였다. 시간이 지나면
　　서 F양은 자신이 Dr. Z에게 초기 관계의 본틀을 기초로 한 기대를 가지고 있음
　　을 깨달았다—그녀는 마치 Dr. Z가 가혹하고, 학대적이면서 권위적인 인물인 것
　　처럼 행동하고 있었다. F양은 이후 자신이 상사에게도 같은 반응을 하고 있다는
　　것을 깨달았다. 이 통찰은 그녀에게 자신의 상사가 정말로 비판적인지, 아니면
　　그녀가 그를 부모처럼, 자신은 아직도 무력한 아이인 것처럼 경험하고 있기 때문
　　인지를 다시 생각할 수 있게 해 주었다. 그녀는 성인의 직장 내 관계는 건강한 비
　　판의 여지가 있다는 것을 깨닫기 시작했다. 그녀는 그녀의 상사와 그의 비판에
　　대해 자신이 어떻게 느끼는지 소통하기로 시도해 보았고, 그와 어떤 부분에서 그
　　녀의 생각이 정당하고, 어떤 부분이 아닌지에 대해 토론할 수 있게 되었다. 또한
　　그녀는 치료자와도 필요할 때에는 자신의 치료 시간을 재조정하는 것과 그녀가

며칠 늦게 치료비를 지불해야 할 때에는 마음을 편히 가질 수 있도록 어떻게 협상하는지를 배우게 되었다.

이 상호 작용들은 F양이 권위자들에 대해 더욱더 이해하는 것이 덧붙여진 새로운 관계의 본틀을 내재화하도록 이끌어 주었다. 대상 관계 이론에서 치료자와의 새로운 경험은 무엇이 치료적인지에 있어서 큰 부분이다.

권장 활동

어떤 관계의 본틀이 이 사람들에게서 작동되고 있는가?

A여사는 51세의 독신 여성으로, 친구들을 위해 '항상 그곳에 있는' 사람이다. 그녀는 친구 아이들을 돌봐 주고, 그들을 위해 장을 봐 주고, 그들이 남편에 대해 전화로 늘어놓는 불평들을 듣기 위해 무한한 시간을 쓴다. 최근에 그녀는 대장내시경을 받았다. 그녀가 도착하자, 접수원이 그녀에게 누가 그녀를 집에 데려다줄 수 있는지 물었다. "아무도요." 그녀가 말했다. "다들 바쁘거든요. 저는 택시를 탈 거예요."

B씨는 45세의 남성으로, 아내의 생일을 맞아 비싼 레스토랑에 그녀를 데려갔다. 그들은 화장실 옆에 있는 테이블로 안내를 받았다. 그는 눈에 띄게 동요했고, 지배인을 불러달라고 요청했다. "당신은 아마 우리가 여기에 오기 위해서 1년 내내 저축을 했다고 생각하나 보죠." 그는 목소리를 높이며 말했다. "우리 돈도 남들과 똑같습니다. 왜 우리가 좋은 테이블에 앉지 못하는지 이해가 안되는군요."

해설

A여사는 타인에게는 매우 도움이 되지만, 그녀는 그들에게 도움을 요청할 수 없다고 생각한다. 그녀는 다음과 같은 관계의 본틀을 가지고 있을 수 있다.

독립적이지만 방임된 아이	--자기-박탈과 분개--	요구가 많고, 이기적인 부모

B씨는 그가 이용당하고 있다고 추측한다. 그는 다음과 같은 관계의 본틀을 가지고 있을 것이다.

착취당하고 사랑받지 못하는 아이	-----분노-----	자기중심적이고, 방임하는 부모

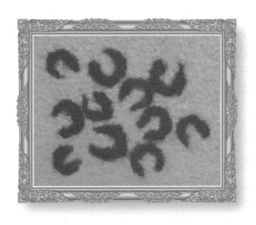

제17장
자기의 발달

✎ 주요 개념

자기 심리학은 문제와 패턴을 자기의 발달에 연결하는 발달에 대한 조직화된 개념이다. 이 개념에 따르면, 초기 양육자들은 아이의 자기의 발달에 필수적인 기능을 수행한다. 그것들은 **자기대상 기능**이라고 불리는데, 그것이 아이에게는 자기의 일부로 경험되기 때문이다. 그것들은 다음에 열거되어 있다.

- 반사(mirroring) – 적절하게 아이의 능력과 내적 상태를 반향시켜 줄 수 있는 양육자의 공감 능력
- 이상화 – 아이에 의해 이상화될 수 있는 양육자의 능력

문제와 패턴을 자기의 발달에 연결하는 것은 특히 다음과 같은 문제를 가진 환자들의 사례 공식화를 구성하는 데 도움이 된다.

- 자기 존중감 규제
- 공감과 질투

수세기 동안, 철학자들은 어떻게 자기를 정의해야 하는지에 대한 질문에 숙고해 왔다. 우리는 자기가 시간이 흐를수록 상대적으로 안정적이고, 그 사람을 독특하게 만드는 개인의 필수적인 속성이라고 생각한다. 우리가 누구인지, 스스로에 대해 좋아하는 것, 싫어하는 것, 능력과 한계에 대해 어떻게 느끼는지 일관된 감각을 갖는 것은 건강한 심리적 기능을 위해 필수적이다. 우리의 긍정적이고 부정적인 특성을

수용하는 것과 역경이나 타인의 비난을 포함한 다양한 상황 속에서도 우리 자신에 대한 좋은 느낌을 유지하는 능력으로 특징짓는, 일반적으로 긍정적인 자기 존중감의 감각 또한 마찬가지이다(제4장 참조).

건강한 자기 존중감의 발달은 회복력이나 낙관주의같이 타고난 특징과 초기 양육자와의 관계 둘 다에 달려 있다고 여겨진다. 어떻게 양육자가 아이의 감정적 상태와 발달하는 육체적·인지적 능력에 응대해 주었는지가 아이가 자신에 대해 좋게 느끼고, 그들의 능력과 한계에 대해 긍정적이지만 현실적인 감각을 갖도록 도와주는 중요한 역할을 한다. 1960년대와 1970년대에 시카고에서 활동한 정신분석가 Heinz Kohut은 자기 심리학으로 알려지게 된, 이렇게 나타나는 자기 감각에 초점을 맞춘 심리적 발달 이론을 개발했다. 이 장은 발달에 대해 이렇게 조직화하는 생각과 우리가 정신역동적 공식화를 만들 때 활용할 수 있는 방식에 초점을 맞추었다.

자기 심리학의 기초

대상 관계 이론과 비슷하게, 자기 심리학은 초기 관계가 발달에 영향을 미치는 방식, 특히 어떤 육아가 일관성 있고 필수적인 자기 감각의 발달을 조성하는지에 초점을 맞추고 있다. 이 개념의 중심은 자기에 대한 발달이 공감적 양육에 달려 있다는 것이다. 공감적인 양육자는 아이가 무엇을 생각하고 느끼는지 정확하게 감지하고, 아이에게 양육자가 이것을 이해하고 있다는 것을 보여 주며, 정서적으로 조율되고 발달적으로 적절한 태도로 아이에게 응대한다. 이것을 반사(mirroring)라고 한다. 아이들은 또한 그들의 양육자를 이상화할 필요가 있다—그리하여 아이들은 강하고, 좋고, 안전하다고 느끼기 위해서 이상화를 만끽한다. 반사와 이상화에 추가적으로, 자기 심리학은 아동기의 과대성이 건강한 자기 존중감의 발달에 필수적이며, 이것이 양육자에 의해 허용되고 격려되어야 한다고 제안한다.[53, 60, 61] 과대성은 강하거나, 특별하거나, 아름답게 되는 것 같은 강렬한 느낌을 포함한다. 공감적인 양육자는 이러한 느낌을 인정하고, 아이에게 나이에 적절한 방식으로 반향해서 돌려준다.

Kohut은 이런 비판적인 양육자의 기능을 묘사하기 위하여 자기대상(selfobject)이라는 용어를 만들었다.[53, 60, 61] 이 단어는 하이픈(-)으로 연결되어 있지 않은데, 이것은 어린아이들이 그들의 양육자를 자신과 완전히 분리하지 않는 것으로 경험한다고 Kohut이 믿었던 방식을 반영한다. 부모나 다른 양육자와 같은 자기대상들은 아이들이 자신의 자기 존중감과 감정적 상태를 규제하기 위해 그들을 활용하도록 허용한다.

🗇 사례

세 살 소녀가 어머니와 함께 '소꿉놀이'를 하고 있다. 소녀는 자신이 엄마 역할을 하고, 어머니에게 어린 소녀 역할을 하라고 말하며, 또 어머니가 해야 하는 것과 말해야 하는 것의 모든 것에 대하여 아주 상세하게 지시하였다. 어머니는 쾌활하게 그 말에 따르면서 '아기' 역할로서 '엄마'에게 소녀가 얼마나 착하고 예쁜지를 이야기했다. 소녀는 그녀의 어머니의 목소리를 흉내 내면서 "나는 세계 최고의 엄마야" 라고 말했다.

이 사례에서 어머니는 자신의 딸의 나이에 적절한 소망인 함께 놀고, 이상화하고, 그녀를 통제하는 것에 공감적으로 응대해 주었다. 소녀는 자신이 '최고'라고 느끼는 어머니와의 동일시를 통해 스스로를 강하고, 힘 있게 만들며, 그녀가 자신만의 자기 감각을 구축하는 것을 도와준다. 또한 어머니가 딸이 느끼는 자부심을 반사해 주는 것은 어린 소녀가 자기 존중감을 발달시키는 것을 도와준다.

정반대로, 다른 것에 정신이 팔렸거나, 산만하거나 또는 심리적으로 어린아이의 감정적 상태와 필요에 공감해 줄 수 없는 양육자 밑에서 자란 아이는 건강한 자기 존중감을 발전시키는 데 어려움을 겪을 수 있다. 이와 비슷하게, 그들의 한계를 이해할 수 있도록 도와주는 데 실패한 양육자 밑에서 자란 아이는 삶의 일반적인 가혹함에 과도하게 취약한 자기에 대해 비현실적으로 과대한 자기 감각을 갖고 자랄 수 있다.

🗇 사례

5세 남자아이가 그가 술래잡기의 악당을 막 이긴 슈퍼영웅이라고 소리를 치며 집으로 뛰어들어왔다. 그가 테이블에 부딪히면서 꽃이 담긴 꽃병이 땅에 떨어졌고, 물과 자기 조각이 사방으로 튀었다. 그의 아버지는 방으로 뛰어들면서 "네가 만들어 놓은 엉망진창을 좀 봐라! 왜 너는 네가 가는 곳을 보지 못하니? 네가 슈퍼영웅이고, 특별한 능력이 있다면 어디 그 꽃병을 다시 돌려놔 봐라! 그럴 줄 알았다, 너는 할 수 없지."라고 소리쳤다.

이 사례에서 아버지는 아들이 즐겁고, 힘 있고, 특별하게(슈퍼영웅 역할을 하며 노는 것) 느끼고자 하는 필요나 발달과정에서 실수로 어떤 것을 깨트리는 흔한 사건 둘 다에 공감적으로 응대하지 못했다. 그는 아들에게 화가 나 있고, 굴욕을 주는 방식으로 대하고, 어떤 특별한 힘도 가지고 있지 않다면서 아들에게 빈정댔다. 아버지가 전형적으로 아들을 이런 방식으로 대한다면, 우리는 소년이 적절하게 강하고, 힘 있다고 느낄 수 없게 된 위험에 처할 것이라고 가설을 세울 수 있다.

🗐 사례

9세 소녀가 학교 뮤지컬 오디션에 참가했다. 그녀가 이전에 연극을 해 보거나 노래나 연기 연습을 받아 본 적이 없음에도 그녀의 부모는 "너는 학교 전체에서 최고의 가수이자 배우야. 너를 주역에 캐스팅하지 않는다면 그들이 바보인 거야."라고 이야기했다. 수년 간 노래와 연기를 공부해 온 그녀의 반 친구 중 하나가 주역을 얻게 되었다. 소녀는 눈물을 흘리며 그녀의 부모에게 이것이 얼마나 불공정한지를 말했다. 부모는 "너는 연극을 그만두어야 해. 감독이 무능하네. 우리가 교장에게 전화해서 항의할게"라고 했다.

이 사례에서 부모는 자신의 딸에게 비현실적인 기대를 전달한다. 그녀가 이것을 만족시키지 못하자 그들은 경험과 연습이 성취를 이루는 데 기여하는 역할을 이해하도록 돕지 않고 대신 감독을 비난했다. 이런 방식으로 그들은 그녀가 조금 더 현실적인 방식으로 자신의 역량과 한계를 평가할 수 있는 능력을 키우는 것을 방해했다. 우리는 이 소녀가 좌절에 직면했을 때 산산이 부서지고, 분노와 비난의 외현화로 이어질 잘못 상승된 자기 감각을 발달시킬 위험에 처해 있다고 가설을 세울 수 있다.

이 사례들은 둘 다 한번의 사건들이다—가장 공감적이고 인내심이 있는 양육자라도 가끔은 좌절감을 느끼거나 화를 참지 못할 것이다. 이런 상황들은 양육자가 그들의 아이와 상호 작용하는 방식이 빈번하고, 전형적인 방식으로 나타날 때에만 지속적이고 오래가는 영향을 미칠 개연성이 있다. 사실, 자기 심리학은 어떤 부분에서는 모든 양육자가 자신의 아이들에게 공감적으로 응대하는 것에 실패할 것이라고 하지만, 이 실패는 실제로 발달을 위해 필요한 것이라고 주장한다. 이 실패가 나이에 적절하고 과장되지 않은 방식으로 일어났을 때, 아이는 양육자의 자기대상 기능을 내재화한다. 이것은 그들의 자기 존중감을 유지하고 현실적으로 자신의 역량과 한계를 평가하는 것을 배우는 것을 돕는 데 중요하다.

문제와 패턴을 자기의 발달에 연결하기

자기의 발달에 연결하는 것은 자기 존중감과 관련한 문제를 이해하려고 노력할 때 가장 도움이 된다. 추가로, 타인에 대한 공감이나 질투와 관련된 문제에서 생겨나는 대인관계의 어려움은 발달에 대한 이 개념을 사용하면 더 잘 이해할 수 있다.

자기 존중감 규제

낮은 자기 존중감

낮은 자기 존중감은 자기 심리학을 활용하여 유용하게 이해할 수 있다. 초기 양육자가 그들의 능력을 인식하거나 인정해 주지 않았던(반사) 성인은 자신의 능력을 과소평가하고 스스로에 대해 좋게 느끼기를 어려워할 수 있다. 이러한 사람들은 비난에 과도하게 민감하거나, 쉽게 비난받았다거나 공격받았다고 느끼거나, 자책하는 경향이 있는 것 같은 타인과의 상호 작용에서 성취 저하와 어려움에 관련한 문제를 가지고 치료를 받으러 올 수 있다. 그들은 또한 자주 수치심을 느끼기 쉽다.

🗐 사례

A양은 40세의 여성으로, 만성적으로 낮은 수준의 우울증과 낮은 자기 존중감을 호소하며 치료를 받으러 왔다. 그녀는 혼자 살고 있으며, 아이가 없고, 결혼한 적이 없으며, 수의사 보조로 일하고 있다. 전해진 바에 의하면, 그녀는 십 대 초기에 학습 장애를 진단받았으나 이에 대한 어떤 도움이나 치료도 받지 않았다. 그녀는 "우리 부모님은 당신들이 그랬듯이 항상 더 열심히 하라고 했어요"라고

설명했다. A양은 매력적이고 품위가 있었지만 스스로를 '멍청이' '패배자'라고 묘사했다. "저도 결혼해서 가정을 꾸리겠지만, 저는 제가 만나 온 사람들과는 전혀 잘 되지 않을 것이라고 늘 생각했어요. 남자들이 진짜 저를 알게 되면, 제가 엉망진창이라는 것을 눈치챌 거라고 생각해요. 누가 저랑 함께 있고 싶어 하겠어요?" 라고 그녀는 말했다. 치료자가 부드럽게 A양이 자신에 대해 얼마나 비판적인지를 지적하자 그녀는 "그것은 제가 제대로 할 수 없는 일이 하나 더 있을 뿐이라고 생각해요."라고 말했다. A양은 그녀의 부모님이 두 명의 오빠를 걱정하거나 자신들의 문제에 휘말리느라 너무 바빠서 그녀에게 많은 주의를 기울일 수 없었다고 느꼈다. 수년 전 그녀의 아버지가 사망한 뒤로 A양은 그녀가 여전히 비판적이라고 묘사하는 자신의 어머니를 방문하여 돕는 데 많은 시간을 보냈다.

'비판적이고' '주의를 기울이지 않는' A양의 부모는 그녀가 강한 자기 감각을 발달시키는 데 필요한 반사를 주지 않았던 것 같다. 그녀의 학습 장애에 대한 부모님의 대책이 단순히 '더 열심히 하라'는 포고령이었다는 그녀의 보고는 그들이 그녀의 현실적 능력과 한계에 대해 적절히 응대해 주지 않았음을 시사한다. 자기 심리학을 활용하여 우리는 이러한 공감의 실패와 적절한 반사의 부족은 A양이 자신에 대한 긍정적인 느낌을 가질 수 없는 결과를 초래했다고 공식화할 수 있다.

과도하게 부풀려졌지만 허약한 자기 존중감

우리가 논의했던 것처럼, 반사가 아이의 능력을 과소평가 또는 과대평가할 때 문제가 될 수 있다. 초기 양육자가 그들의 능력을 과대평가하는 사람들은 표면적으로는 과도하게 부풀려졌지만, 실제로는 극도로 허약한 잘못된 자기 감각을 가지고 있을 수 있다. 이 사람들은 자신들의 양육자처럼 그들의 능력을 과대평가하고, 목표를 성취하지 못하는 실망을 인내하는 데 어려움을 겪어 도움을 구하게 될 수 있다. 그들이 과도하게 자신감에 넘치거나 또는 거만함을 보인다고 해도, 자기 존중감을 위협받게 되면 그들은 빠르게 불안해지거나, 분노하거나, 큰 충격을 받는다. 이런 형태의 문제를 가진 환자들은 그들의 자기 존중감을 북돋우기 위해서 타인을 찾고, 그러므로 그들의 관계는 종종 피상적이고, 조종하는 관계처럼 보인다. 그들은 자신들이 그래야 한다고 믿는 만큼 성취하거나 수행하지 못할 때 쉽게 낙심할 수 있다.

🗐 사례

B씨는 33세의 변호사이다. 그는 최근에 승진에서 제외되었고, 그가 입사할 때 함께 들어온 동료는 막 임원이 되었다. B씨는 '심장이 빨리 뛴다'는 것을 주소로 방문했던 그의 내과 의사에 의해 치료가 의뢰되었다. 심장에는 어떤 이상도 발견되지 않았다. B씨는 대부분의 시간 동안에 불안함과 분노를 느낀다고 보고했다. 그는 임원들이 "걔(임원이 된 동료)가 나보다 낫다고 생각하는 걸 봐서 멍청이들이 분명해요. 걔는 저처럼 아이비리그를 다니지도 않았고, 완전히 얼간이라고요."라며 회사를 그만두는 것을 생각하고 있다고 이야기했다. 그는 '믿을 수 없을 정도로 연줄이 든든한' 가족이 있는 다른 변호사 친구가 자기를 일류 로펌에 취직시켜 주기를 희망하고 있었다. B씨는 치료자에게 "제 내과 주치의는 이 도시에서 가장 뛰어난 의사 중 한 명이에요—저는 최고에게만 가거든요—그가 당신을 추천해 줬으니 당신도 분명 최고겠지요."라고 말했다.

과거력을 청취하면서 치료자는 B씨가 고향에서 부유하고 영향력 있는 사업가의 외동아들이라는 것을 알게 되었다. 그는 자신의 어머니를 '출세주의자'라고 묘사하면서 부모가 모두 그의 학문적·운동적 성취에 매우 신경을 썼으며, 그가 잘했을 때에는 칭찬을 쏟아붓고 그렇지 못할 때에는 비난을 퍼부었다고 했다. 자기 심리학을 활용하여 우리는 그의 성공에 대한 부모의 과도한 강조가 B씨가 자신에 대한 현실적인 감각과 자기 존중감의 건강한 감각을 발달시키는 것을 방해했다고 공식화할 수 있다. 대신, 그는 성공의 피상적인 지표에는 과하게 의존하고, 자기 존중감 위협에는 절묘하게 취약한 자기 감각을 발달시켰다.

공감과 질투에 대한 문제

강한 자기 감각을 형성하는 데 실패한 아이는 타인에 대한 공감 능력이 거의 없고, 엄청난 질투를 가지고 성장할 수 있다. 성인이 되면 그들은 종종 자신의 허약한 자기 감각을 방어하는 데 사로잡혀 타인의 필요나 경험, 또는 관점에 적절히 응대하지 못한다. 이것은 만성적인 문제가 될 수도 있고, 의학적 질환이나 감정적인 곤경과 같은 스트레스 기간 동안에는 급성 문제가 될 수 있으며(제4장과 제5장 참조) 이것은 타인과의 관계에서 문제로 나타날 수 있다. C여사의 사례를 살펴보자.

C여사는 1세 딸이 있는 30세 여성이다. 그녀는 '아이가 내 삶을 망쳤다'는 것을 주소로 치료를 받으러 왔다. C여사는 스스로를 위해서 긴장을 풀거나, 운동을 하거나, 사람들을 만날 시간이 전혀 없다고 이야기했다. 그녀는 많은 시간 동안에 자신의 딸이 '너무 자신을 필요로 하고' '버릇이 없다'고 느낀다며 딸에게 좌절과 분노를 느낀다고 했다. 그녀는 아이가 있는 자신의 친구들이 어떻게 인내심을 가지고 앉아서 그들과 놀아 주는지를 이해하지 못했다. C여사는 그녀의 어머니가 '정말로 자기애적'이라고 하면서 자신에 대해 많은 흥미나 자부심을 거의 보이지 않았다고 묘사했다.

자기 심리학은 불충분한 반사를 받으며 자란 C여사가 불안정하고, 허약한 자기 감각을 발달시켰다고 제시한다. 이러한 것은 그녀가 자신의 아이를 포함한 타인의 필요에 대하여 생각하는 능력을 제한시킨다. 자신의 아이에게 공감적 반사를 제공하는 것이 필요하지만, 그녀 자신이 이것이 궁핍한 경우에는 특히 어려울 수 있다.

질투는 또한 자기의 발달에 대한 개념을 활용하여 더 잘 이해할 수 있다. 균형적이면서 일반적으로 자신에 대해 긍정적인 감각을 가진 사람들은 타인이 자기에게 부족한 것을 가지고 있다는 생각을 견뎌 낼 수 있다. 그러나 자기 존중감을 유지하는데 고군분투하는 사람들은 타인이 가진 것들—소유물, 능력, 또는 관계—로부터 종종 위협을 느낀다. 질투(제4장 참조)는 공격적이고 파괴적이 될 수 있으며, 타인과의 관계를 맺는 것을 어렵게 만들 수 있다.

🗐 사례

D군은 24세의 대학원생으로, 연구실에서 일하고 있다. 힘든 업무에도 불구하고, 그의 연구는 진도가 느리고, 연구실 회의에서도 많은 관심을 불러일으키지 않았다. 동료의 실험이 중요한 발견으로 결과가 나오자 그는 공개적으로 동료의 연구 결과를 조롱하고, 동료가 '자신이 뭘 하는지 전혀 모른다—그의 스승이 모든 걸 다 해냈다'는 루머를 만들어 냈다. D군의 아버지는 그가 5세 때 가족을 떠났고, 그는 어머니에 의해 길러졌다. 그는 아버지를 수년 간 만나지 못했지만, 아버지가 재혼해서 새 부인과 두 명의 아이들과 살고 있다는 것을 알고 있었다. 그가 십 대가 되자, 그의 아버지는 자신의 새 가족에 대해 자랑하듯 떠벌리며 D군에게 '네 이복형제로부터 어떻게 처신해야 하는지 요령을 좀 배워야' 한다고 했다.

아버지에게 버려지고 이후에는 아버지의 새로운, 그리고 '더 좋아하는' 자녀들과 가혹하게 비교당하면서 D군은 안정적인 자기 감각을 발달시킬 수 없었던 것 같다. 그가 아버지에게서 자신의 자리를 빼앗은 새 아이들에게 견딜 수 없는 질투심을 가지는 것을 상상하는 것은 당연하다. 현재 성인으로서 그는 비슷하게 그의 '연구실 형제'의 성공을 견딜 수 없어 하고, 그의 경쟁심은 그의 동료의 성공을 파괴하기 위한 노력으로 공격적이 되었다.

사례 공식화—자기의 발달에 연결하기

발표

E씨는 35세의 고등학교 역사 선생님이다. 그는 직장에서의 대부분의 시간 동안에 불안해하며, 자신이 늘 학생들 앞에서 '연기하는' 것처럼 느낀다고 했다. 학생과 동료로부터 좋은 평가를 받음에도 불구하고, 그는 기분이 좋지 않거나, 똑똑하지 않거나, 충분히 재미있지 않다는 느낌으로 고심하고 있다. 선생님이 되는 것이 '고귀한' 직업이라고 믿고 있지만, 그는 자신이 더 높은 연봉, 더 일류의 직업을 가지길 바라고, 그런 친구와 지인들을 강렬하게 부러워한다. 여가 시간에 그는 기타를 연주하는데, 록 밴드를 해서 유명해지는 비밀스러운 공상을 품고 있다.

문제와 패턴을 묘사하기(초점을 맞추어)

E씨는 빈번한 불안 증상과 낮은 자기 존중감과 타인에 대한 질투를 만성적으로 느끼고 있다. 그는 자신의 직업이 가치 있다고 믿고 있고, 그가 잘하고 있다는 증거에도 불구하고 직장에서 만족을 경험할 수 없다.

발달력 검토하기

E씨는 세 아이 중 막내로, 그의 부모님은 그가 2세 때 이혼했다. 그의 아버지

는 군인이었고, 자주 우울했으며, 그의 어머니는 신경질적이고 다른 것에 정신이 팔려 있었다고 묘사했다. 그는 아이일 때 자주 외롭게 느꼈던 것을 기억했다. 그의 누나들은 뛰어난 학생들로 매우 유명했고, 그는 자신이 그들의 그림자에 가려져 있다고 느꼈다. 그의 어머니는 그가 학교나 운동 경기에서 잘했을 때 그를 과장되게 칭찬했지만 그는 "어머니는 내가 한 인간으로 어떤지에 대해 관심이 없다"고 느꼈다고 했다. 그는 어린 시절에 아버지와 많은 시간을 보내지는 않았지만 '아버지를 즐겁게 해 주기 위해' 노래를 부르거나 농담을 하는 노력을 했고, 아버지가 무시하거나 '미적지근한 태도'로 반응했던 것을 기억했다. 그는 또한 6세 때 아버지에게 자기도 군대에 들어가고 싶다고 이야기했을 때 그의 아버지가 "나처럼 인생을 낭비하지 마라"라고 했던 것을 기억했다.

과거력과 문제 및 패턴을 자기의 발달에 연결하기

자기 심리학을 사용하여 우리는 E씨가 아동기에 충분한 자기대상을 갖지 못했다고 가설을 세울 수 있다. 그의 부모는 그에게 공감적으로 적절히 응대해 주지 않았고, 그는 그들을 이상화할 수 없었다. 결과적으로 그는 건강한 자기 감각을 발달시킬 수 없었다. 아버지를 이상화하거나 생기 있게 하려던 그의 노력은 일축되거나 반응이 부족했다. 그는 그의 누나들이 자기를 능가한다고 느꼈고, 그의 어머니는 그의 성취를 과도하게 칭찬하면서도 그의 내적 생활에는 흥미가 없는 것처럼 느꼈다. 성인이 되자 그는 자기 자신과 직업에 대해 적당한 기쁨이나 자부심을 가질 수 없었고, 그가 타인에게 어떻게 보일지에 대해 만성적으로 불안함을 느끼며, 이룰 수 없는 목표에 대한 공상 뒤로 숨었다.

자기의 발달을 연결하는 것은 치료에 대한 지침을 제공한다

문제와 패턴을 자기의 발달에 연결하는 것은 치료자의 치료적 전략이 환자가 건강한 자기 감각을 발달시키도록 돕는 것이 되어야 한다는 것을 제시한다. 자기 심리학에서 이것은 치료적 관계 자체를 통해 일어난다고 생각한다. 환자는 치료자가 자기대상 기능을 수행하기를 기대한다. 즉, 그들의 자기 감각을 안정화하거나, 회복시키거나, 활기를 띠게 돕는 것이다. 그런 환자들은 치료자를 분리되어 있고, 독립적인 사람으로 대하는 것이 아니라 그들이 통제할 수 있는 연장된 자신으로 대한다. 이것은 아동기에 결코 완전하게, 또는 최적으로 완성되지 않은 발달과정의 재활성화를 시사한다. 근본적으로 이러한 환자들은 이상화하고, 그들의 경험이나, 마음의 상태나, 과대한 자기 감각을 입증하고 확인받으려는 자신들의 충족되지 않은 발달적 필요를 만족시키기 위해 치료자를 이용한다. 그들은 치료자가 만능이거나, 특별하거나, 완벽하다고 경험하기를 원하고 필요로 한다. 자기 심리학적으로 생각했을 때, 이 종류의 이상화는 방어라기보다는 치료의 중요한 시기로 보이고, 위태로운 자기 감각을 강화하는 데 도움이 되도록 의도한 것이다.

그러므로 치료자는 이 전이를 이르게 해석해 주는 것보다는 오히려 이것이 번창하도록 허용해야 한다. 이러한 대상관계 전이의 영향 아래서 환자는 이해받고, 활기를 느낄 수 있고, 치료자와 연합되거나 치료자를 통제하는 느낌을 경험할 수 있다. 그러나 불가피하게 치료자는 항상 환자가 원하는 만큼 대응하지 않으며, 이러한 공감적 실패가 환자를 좌절시키거나 화나게 만들 수 있다. 만약 공감적 실패가 시기적으로 적절하고, 너무 강렬하지 않다면 치료자는 이것을 지적하고, 이제 치료자를 하나의 분리되고, 결함이 있지만 그럼에도 불구하고 좋고 돌봐 주는 사람으로 보기 시작한 환자와 이것을 의논할 수 있다. 바라건대, 환자는 그때가 되면 그들이 필요로 했고, 치료자가 그들을 위해 해 주길 바랐던 것들—특별하고 힘이 있는 느낌을 확인해 주고, 그들을 위로해 주고, 그들의 경험을 인정해 주는 것—에 전념하기를 시작할 수 있다.

🗋 사례

F씨는 55세의 전기 기사로, 주말에는 철인 3종 경기 선수가 된다. 그는 치료 시간 동안에 그의 탄탄한 기량—경기의 마지막 순간에 다른 사람들을 제친 것, 자신이 몇 살인지를 알려 줘서 젊은 경쟁자를 '충격받게' 한 것, 그리고 여자 선수들이 '그에게 추파를 던진 것'—을 이야기하며 그의 남자 치료자를 즐겁게 해 주었다. 그의 치료자는 부모님이 그의 '학습 장애' 때문에 다른 형제들과 달리 일류 대학에 진학하지 못하게 되어 실망했다는 F씨가 그의 능력을 새롭고, 이상화된 남자에게 보여 줄 필요가 있었을 것이라고 가설을 세우며 경청했다. F씨가 특히 흥미를 가졌던 철인 3종 경기에서 우승한 이후, 그는 치료자가 '이에 대해 별로 흥미를 보이지 않는다'며 화를 냈다. 그는 몇 번의 치료 시간 동안에 치료자가 자

신에게 흥미가 있다고 '생각했지만', 지금은 자신이 틀렸다는 것을 알게 되었다고 여러 번의 치료 시간에 걸쳐 치료자에게 이야기했다. 치료자는 F씨가 자신에게 얼마나 실망했는지를 받아들였다. 그 다음에 F씨는 큰 승리를 거두고 나서 치료 자가 자신이 희망했던 흥미로운 종류의 반응을 보이지는 않았을지라도, 그가 자 신에게 관심이 있고 주의를 기울이고 있다는 것을 알게 되었다. 시간이 지나면서 F씨는 치료자로부터 공상적인 응대가 없더라도 자기 자신에 대해 충분히 괜찮 다고 느낄 수 있음을 깨달았다.

환자에 대한 치료자의 꾸준하고 공감적인 적절한 응대와 지각된 공감적 실패에 대한 그의 해석은 F씨가 갈망했던 반사 기능을 내재화하도록 도와준다. 이것은 F씨 가 타인의 지속적인 찬사 없이도 점진적으로 자기 감각을 부양하게 했을 뿐 아니라, 주변 사람들에게 더 균형이 잡힌 기대를 갖도록 도와주었다. 이 기법은 사람들이 자 기 존중감 위협에 직면했을 때 좀더 회복력 있는 더욱 건강한 자기 감각을 발달시키 도록 도와준다.

권장 활동

당신은 이 사람들의 어려움을 자기 발달의 문제에 어떻게 연결할 것인가?

A씨는 직장에서 큰 보너스를 받고, 아내와 함께 이를 축하하려고 와인 한 병을 사서 집으로 돌아왔다. 하지만 그녀는 아이들 때문에 너무 바쁘고 힘든 하루를 보냈다—그녀는 소식을 듣고 축하하면서 "잘됐네, 여보! 가게에 가서 우유 좀 사다 줄 수 있을까?" 라고 했다. 그는 우울해졌고, 자신에게 반했다 고 생각하는 관리 비서를 유혹하는 공상을 했다.

B양은 직장 동료들을 저녁 파티에 초대했다. 몇 주 전에 그녀는 메뉴에 대 해 이야기했고, 모두들 식사를 기대하고 있었다. 그들이 도착했을 때, 그녀 는 정신이 없어서 닭 요리와 야채가 있는 상당히 간단한 요리만 준비했다. 사람들이 예상보다 빨리 돌아가고, 칭찬도 하지 않자 그녀는 분노했다.

해설

　부인으로부터 즉각적인 칭찬을 받지 못했을 때, A씨는 기분이 상했고, 그의 비서로부터 칭송받는 공상을 했다. 이것은 그가 자기대상으로부터 지속적인 반사를 필요로 하고, 이것 없이는 자기 존중감을 유지할 수 없다는 것을 시사한다.

　B양은 요리하고 접대하는 자신의 능력을 잘못 지각하고 있었으며, 그래서 다른 사람들이 자신의 자기 평가를 공유하지 않았을 때 화가 났다. 이것은 그녀가 아이였을 때 문제적인 반사를 받았음을 시사한다—아마도 그녀의 재능은 실제 그녀가 할 수 있는 것보다 더 능력이 있다고 그녀를 보고 싶었던 부모에 의해 과대평가되었을 것이다.

제18장
애착

✎ 주요 개념

애착 이론이라 불리는 발달에 대한 우리의 조직화하는 마지막 개념은 문제와 패턴을 초기 애착 양식에 연결하는 것이다.

이 개념에 따르면, 초기 애착 양식은 사람들이 어떻게 자기 감각, 타인과의 관계, 스트레스에 적응하는 방식, 자기 규제의 패턴을 발달시키는지에 영향을 준다.

성인 애착 양식은 안정적인 또는 불안정적인 것으로 분류된다. 불안정적인 애착에는 3가지 형태가 있다—회피적, 양가감정, 그리고 와해된 애착이다.

성인의 애착 양식은 아이의 기질, 부모의 애착 패턴과 기질, 부모와 아이 간의 상호 작용, 그리고 환경의 산물로 생각된다.

초기 애착 양식을 연결하는 것은 다음과 같은 문제들을 가진 환자의 사례 공식화를 구축할 때 특히 유용하다.

- 자기 규제와 정동 규제를 포함한 자기 통제
- 공감과 마음 헤아리기(mentalization)

A양과 B양, 두 여성은 취업 면접에 갔다. 각각의 면접이 끝난 뒤, 장래의 고용주는 모호한 미소를 지으며 "와 줘서 감사합니다. 연락 드리겠습니다."라고 하였다. A양은 한 바퀴 산책을 하며 남아 있는 불안한 에너지를 떨쳐 냈고, 룸메이트에게 면접에 대해 이야기를 하고는 TV를 보다가 잠이 들었다. 반면에 B양은 면접과 그 애매모호한 종료 때문에 안정이 안 되었다. 그녀는 면접관에게 전화하고 싶은 충동과

싸우려고 노력했지만 실패하고는 면접관에게 추가로 추천서를 보내야 하는지를 묻는 문자를 보냈다. 그녀는 자신의 룸메이트에게 전화해서 여러 번 면접에 대해 검토하며 끊임없이 "어떻게 생각해? 내가 합격할 것 같아?"라고 물었다. 잠들기 전에 그녀는 아이스크림 한 통을 먹었고, 그 뒤에는 술도 두 잔 마셨지만 잠을 이룰 수 없었다. 두 여성은 불확실한 상태에 남겨지는 그런 스트레스가 심한 상황을 겪었는데, A양은 이 경험 이후에 자신을 규제할 수 있었던 반면 B양은 그렇지 못했다. 왜일까?

이것에 대해 생각할 수 있는 한가지 방식은 A양이 안정적인 애착을 발달시킨 결과로 자기 규제하는 능력을 발달시킨 반면, B양의 자신을 안심시킬 수 없는 능력은 그녀의 불안정적인 애착 양식의 결과라는 것이다. 우리가 제10장에서 논의한 대로, 주 양육자와 아이의 양자 관계 상황에서는 어마어마한 양의 발달이 이루어진다. 이 관계는 한 사람이 자기 감각을 갖도록 시작하게 하고, 타인과 관계를 형성하게 하고, 스트레스와 불안에 적응하게 하고, 자기 규제를 할 수 있도록 하는 기본적인 능력의 발달에 영향을 준다. 영아가 자신의 주 양육자와 애착하는 양식은 그들이 성인이 되어 타인과 애착하는 방식과 이어진다는 것이 밝혀졌다. 성인 애착 양식을 기술함으로써 애착 이론은 초기의 관계와 그것이 어떻게 한 사람의 문제와 패턴을 발달시키는 데 기여하는지 우리가 이해할 수 있도록 도와준다.

애착 이론의 기초

애착 이론은 사람이 생의 초기에 양육자와 애착하게 되는 성향을 타고난다는 생각을 갖고 출발한다.[62, 63] 아이가 그들의 중심적인 양육 관계로부터 얻는 안전감은 그들이 여러 가지 폭넓은 경험을 다룰 때 사용하는 감정 규제 시스템을 발달시키도록 도움을 준다. 이러한 양육과 보호의 경험은 뇌에 부호화되고, 시간이 흐를수록 사람들이 자신의 환경과 심리적 안전감을 예측하고 이해하는 능력을 발달시키도록 도움을 준다.[64] 추가로, 이러한 상호 작용은 그들이 스트레스에 적응하고, 불안에 대한 반응과 정동을 규제하는 비교적 안정적인 패턴을 발전시키도록 도움을 준다.[65]

우리가 제10장에서 논의한 것처럼, 애착 양식이라고 불리는 이러한 연결의 초기 패턴은 안정적 또는 불안정적인 애착으로 분류가 되며, 삶의 첫 해 이후에는 비교적 안정적으로 된다.[66] 안정적인 애착을 가진 아이는 분리를 잘 견뎌 내고, 주 양육자가 돌아왔을 때 쉽게 안정이 되지만, 불안정적인 애착을 가진 아이는 분리가 되면 심한 불안감을 보이고, 재회 후에도 쉽게 안정되지 못한다.[67, 68] 이 애착 양식은 아이가 이후의 발달에서 환경을 안락하게 경험하는 것을 예측하고, 성인기에 스트레스가 심한 상황에 적응하는 방식으로 이어진다는 것이 밝혀졌다. 다른 말로 하면, 아이가 1세까지 갖게 되는 애착 양식은 그들이 스트레스와 불안, 정동에 대한 반응을 규제하는 능력을 발달시키는 방식의 주요한 원인 제공일 수 있고, 성인이 되어 그들의 내외부 환경에 반응할 방식을 예측할 수 있다.[69]

성인 애착의 범주

검토를 하자면, 어린아이의 애착 양식이 안정적인지, 불안정적인지로 기술된다.

- 안정적
- 불안정적 – 세 개의 하위 범주가 있다
  - 회피적
  - 양가감정
  - 와해된(disorganized)

이러한 양식들은 엄마와 짧게 분리되었을 때 관찰된 1세 아이의 행동과 일치한다(제10장 참조).[64, 67] 성인들이 특히 친밀한 관계에서 스트레스와 불안에 어떻게 대처하는지를 조사하였을 때, 그들의 애착 양식은 4가지 비슷한 범주로 맞아떨어졌다.[70, 71] 이러한 성인의 애착 양식은 사람들이 아동기의 관계(특히 주요한 부정적 측면이 있었던)를 회상하고 기술하는 방식과 현재 타인과의 관계를 기술하는 방식을 망라한다. 다음은 성인의 애착 양식이다.[72~74]

안정적 애착
이러한 성인 애착 양식을 가진 사람들은 쉽게 타인의 경험을 기억하고, 고통스러운 기억을 토론에 흡수할 능력이 있고, 타인에 대하여 삼차원적 방식으로 생각할 수 있으며, 다른 사람의 시각에서 감정을 볼 수 있다. 이들은 타인과 감정적으로 가까워지는 것을 상대적으로 쉽다고 여기고, 타인에게 의지하는 것과 타인이 자신을 의지하는 것 모두를 편하게 생각한다.

불안정적 애착
성인기의 불안정적인 애착에는 세 개의 하위 범주가 있다.

무시하는/회피적
이 애착 양식은 경직되고, 과도하게 규제된 정동을 특징으로 한다. 이러한 양식을 가진 사람들은 애착을 가치나 중요성이 경미한 것으로 무시하고, 그들의 아동기 유대관계에 대해 거의 기억하지 못한다. 그들은 또한 자신의 삶 속 사람들의 이상화된 초상을 제공한다. 그러나 조사해 보면 그들은 부모의 방임이나 거절을 시사하는 사건들을 종종 기억해 낸다. 이러한 사람들은 강하고 독립적인 것처럼 보이나 실제로는 초기의 실망스러운 현실을 직면하지 못한다.

집착하는/불안한
이러한 애착 양식을 가진 사람들은 관계에서 일어나는 문제가 있을 때 스스로에게 책임을 묻고, 그들의 초기 양육자들을 이상화한다. 그들은 타인과의 관계와 남들에게 어떻게 보일지에 대해 불안해하고 걱정을 한다. 그들은 종종 지난 관계에 대해 일목요연한 방식으로 이야기하는 것을 어렵다고 생각한다. 그들은 의식적으로 그들의 초기 양육자들에게 집착하고 이들에게 매우 의지한다. 성인기 관계에서 그들은 높은 수준의 친밀감을 추구하고, 때때로 매우 의존적이다.

와해된
이것은 성인 애착 양식 중 가장 병적이다. 이러한 애착 양식을 가진 사람들은 종종 타인을 묘사하는 데 극적인 변동이 있고, 과거의 관계를 회상하지 못하기도 한다. 이러한 애착 양식을 가진 많은 사람은 정신적 외상이나 부모를 잃은 과거력이 있고, 자신의 자녀에게 이 정신적 외상을 반복할 확률이 높다. 그들의 성인기 관계는 상당히 무질서하다. 예를 들면, 빠르게 강렬한 관계에 빠져들고, 쉽게 의심하며, 관계를 철회한다.

예를 들어, C씨와 D씨의 애착 패턴의 차이를 고찰해 보자.

> C씨는 딸이 대학 진학을 위해 떠난 뒤부터 불안해져서 치료를 받으러 왔다. 그의 과거력에서 그가 불안해하는 아이였다는 것이 밝혀졌다. 초등학교 때, 그의 어머니가 자신을 두고 떠나자 울타리에 매달려 울부짖었던 것을 그는 기억했다. 청소년기 때 여자친구에게 차이자 그는 실의에 빠지게 되었다. 딸에 대해 이야기하다가 그는 잠시 머뭇거리더니 눈물을 흘리기 시작하였다. "왜 그 애가 집에서 가까운 대학에 가지 않았는지 모르겠어요. 어떻게 그 애가 저한테 이럴 수 있죠?"

> D씨는 부인이 그가 너무 일을 많이 하고, 가족과 시간을 보내기 위해서는 일을 줄여야 하는데 그러지 않는다고 불평하여 치료를 받으러 왔다. 그의 딸은 어머니에게 아버지와 더 가깝게 지냈으면 좋았을 것이라고 이야기했다. D씨는 이 일을 거의 관심없이 보고했고, 창 밖을 바라보며 "그 애는 잘하고 있어요. 저는 딸의 우선적인 관계는 엄마와의 관계라고 생각해요."라고 말했다.

이 사례에서 C씨는 집착하는/불안한 애착 패턴을 가지고 있는 반면, D씨의 애착 패턴은 무시하는/회피적 애착이다.

애착 양식은 부모에서 아이로 전달된다

각각의 성인 애착 양식을 가진 사람들은 자기와 관련된 애착 양식이 있는 아이들을 갖는 경향이 있다. 이 과정을 애착의 세대 간 전달이라고 한다(〈표 18-1〉 참조).

공감과 정동 규제의 발달

왜 어떤 성인은 다른 것이 아닌 바로 그 애착 양식을 가지는가? 아이들은 그들의 양육자가 자신의 감정적 경험을 이해하고 처리할 수 있다면 적응적이고, 안정적인 애착 양식을 발달시킬 것이다(이것은 마음 헤아리기라고 부른다. 제6장과 제10장 참조).[78,79] 양육자의 감정 처리가 아이의 공포, 불안, 불안정, 흥분과 같은 기초 감정을 다룰 수 있는 능력인 정동을 규제할 수 있는 능력의 발달을 함양한다.[80,81] 그러나 양육자가 공감할 수 없고 민감하게 반응해 주지 못한다면 아이는 특히 그들의 자기 감각, 충동 통제 능력, 불안에 대한 반응 등을 조절하는 것과 관련된 자기-규제에 만성적인 어려움을 겪도록 만드는 불안정적인 애착을 발달시킬 것이다.[82,83]

〈표 18-1〉 애착의 세대 간 전달[75-77]

양육자의 성인 애착 양식	아이의 애착 양식
안정적 →	안정적
불안정적: 무시하는/회피적 →	불안정적: 회피적
불안정적: 집착하는/불안한 →	불안정적: 양가감정
불안정적: 와해된 →	불안정적: 와해된

문제와 패턴을 애착 양식에 연결하기

애착 이론은 자기 규제와 정동 규제가 손상된 사례를 공식화하는 데 도움을 준다. 왜냐하면 불안정적 애착을 가진 사람들에게 종종 그런 것들이 있기 때문이다. 그것은 또한 대인 관계와 관련된 문제에 기여하는 공감과 마음 헤아리기에 어려움을 겪는 환자를 이해하는 데에도 도움이 될 수 있다.

자기 규제와 정동 관리의 문제

불안정적인 애착 양식을 가진 사람들에게는 자기 규제와 정동의 관리가 어려울 수 있다. 상실이나 이별, 삶의 전환과 같은 도전 가까이에서 이것은 종종 명백해진다. 이혼이나 대학 신입생이 겪는 우울, 직업의 변화, 질환 관리, 그리고 사랑하는 사람을 잃는 일을 다루는 것은 문제가 있는 애착 패턴을 강조하는 많은 이별과 상실 중 일부이며, 사람들로 하여금 정신치료를 받게 만든다.

🗐 **사례**

E군과 F양은 의대 재학 중에 교제하기 시작했다. 그들이 다른 병원에서 각각 인턴을 시작하였을 때, E군은 매우 불안했지만 F양과 정기적으로 문자를 하는 것에 적응하였다. 인턴 생활이 지날수록 E군은 더 전정긍긍하고 집착하게 되었다. 어느 날, F양이 시술을 하느라 문자에 답장을 하지 못했다. E군은 공황 상태가 되어 119에 전화해 그녀를 찾아달라고 했다. 치료 시간에 E군은 그가 어릴 때 아버지가 죽었고, 어머니는 슬픔과 불안에 대해 그와 거의 지속적인 연락을 하는 것으로 대처했다고 보고했다.

애착 이론을 활용하여 우리는 E군이 어머니의 집착하는/불안한 애착 양식에 대한 반응으로 불안한 애착 양식을 발전시켰다고 가설을 세울 수 있다. 이 불안정적 애착 양식은 정동과 불안을 규제하는 능력을 손상시키고, 여자친구와도 불안정적 애착을 갖도록 하였다. 치료 시간에 그는 그의 어려움은 어머니와의 초기 관계와 연결되어 있다는 것을 깨달았고, F양과 분리되는 것에 대한 불안을 관리하는 다른 새로운 방식들이 있다는 것을 배우게 되었다.

공감의 어려움

또한 애착 이론은 공감과 관련된 어려움을 가진 환자들을 이해하는 데 도움이 된다. 다음의 사례를 살펴보자.

G씨는 그의 아내가 친구들과 저녁 약속을 계획했다는 말을 들었을 때, 분노해서 그녀가 더 이상 자신과 시간을 보내길 원하지 않는다며 비난했다. 아이였을 때, G씨의 아버지는 아들에 대하여 '무죄인 것이 증명될 때까지는 유죄'라고 생각하였고, 아들의 입장에서 아들의 이야기를 물어보지도 않고 일상적으로 그를 벌 주었다.

아버지로부터 배워서 G씨는 그의 아내가 친구와 시간을 보내기로 결정했을 때, 그녀가 무엇을 생각하고 있었는지를 상상할 수가 없다. 대신에 그는 자신이 생각하는 것을 그녀가 생각하고 있을 것이라고 추정한다. 그는 또한 다른 사람들과 어울

316

리고 싶어 하는 그녀의 소망을 공감할 수 없다.

다음의 사례와 같이 양육이라는 일은 공감이 필수적인 또 다른 상황이다.

H여사는 혼자 아이를 키우는 엄마로, 그녀의 5세 딸은 엄마 없이는 학교에 머무르는 것을 매우 힘들어한다. H여사는 학교 심리학자로부터 정신치료를 받으라고 의뢰되었다. H여사는 딸이 친구가 거의 없고, 남들과 어울리지 않으며, 다른 아이들이 노는 동안에 가장자리에 앉아 있다고 설명했다. H여사는 "아픈 엄마를 돌보느라 최근에 딸과 같이 있어 주지 못했어요. 그래도 딸은 잘 지내는 것처럼 보였어요. 그 애는 거의 불평하지 않아요." 라고 말했다. H여사는 치료자에게 딸이 천식으로 고통을 받고 있고, 아기일 때에는 몇 번이나 입원했다고 이야기했다. 치료자가 H여사에게 그녀의 어린 시절에 대해 물었는데, H여사 또한 위축된 아이였다는 것을 알게 되었다.

애착 이론을 사용하여 우리는 H여사가 딸에 대해 묵살하는 태도는 그녀의 회피적인 애착 양식과 연관이 있고, 지금은 그녀의 딸에게서도 나타나고 있다는 것을 제안할 수 있다. H여사에게 다른 관점을 제공하는 것—예를 들면, 그녀의 딸은 어릴 때의 입원뿐 아니라 할머니의 질환을 걱정하여 반응하는 것일 수도 있다는 것—은 H여사가 딸의 경험을 이해할 수 있도록 해 준다. 그러면 H여사는 딸의 느낌을 다룰 수 있고, 또한 그녀의 딸도 이것을 할 수 있도록 도와줄 수 있을 것이다. 이것은 H여사와 그녀의 딸 둘 다 그들의 느낌에 더 가까이 접근할 수 있도록 도와줄 것이다.

사례 공식화—애착에 연결하기

발표

I씨는 이전에 한 블록 아래에 사위와 살던 자신의 딸이 이혼할 것이라고 선언한 뒤부터 점점 괴로움에 휩싸였다. I씨와 그의 부인은 딸이 멀리 있는 아파트로

이사할 것이라는 사실에 매우 화가 났다. 그는 자신이 과도하게 반응하고 있다는 것을 안다고 말하면서도, 치료 시간에 빠르고 크게 이야기하고, 자신은 말해야 될 것이 아주 많다며 두 배로 치료 시간을 가질 수 있는지를 물어보았다.

문제와 패턴을 기술하기(초점을 맞추어)

I씨는 심하게 **불안정적인** 관계를 맺고 있다. 그는 변화와 상실에 강하게 반응한다. 그의 가족은 오랫동안 그가 가족을 숨막히게 했다고 느껴 왔다. 그는 자녀들이 차로 통학할 수 없는 거리의 대학에 가는 것을 허락하지 않았고, 왜 이것이 자녀들을 괴롭히는지를 이해하지 않았다. 그는 그의 딸이 그가 '훌륭한 사람'이라고 생각하는 사위와 문제를 잘 풀어야 한다고 생각했다. 그런데 그 사위는 한번도 일한 적이 없고, 그의 딸로부터 전적으로 부양받고 있다.

발달력 검토

I씨는 불안한 어머니와 단단히 밀착된 가정에서 자라났는데 현재는 어머니와 아내와 같이 산다. 그는 아이였을 때 친구가 거의 없었고, 어머니에게 잡혀서 집에서 어머니와 같이 TV를 보던 것을 회상하였다. 몇 년 전에 사망한 그의 아버지는 제2차 세계 대전 참전용사였는데, 부상을 입어 꽤 심한 PTSD가 있었다. 몇 년 전에 이사를 간 그의 하나뿐인 형은 가족 행사나 명절에 집에 오지 않는 것과 관련하여 수많은 실망을 안겨 준 뒤 가족과 소원해졌다. I씨는 학교에서 성적이 좋았고, 집에서 먼 학교로 진학할 수 있는 기회가 있었지만 부모님과 계속 지낼 수 있다는 이유로 그저 그런 전문대학을 선택했다. 그는 어릴 때 결혼했다─역시 불안감이 높은 그의 아내는, 마찬가지로 그의 어머니에게 헌신하게 되었다.

과거력과 문제 및 패턴을 애착 양식에 연결하기

실망과 상실의 상황에 직면했을 때 점점 불안해하고, 힘들어하는 I씨 패턴은 그의 어머니에게서도 보였던 불안한/집착하는 애착 패턴을 나타내는 것일 수 있다. I씨는 불안을 줄이기 위해 사람들(그의 딸, 치료자)을 가깝게 끌어당기려고 하지만 그렇게 할수록 의도와는 달리 사람들을 밀어낸다(딸은 이해받지 못한다고 느끼고, 치료자는 치료 시간을 마치는 것 이외에는 다른 선택의 여지가 없다). 이것은 그를 더욱 불안하게 만든다. 그는 또한 다른 사람의 내적인 경험(마음 헤아리기)을 상상하는 데 어려움이 있는데, 이것은 아마도 애착 연결을 보존하고 싶은 그의 압도적인 소망이 자기 이외의 다른 사람들의 필요를 고려하는 것을 막고 있기 때문일 것이다.

애착 양식에 연결하는 것은 치료에 대한 지침을 제공한다

정신치료에서 환자들은 그들의 애착 양식을 치료자와 반복한다. 환자와 치료자는 함께 이 애착 양식을 관찰하고 확인한다. 이것은 변화를 두 가지 방식으로 가능하게 한다—사람들로 하여금 그들의 애착 패턴을 인식하게 하는 것과 새로운 방식으로 애착을 맺도록 돕는 것이다.

애착 양식을 인식하기

자신의 특징적인 애착 양식과 어떻게 그것들이 진화되어 왔는지를 좀더 인식하게 되는 것은 환자들로 하여금 자신에 대한 새로운 이야기를 창조할 수 있도록 해 준다.[84] 다음의 사례를 고찰해 보자.

J양은 스스로를 지나치게 민감하고, 만성적으로 불안한 아이라면서 항상 비난해 왔다. 치료를 받으며, 그녀는 외할아버지의 죽음과 조부모의 결혼 생활의 오랜 어려움이 어머니의 어린 시절 대부분의 시간 동안을 불안하게 만들었다는 것을 알게 되었다. 그녀는 자신의 불안함은 어머니의 불안한 상태에 대한 반응이었다는 것을 깨달았다. 자신의 불안의 기원에 대한 새로운 이해를 갖게 된 것은 그녀의 마음이 편해지는 데 도움이 되었고, 어머니에 대한 공감을 증가시켰다.

J양은 집착하는/불안한 애착 양식을 가지고 있다. 그녀의 인생사에 대해 새로운 방식의 생각을 하게 됨으로써 J양은 그녀 자신의 불안과 어머니의 불안 둘 다를 더욱 받아들일 수 있게 되었다.

정동 관리의 개선

와해된 애착 양식을 가진 사람들은 특히 강렬한 감정을 느끼는 시기에 정동 규제에 어려움을 겪을 수 있다. 이것이 치료 시간 동안에 일어난다면, 치료자는 환자에게 무엇이 일어나고 있는지 기술하고, 환자와 치료자 둘 다에게 무엇이 일어났어야 하는지를 생각하도록 도움으로써 환자의 느낌을 관리할 수 있도록 도울 수 있다.[85] 이것을 보여 주기 위해 와해된 애착 양식을 가진 K양을 살펴보자.

> K양은 치료 시간이 막 끝났을 때 자신의 치료자인 Dr. Z에게 성적인 학대를 당한 과거의 이야기를 하기 시작했다. 그녀는 더욱 혼란스러워졌고, 시간 가는 것을 잊었다. Dr. Z는 "이것은 논의하기 어려운 주제이고, 특히 치료 시간이 5분밖에 남지 않았을 때에는 더욱 그렇네요."라고 말하였다. K양은 Dr. Z가 치료 시간을 갑자기 끝내려고 한다며 화가 나게 되었고, "선생님은 저를 신경쓰지 않네요… 제가 여기에 다시 오고 싶어질지 모르겠어요."라고 했다. Dr. Z는 "학대에 대해 이야기하는 것이 얼마나 당신을 혼란스럽게 하는지 알겠어요. 저마저도 당신에게 반대한다고 느낄 정도이군요. 혹시 다른 방식으로 방금 우리에게 일어난 일을 보는 것을 상상해 볼 수 있을까요?"라고 언급했다. 이것은 K양이 진정하도록 하고, 그리고 Dr. Z의 중단이 갑작스럽게 들렸을 수도 있지만 실제로는 환자에 대한 치료자의 걱정을 반영하였다고 생각할 수 있도록 도와주었다.

와해된 애착 이론을 사용해서 Dr. Z는 K양의 분노가 그녀의 애착 양식에 따른 결과라고 생각하였다. 치료자는 K양의 경험에 공감하였고, K양에게는 Dr. Z가 이런 방식으로 치료 시간을 끝내려는 다른 이유가 있다고 생각하는 것이 불가능함을 깨달았다. 그녀에게 이 상황을 다르게 바라보는 방식을 고려하도록 요구함으로써 Dr. Z는 K양이 치료자로부터 상처받았다는 느낌을 관리하도록 도와주었다. 이것을 치료 시간에 반복하는 것은 치료실 밖의 상황에서도 환자가 강렬한 느낌을 더 효율적으로 처리하도록 도울 수 있다.

더욱 안정적인 애착 양식을 발달시키기

시간이 흐르면서 환자들은 치료자와 더욱 안정적인 애착을 발달시킴으로써 자신의 애착 양식을 변화시킬 수 있다. 이것은 치료자가 반복적으로 환자가 느낌을 다루는 방식을 경험하고, 관찰하고, 기술함으로써 발생한다고 여겨진다. 환자는 점진적으로 자신의 마음과 치료자의 마음 속에서 어떤 일이 일어나는지에 대해 더 또렷하고 유연한 생각을 갖는 것을 배우면서 이것을 내재화한다. 더욱 안정적인 애착의 상황에서 환자는 아이였을 때에는 발달시킬 수 없었던 자기 규제나 정동을 조율하는 능력과 같은 기능을 발달시킬 수 있다. 정동을 경험하는 데 어려움이 있는 무시하는/회피적 애착 양식을 가진 사람의 사례를 살펴보자.

> L여사는 52세의 동성애자 여성으로, 오래된 연인과 따로 살고 있다. 그녀의 연인은 L여사가 정서적으로 거리가 있다고 불평했다. 20년 간의 교제 끝에 그들은 최근 결혼을 했고, L여사는 벽을 쌓고 지내는 것에 지쳤다고 이야기했다. 치료를 하며 Dr. Y는 L여사가 치료 시간에 주저하면서 말하고, 치료자가 말하고 난 뒤에는 종종 조용해지거나 한눈을 파는 것을 알게 되었다. Dr. Y가 이에 대해 묻자, L여사는 치료자가 자신을 인정하지 않을까 봐 두렵다는 것을 밝혔다. 그 후 그녀는 자신의 어머니가 얼마나 가혹하게 비판적이었는지에 대하여 이야기했다. L여사는 이후 Dr. Y가 도움을 주려고 하는 것이라고 생각하기 시작했고, 더 자유롭게 말하기 시작했다.

특이사항은 L여사의 애착 양식이 비언어적으로 소통되는 방식이다—그녀는 거절을 했다. 애착 이론의 기법을 사용하는 치료자는 환자의 애착 양식을 이해하는 언어적인 것뿐 아니라 비언어적인 방식에도 맞춰 주었다. 시간이 흐르면서 치료자와의 관계에서 이러한 패턴들을 관찰하고 기술하는 것은 환자가 자신의 느낌을 관리하는 대안의 방식을 고려할 정도로 충분히 안정적으로 느끼게 만들어 준다.

권장 활동

성인의 애착 양식을 어떻게 기술할 것인가?

A여사는 고등학교 동창과 결혼한 40세 여성이다. 남편이 함께 졸업 25주년 동창회에 참석하자고 제안했을 때, 그녀는 "내가 왜 거기에 가고 싶을 거라고 생각해? 그저 수많은 중년의 패배자들을 만나기 위해서? 차라리 운동을 하겠다."라고 이야기했다.

B군은 21세 대학생으로, 최근에 헤어진 C양과 아주 떠들썩하게 사귀었다. 여름 방학이 끝나고 C양을 서점에서 봤을 때, 그는 토할 것 같은 느낌이 들어서, 책을 복도 중간에 두고는 반대 방향으로 도망쳤다.

해설

A여사는 무시하는/회피적 애착 패턴을 가지고 있는 것 같다. 그녀는 과거의 관계들을 기억하지만, 그것들을 가치 있다고 생각하지 않고, 완고하고, 과도하게 독립적인 자세를 취한다.

대조적으로, B군의 행동은 와해된 애착 패턴을 시사한다. 전 여자친구를 봤을 때, 그는 이상한 태도로 행동했다.

종합하기 – 정신역동적 공식화

　　당신은 기술하고, 검토하고, 연결하는 것을 배웠다. 치료자 중 하나인 Dr. Z가 정신역동적 공식화를 종합하는 것을 들어 보자. Dr. Z는 그의 환자인 C군을 4번의 평가 시간 동안에 보아 왔다. 우리는 Dr. Z가 행하는 다음 과정을 보면서 그의 사고 과정 중 일부를 듣게 될 것이다.

- 발표를 듣고
- 환자의 일반적인 기능에 대해 물어보고 난 뒤 문제와 패턴을 기술하고
- 발달력을 검토하고
- 다음의 것들을 함으로써 문제와 패턴을 과거력에 연결하고
  - 기술하고 검토하는 것으로부터 무엇을 배우게 되었는지에 초점을 맞추기
  - 초점 질문을 묻기
  - 조직화에 대한 생각을 선택하기
- 시간 순서대로 이야기를 쓰고
- 그의 공식화가 어떻게 치료에 대한 지침을 제공할지를 생각해 본다.

C군의 발표와 함께 시작해 보자.

발표

　　C군은 28세의 그래픽 디자이너로, 6개월간 사귄 여자친구인 D양과 '큰 싸움'을 한 뒤 우울하다며 진료실에 왔다. C군은 그와 D양이 최근 몇 주간 어려움을 겪어 왔는데, 그녀가 '자신을 위한 시간'을 갖길 원하는 것으로 보아 더 이상 자신과의 관계를 지속하는 것을 원하지 않는 것 같은 느낌 때문에 촉발되었다고 했

다. C군은 D양이 자신을 떠날까 봐 '겁에 질려서' 그녀가 여전히 자신을 사랑하는지 '확인하기' 위해 매시간 전화와 문자를 하기 시작했다. 3일 전에 D양의 아파트에서 싸우는 동안, C군은 그들이 계속 함께할 것이라는 D양의 '확답'을 받을 때까지 '떠나기를 거부했다'고 말했다. 그는 결국 D양이 경찰을 부르겠다고 위협한 뒤에야 떠났다. 그 이후부터 그는 '미친 것처럼' 느끼고, 직장에도 가지 않고, 침대에서도 나오지 않고, 식욕도 거의 없었다. 직장 동료가 그에게 문자를 보내 이 상황에 대해 누구와 이야기할 것을 제안한 뒤에 그는 진료실에 전화를 했다.

이 발표를 들은 뒤, Dr. Z는 생각했다.

"내 눈에 금방 들어온 것은 여자친구가 자신을 떠날 수도 있다는 것에 C군이 얼마나 무서워했는지이다. 이것이 그를 이렇게 극적으로 행동하게 만들었어. 생활의 다른 측면에서는 그가 어떻게 기능하는지 궁금하다."

그래서 Dr. Z는 C군의 일반적인 기능의 다른 측면에 대해 계속해서 물어보았다. 여기에 그가 기술한 것이 있다.

기술하기

문제

C군은 여자친구와 떠들썩하게 싸운 이후에 며칠 간 지나치게 많이 자고, 식욕이 없었으며, 침대 밖으로 나올 수가 없었다. 이런 증상들은 이번 삽화 이전에는 없던 것이었다. 이 커플은 여자친구가 자신을 떠날 것이라는 C군의 공포로 인해 촉발된 다툼을 몇 주간 해 왔다.

패턴

자기

C군은 이 영역에 강점과 어려움이 있다. 그는 자신이 훌륭한 디자이너라고 믿고, 그의 일과 창조적 능력에 대해 과대하지도, 비난적이지도 않은 합리적인 **자기지각** 능력을 가지고 있는 것처럼 보인다. 직장에서 그는 보통 다른 사람이 자신

의 작업에 대해 비평하는 것과 같은 **자기 존중감 위협**에 대해 과하게 감정적이지 않고도 이를 다룰 수 있다. 그러나 연애 관계에서 매력과 관련된 자기 존중감 위협에 그는 종종 과도한 불안과 공포로 반응한다.

관계

C군의 인간관계는 **불안정**적이고, **신뢰의 부족**과 관계가 소원해지는 것으로 이어지는 빠르고 피상적인 친밀감, **공감의 부족**을 동반한 자기와 타인에 대한 부족한 감각, 유기 공포를 특징으로 한다. 이것은 특히 그의 연애 관계에서는 사실이다. 예를 들면, D양으로부터 안심받고자 하는 자신의 요구의 압박은 그가 그녀의 느낌을 고려하는 것이나 그녀의 방식으로 상황을 지각하는 것을 방해하였다.

적응

C군은 다른 상황에서는 다른 **방어**를 사용한다. 직장에서 그는 유머와 과도한 감동성 같은 더 적응적인 방어를 사용한다. 그러나 그의 사적인 인간관계에서 그는 분열, 투사, 이상화, 행동화와 같은 덜 **적응적인 방어**를 사용하는 경향이 있다. 그의 적응 양식은 **감정을 강조**하고, 완고해지는 경향이 있다. 그의 사적인 관계의 상황에서는 **감정을 관리**하는 것에 어려움이 있다—D양과 있었던 그의 행동에서 보듯 명백하게 그는 그의 불안과 '한자리에 앉을' 수 없다. 이것이 여자친구와 있을 때 그를 **충동적**으로 만든다고 해도(예를 들면, 계속적인 전화와 문자), 그는 물질 남용이나 직장에서 자신의 충동을 통제하는 데에는 어려움이 없다. 그는 **감각 규제**와 관련된 어려움은 보고하지 않았다.

인지

C군은 일류 디자인 학교를 우수한 성적으로 졸업했다. 그래픽 디자이너로서 그는 자신의 능력을 칭찬받아 왔고, 고등학교 표준화 시험에서도 좋은 점수를 받아 왔다. 그러므로 그는 재능이 있고, 똑똑한 것처럼 보인다. 직장에서 그는 팀과 공동으로 일하며, **문제를 해결**하고, **창조적**이다. 그러나 연애 관계에서는 **마음을 헤아리**는 데 어려움이 있고, 특히 **자기 성찰적**이지 못하다.

일과 놀이

C군은 그래픽 디자이너로서 독립된 생활을 한다. 그는 열심히 일하지만, 주말

과 휴일에 쉬는 것에 어려움이 있다. 그는 친구가 거의 없고, 여가 시간을 현재 만나고 있는 여성과 은둔하며 보내는 경향이 있다.

C군과 몇 번의 평가 시간을 가지고 난 뒤, Dr. Z는 그가 기술한 것에 초점을 맞추기 시작했다.

"C군의 가장 큰 어려움은 불안정한 관계와 감정의 관리인 것처럼 보인다. 그가 관계의 상황에서 감정을 관리하는 데 가장 많은 어려움이 있기 때문에 그의 관계에 집중할 것이다. 나의 정신역동적 공식화에서 내가 정말 대답하고 싶은 질문이 여기에 있다.

C군은 매우 똑똑하고, 재능이 있고, 창조적인 것처럼 보이지만 그는 관계에 대해 그런 불안이 있고, 결국 그것들을 파괴하는 것으로 끝나곤 한다. 왜 그럴까?"

Dr. Z는 이후 C군의 발달력에 대해 알게 되었다.

검토하기

유전학과 산전 발달

C군은 결혼한 부모 아래 태어난 세 명의 자녀 중 막내이다. 그는 산전 노출이나 분만 손상에 대해서는 부인했고, 만삭에 3.2kg으로 출생하였다. C군의 어머니는 치료받지 않은 불안감을 평생 가지고 살았다고 한다—그는 어머니가 모든 것을 '재앙'이라고 생각하는 '신경과민'이라고 말했다. 그는 어머니가 자신을 임신했을 때 신체적으로 아프거나 물질을 사용했다고는 생각하지 않았다. 그는 어머니의 가족 중 다른 구성원도 마찬가지로 불안을 가지고 있었을 것이라고 생각했다. 그는 아버지와 친가쪽에 이런 과거력이 있는지 잘 모른다. 그는 어머니가 항상 그는 많이 울고, 혼자 남겨지는 것을 바라지 않고, '들러붙어 있는' 키우기 힘든 아이였다고 말했다고 했다.

생의 초기(출생부터 3세까지)

C군은 이 시기에 대한 기억이 거의 없지만, 그의 형은 부모님이 '끊임없이 싸

웠다'고 그에게 말해 주었다고 하였다. 그는 아버지가 문을 세게 닫는 것과 어머니가 소파에서 울고 있는 것에 대한 희미한 기억이 있었다. C군은 이 시기의 기억들은 보통 그의 형들이 자신을 따돌려서 대부분의 시간을 혼자 보낸 것으로 느낀다고 했다. 사업가인 C군의 아버지는 C군이 3세 때 그의 어머니를 떠났고, 자신의 짧은 결혼 기간의 대부분 동안 바람을 피고 있었던 여성과 빠르게 새로운 가정을 꾸렸다. 그는 미대륙을 횡단해서 이사했고, 비정기적으로 수표를 보내는 것을 지속했지만 C군이나 그의 형들과는 거의 연락을 하지 않았다. 그가 어머니에 대해 가지고 있는 초기의 기억은 거리 모퉁이에서 자신에게 소리지르는 것이었다—그는 아마 자신이 잠깐 어머니의 손을 놓쳤고, 어머니는 그가 차에 치일까 봐 겁에 질려 그랬던 것 같다고 생각했다.

중기 아동기(3세부터 6세까지)

아버지가 떠나고 난 뒤, C군은 그와 어머니가 더 가까워졌다고 이야기했다. 그는 악몽을 꾸기 시작했고, 어머니가 곁에 있어야만 잠들 수 있었다. C군은 "형들은 내가 아기라면서 무자비하게 놀려 댔죠. 저는 혼자 자고 싶었지만, 그러지 못했어요."라고 말했다. 6세경, 그의 어머니는 직장 동료와 사귀기 시작했고, 남자친구가 자러 오기 시작하자 갑자기 C군에게 혼자 자야 한다고 강요했다. C군은 "전 아직도 그게 화가 나요, 마치 지금 일어난 일인 것처럼요."라고 말했다. 그는 매 학년을 시작할 때 분리되는 것에 대한 어려움을 겪었다—유치원 때 그의 어머니는 몇 주나 '커피숍'에 앉아 있어야 했고, 다른 모든 아이는 그저 데려다만 주게 된 지 한참이 지나서였다. 그는 이것에 대해 쑥스러웠지만, 엄마 없이 학교에 있다는 생각만으로도 '극심한 공포'가 느껴졌던 것을 기억했다.

후기 아동기(6세부터 12세까지)

C군은 후기 아동기 동안 외로웠다고 했다. 그에게는 한둘의 동성 친구가 있었고, "우리는 주로 만화책을 읽었지만, 서로 얘기를 많이 하진 않았어요"라고 했다. 집에서의 생활은 스트레스를 주었다—그의 어머니는 술을 많이 마시는 남자친구와 만났다 헤어지는 관계를 유지하고 있었다. "제가 기억하는 유일하게 좋았던 것은 제가 그림그리기를 시작했다는 거예요. 우리가 읽은 것과 같은 만화를 만드는 것으로 시작했는데, 저는 그걸 잘했죠." 그가 집에 있을 때, 어머니는 불안해하면서 그에게 과도하게 따뜻한 옷을 입으라고 강요했고, 그의 숙제에 대해 안달했지만, 학교에서 그를 데려오는 것을 자주 잊어버렸고, 때로는 아이들에게

알리지 않고 남자친구와 밤을 보내기도 했다.

청소년기(13세에서 18세까지)

　　C군은 학교에서 그의 비범한 그림과 수학 실력으로 눈에 띄게 되었다. 한 선생님은 그에게 지역 여름 예술 프로그램의 장학금에 지원해 볼 것을 격려했고, 그는 몇 년간 참석해서 최종적으로는 국가적으로 인정받는 상을 받게 되었다. "정말 다행이에요. 그게 저를 구했죠."라고 그는 말했다. 그는 처음으로 섹스를 했던 것을 보고했다. "대부분의 애들보다 어렸어요. 아마 15세쯤 되었던 것 같아요. 저에게는 항상 여자친구가 있었지만, 오래 가지는 않는 그런 부류의 아이였어요." 그는 마리화나와 코카인을 시험적으로 해 봤지만 그것들이 그를 불편하게 만든다는 것을 알게 되어 그것들을 사용하는 것을 중단하였다. 술을 좋아하는 여자아이와 사귈 때에는 술을 꽤 많이 마셨지만, 헤어지고 난 뒤에는 술을 끊었다. 그의 형들이 독립하자, 그는 형들을 거의 보지 못하였다. 그는 술을 많이 마시기 시작한 어머니를 회피했는데, 어머니는 밤에는 거의 집에 없었다.

초기 성인기(18세에서 23세까지)

　　C군은 그의 고향에 있는 일류 디자인 학교에 합격했다. 그는 어머니와 함께 살 계획이었지만, 몇 주간의 학교 입학 시즌 때 처음으로 여자친구를 '진지하게' 만나게 되어 동거를 했다. 그는 '소울 메이트'를 만났다고 느꼈지만 몇 달 뒤 그들은 싸우게 되었다. 디자인 학교를 다니는 동안에 C군은 '기세 좋게' 시작해서 떠들썩하게 끝난 이성관계를 연속적으로 맺어 왔다. C군은 학교에서 매우 잘 해냈고, 많은 상과 상장을 받았으며, 졸업할 때에는 여러 좋은 직업을 제안받았다.

후기 성인기(23세에서 현재까지)

　　C군은 지금 독립된 생활을 하고 있으며, 직장에서 편안함을 느낀다. 그는 자신만의 회사를 차리는 것에 관심이 있지만, 현재의 직장 동료들과 헤어지게 되는 것을 두려워한다. 그가 가장 길게 만남이 이루어졌던 연애는 거의 1년간 지속되었는데, 여자친구가 자신은 동성애자라고 이야기한 뒤 끝을 맞이했다. 그는 '절망스러웠지만' 곧 D양과 사귀기 시작했다.

이제 Dr. Z는 자신이 검토한 것에 집중하려 한다.

"내 생각에 C군의 과거력에서 가장 문제가 된 부분은 그의 생의 초기와 중기 아동기에 일어난 것 같다. 이것들은 또한 관계를 포함한다—특히 생애 초기에 어머니와 과도하게 가까웠지만 일관적이지 않았던 관계와 그의 아버지가 그가 3세 때 말 그대로 그를 버렸다는 사실이다."

Dr. Z는 이제 C군의 문제와 패턴을 그의 발달력에 연결하려고 한다. "기술된 것으로 보면 C군의 가장 큰 어려움은 안정적인 관계가 부족했던 것이다—그는 그의 여자친구들과 아주 가까워질 필요가 있었지만 그는 감정적으로 그들을 숨막히게 해서 끝나고 말았다. 검토한 것을 보면, C군의 발달력에서 가장 문제가 되는 부분은 그의 어머니와 과도하게 가까웠지만 일관적이지 않았던 관계뿐 아니라 그의 아버지가 그를 버렸다는 사실이다. 불안정한 관계는 일반적으로 이런 문제들로부터 기인한다. 이것은 나로 하여금 그의 패턴과 과거력에 연결하기 위해서 애착 개념을 사용할 수 있다는 생각이 들게 했다. 하지만 알다시피 C군은 태생부터 눈에 띄게 불안했고, 그의 어머니도 불안이 있었다—이것은 기질적인 경향일 수도 있다. 따라서 나는 초기 인지적·감정적 어려움의 영향과 관련된 생각을 또한 고려해야만 한다—이것은 이 자체로도, 그리고 이것들이 그의 초기 애착을 형성한 방식으로도 중요할 수 있다. 그는 또한 후기 아동기와 청소년기 동안에 중요한 방식으로 그가 기능하도록 도운 발달된 중요한 강점을 가지고 있다—나는 이것 또한 포함시켜야겠다. 나는 그의 애착 문제의 초기 발달에 초점을 맞추고, 그 다음에는 그의 일생 동안에 이것이 어떻게 그의 발달에 영향을 미쳤는지 알기 위해 노력할 것이다."

연결하기

C군이 가장 어려움을 보이는 영역은 타인과의 관계이다. 이것은 그의 불안정적인(집착하는/불안한) 애착 양식과 가장 관련이 있어 보이며, 그가 유기에 대한 공포를 느낄 때 그를 미치게 만들고, 감정적으로 규제할 수 없도록 만든다. 이 시나리오는 그의 최근 발표로 이어지고, 과거에도 여러 번 일어났던 일이다. C군의 불안정적인 애착 양식은 그의 초기 관계에 그 기원이 있다.

기질적으로 불안하고, 분리에 대한 공포가 있었던 C군은 그의 생애 초기를 부모의 폭력적인 논쟁으로 가득찬 환경에서 보냈다. 그는 그의 어머니가 극심하게 불안하고, 자주 눈물을 흘리고, 집착하는 것을 경험했다. 따라서 그는 튼튼한 양자 관계를 수립하는 데 어려움이 있었을 것이다. 자주 혼자가 되었고 두려움을 느끼면서 그는 기본적인 신뢰나 안정적인 애착 능력을 발달시키지 못했다. 어머니의 불안과 집착은 그녀가 특히 C군에게 적절히 응대해 주지 않았음을 시사한다—그러므로 그는 자신이나 타인의 감정 상태에 대한 감각을 발달시키는 데 어려움이 있었다. 이것은 공감, 마음 헤아리기, 자기 규제, 신뢰 등의 성인기 어려움에 기여했을 것이다.

그러므로 C군은 불안정한 애착과 더불어 많은 중요한 능력을 견고하게 하지 못한 채 중기 아동기에 들어서게 되었다. 그의 발달 궤도는 그의 아버지가 그 즈음 집을 떠났다는 사실에 의해 더욱 방해받았다—어머니가 그를 침대로 데려옴으로써 그는 성애화된 두 사람 관계에 갇힌 채 남아 있게 되었다. 경쟁자가 없는 상태에서 이것은 그를 압도했을 것이고, 이 모든 중요한 관계를 잃어버릴지도 모른다는 공포를 격화시켰다. 이것은 또한 그를 겁먹게 하는 대리 경쟁자인 형제들에 대한 공격성에 기름을 부었다. 어머니가 갑작스럽게 C군을 침대에서 몰아내고, 새 남자친구로 그를 대신한 것은 그를 짓밟고, 당혹스럽게 만들었을 것이다. 이 부적절한 가까움과 갑작스러운 유기 사이의 오락가락함은 그의 불안한 애착 양식으로 이어졌을 것이다.

어머니와의 관계의 비일관성은 후기 아동기에도 계속되었다. 그의 어머니는 과도하게 그의 옷차림에 대해 걱정하거나, 그를 학교에서 데려오는 것을 잊어버렸다. 그의 학령기 동안 분리 불안은 그의 기질적 불안과 관련이 있을 수도 있지만, 또한 발달되고 있는 그의 불안정적인-불안한 애착 양식과 관련이 있을 수도 있다. 그의 어머니와 알코올 중독자 남자친구 간의 문제가 많은 관계뿐 아니라 그녀 스스로도 음주가 증가한 것은 그녀의 비일관성을 악화시켰고, 따라서 C군의 애착 문제도 악화되었다.

학교에서 동성 친구들과의 어려움은 그가 강한 남자아이라고 느낄 수 있게 도와주는 남자 역할 모델의 부재, 그의 기질적 불안을 포함한 여러 요인으로부터 기인되었을 것이다. 그의 자기 감각은 문제가 있는 양자 관계와 아버지의 부재로 인해 약했고, 그에게 기쁨과 관심을 받도록 한 그림그리기를 발견함으로써 기분이 좋게 되었다. 이 재능과 선생님들의 가르침, 예술적인 성공은 그를 가장 많이 도와주었던 발달력의 특성이고, 일로부터 자기 존중감을 끌어낼 수 있도록 단단히 한몫을 했다.

C군의 조숙한 성적 관계는 그의 잃어버린 양자 관계의 안정성을 찾기 위한 도전일 수 있다. 그것들은 그의 청년기의 특징적인 강렬하고, 오래가지 못하는 관계를 위한 일련의 자리를 마련해 주었다. 청년으로서의 불안정적인 애착 패턴이 지속되는 것은 사실상 그를 혼자 있을 수 없게 하였고, 그로 하여금 감정적으로 상대방의 숨을 막히게 했고, 시간이 흐르면 흐를수록 그가 절망적으로 매달리는 바로 그 관계를 파괴하도록 만들었다.

> 이 공식화는 Dr. Z에게 C군이 치료적 관계의 상황 안에서만 그의 불안정적인 애착 양식을 대체할 것이라고 생각하게 만들었다. Dr. Z는 따라서 주 2회의 정신역동적 정신치료를 권유하였다. Dr. Z는 치료가 진전되면서 그의 공식화가 어떻게 변해 갈지 궁금했다.

권장 활동

이제 당신만의 완전한 정신역동적 공식화를 쓸 시간이다. 당신이 기술하고 검토한 것에 초점을 맞추고, 당신이 생각하기에 인과 관계에 대한 가설을 구성하기에 유용하게 연결할 수 있는 발달에 대한 조직화된 생각을 선택하시오. 요약으로부터 시작해서 환자의 삶을 통틀어 환자의 주요 어려움과 강점의 발달을 추적하도록 시도해 보시오. 당신은 하나의 공식화에서 발달에 대하여 여러 가지 조직화된 생각을 사용할 수 있다는 것을 잊지 마시오. 다시 한번, 당신의 작업을 동료나 지도감독자와 상의하도록 하시오—당신의 공식화를 구성할 때 했던 선택들에 대해서 이야기하는 것은 당신의 배움을 강화시켜 줄 것이다.

제4부 참고문헌

1   van der Kolk, B. A., & McFarlance, A. C. (2007). The black hole of trauma. In B. A. van der Kolk, A. C. McFarlane, & L. Weisaeth (Eds.), *Traumatic stress: The effects of overwhelming experience on mind, body, and society* (pp. 3-23). New York: Guilford Press.

2   Herman, J. L. (1992). *Trauma and recovery: The aftermath of violence from domestic abuse to political terror.* New York: Basic Books.

3   American Psychiatric Association. (1994). *Diagnostic and statistical manual of mental disorders* (4th ed.). Washington, DC: American Psychiatric Association.

4   Breurer, J., & Freud, S. (1893). On the psychical mechanism of hysterical phenomena: Preliminary communication. In J. Strachey (Ed.), *The standard edition of the complete psychological works of Sigmund Freud (1893-1895): Studies on Hysteria* (Volume II, pp. 1-17). London: Hogarth Press.

5   Carlson, V., Cicchetti, D., Barnett, D., & Braunwald, K. (1989). Disorganized/disoriented attachment relationships in maltreated infants. *Developmental Psychology, 25*(4), 525-531.

6   Cicchetti, D., & Toth, S. (1995). A developmental psychology perspective on child abuse and neglect. *Journal of the American Academy of Child and Adolescent Psychiatry, 34*, 541-565.

7   Edwards, V., Holden, G., Felitti, V. J., & Anda, R. F. (2003). Relationship between multiple forms of childhood maltreatment and adult mental health in community respondents: Results from the adverse childhood experiences study. *American Journal of Psychiatry, 160*(8), 1453-1460.

8   MacMillan, H. L., Fleming, J. E., Streiner, D. L., Lin, E., Boyle, M. H., Jamieson, E., Duku, E. K., Walsh, C. A., Wong, M. Y., & Beardslee, W. R. (2001). Childhood abuse and lifetime psychopathology in a community sample. *American Journal of Psychiatry, 158*(11), 1878-1883.

9   Paolucci, E., Genuis, M., & Violato, C. (2001). A meta-analysis of the published research on the effects of child sexual abuse. *The Journal of Psychology, 135*(1), 17-36.

10   Stovall-McColough, K. C., & Cloitre, M. (2006). Unresolved attachment, PTSD, and dissociation in women with childhood abuse histories. *Journal of Consulting and Clinical Psychology, 74*(2), 219-228.

11 Bremner, J. D., Randall, P., Vermetten, E., Staib, L., Bronen, R. A., Mazure, C., Capelli, S., McCarthy, G., Innis, R. B., & Charney, D. S. (1997). MRI-based measurements of hippocampal volume in posttraumatic stress disorder related to childhood physical and sexual abuse: A preliminary report. *Biological Psychiatry, 41*(1), 23-32.

12 Heim, C., & Nemeroff, C. B. (1999). The impact of early adverse experiences on brain systems involved in the pathophysiology of anxiety and affective disorders. *Biological Psychiatry, 46*, 1509-1522.

13 Teicher, M. (2000). Wounds that time won't heal: The neurobiology of child abuse. *Cerebrum, 2*(4), 50-67.

14 Teicher, M. H, Andersen, S. L, Polcari, A., Anderson, C. M., Navalta, C. P., & Kim, D. M. (2003). The neurobiological consequences of early stress and childhood maltreatment. *Neuroscience Biobehavioral* Review, *27*(1-2), 33-44.

15 Stein, M. B. (1997). Hippocampal volume in women victimized by childhood sexual abuse. *Psychological Medicine, 27*, 951-959.

16 Yehuda, R. (2001). Biology of posttraumatic stress disorder. *Journal of Clinical Psychiatry, 62*(Suppl 17): 41-46.

17 Bremner, J. D. (2003). Long-term effects of childhood abuse on brain and neurobiology. *Child and Adolescent Psychiatric Clinics of North America, 12*, 271-292.

18 Hofer, M. A. (1996). On the nature and consequences of early loss. *Psychosomatic Medicine, 58*, 570-581.

19 McFarlane, A., & de Girolamo, G. (2007). The nature of traumatic stressors and the epidemiology of posttraumatic reactions. In B. van der Kolk, A. McFarlane, & L. Weisaeth (Eds.), *Traumatic stress: The effects of overwhelming experience on mind, body, and society* (pp. 129-154). New York: Guilford Press.

20 Yehuda, R. (1998). *Psychological Trauma*. Washington, DC: American Psychiatric Publishing, Inc.

21 McFarlane, A., & Yehuda, R. (2007). Resilience, vulnerability and the course of posttraumatic reactions. In B. A. van der Kolk, A. C. McFarlane, & L. Weisaeth (Eds.), *Traumatic stress: The effects of overwhelming experience on mind, body, and society* (pp. 155-181). New York: Guilford Press.

22 Foa, E., Stein, D., & McFarlane, A. (2006). Symptomatology and psychopathology of mental health problems after disaster. *Journal of Clinical*

Psychiatry, 67(Suppl 2), 15-25.

23 van der Kolk, B. A., Roth, S., Pelcovitz, D., Sunday, S., & Spinazzola, J. (2005). Disorders of extreme stress: The empirical foundation of a complex adaptation to trauma. *Journal of Traumatic Stress, 18*(5), 389-399.

24 Kilborne, B. (1999). When trauma strikes the soul: Shame, splitting, and psychic pain. *American Journal of Psychoanalysis, 59*, 385-402.

25 Lansky, M. R. (2000). Shame dynamics in the psychotherapy of the patient with PTSD. *Journal of the American Academy of Psychoanalysis and Dynamic Psychiatry, 29*, 133-146.

26 Boulanger, G. (2002). Wounded by reality: The collapse of the self in adult onset trauma. *Contemporary Psychoanalysis, 38*, 45-76.

27 Fink, K. (2003). Magnitude of trauma and personality change. *International Journal of Psychoanalysis, 84*, 985-995.

28 van der Kolk, B. (2007). The complexity of adaptation to trauma: Self-regulation, stimulus discrimination, and characterological development. In B. A. van der Kolk, A. C. McFarlane, & L. Weisaeth (Eds.), *Traumatic stress: The effects of overwhelming experience on mind, Body, and society* (pp. 182-213). New York: Guilford Press.

29 Briere, J., & Gil, E. (1998). Self-mutilation in clinical and general population samples: Prevalence, correlates and functions. *American Journal of Orthopsychiatry, 68*(4), 609-620.

30 Briere, J. (2006). Dissociative symptoms and trauma exposure: Specificity, affect dysregulation, and posttraumatic stress. *Journal of Nervous and Mental Disorders, 194*(2), 78-82.

31 Briere. J., & Runtz, O. (1998). Symptomatology associated with childhood sexual victimization in a non-clinical sample. *Child Abuse & Neglect, 12*, 51-59.

32 Costello, E. J., Mustillo, S., Erkanli, A., Keeler, G., & Angold, A. (2003). Prevalence and development of psychiatric disorders in childhood and adolescence. *Archives of General Psychiatry, 60*(8), 837-844.

33 Arcelus, J., & Vostanis, P. (2005). Psychiatric comorbidity in children and adolescents. *Current Opinion in* Psychiatry, *18*(4), 429-434.

34 Mineka, S., Watson, D., & Clark, L. A. (1998). Comorbidity of anxiety and unipolar mood disorders. *Annual Review Psychology, 49*, 377-412.

35 National Institute of Mental Health. (June 06, 2005). *Mental illness exacts heavy toll, beginning in youth*. Bethesda, MD: National Institute Mental

Health. http://www.nimh.nih.gov/science-news/2005/mental-illness-exacts-heavy-toll-beginning-in-youth.shtml/ (accessed 12 December 2012).

36   Kessler, R. C., Berglund, P., Demler, O., Jin, R., Merikangas, K. R., & Walters, E. E. (2005). Lifetime prevalence and age-of-onset distributions of DSM-IV disorders in the National Comorbidity Survey Replication. *Archives of General Psychiatry*, *62*(6), 593-602.

37   President's New Freedom Commission on Mental Health. (2003). *Achieving the promise: Transforming Mental Health Care in America*. DHHS Pub. No. SMA-03-3832. Maryland: Rockville, MD.

38   Kim-Cohen J., Caspi, A., Moffitt, T. E., Harrington, H., Milne, B. J., & Poulton, R. (2003). Prior juvenile diagnoses in adults with mental disorder: Developmental follow-back of a prospective-longitudinal cohort. *Archives of General Psychiatry*, *60*(7), 709-717.

39   Hyson, D. (2002). Understanding adaptation to work in adulthood: A contextual developmental approach. *Advances in Life Course Research*, 7, 93-110.

40   Collins, W. A, & van Dulmen, M. C. (2006). The significance of middle childhood peer competence for work relationships in early adulthood. In A. E. Huston & M. N. Ripke (Eds.), *Developmental contexts in middle childhood: Bridges to adolescence and adulthood* (pp. 23-40). New York: Cambridge University Press.

41   National Advisory Mental Health Council Workgroup on Child and Adolescent Mental Health Intervention Development and Deployment. (2001). *Blueprint for Change: Research on Child and Adolescent Mental Health*. Washington, DC: National Institute of Mental Health.

42   Giedd, J. N., Keshavan, M., & Paus, T. (2008). Why do many psychiatric disorders emerge during adolescence?. *National Review of Neuroscience*, *9*(12), 947-957.

43   Douaud, G., Mackay, C., Andersson, J., James, S., Quested, D., Ray, M. K., Connell, J., Roberts, N., Crow, T. J., Matthews, P. M., Smith, S., & James, A. (2009). Schizophrenia delays and alters maturation of the brain in adolescence. Brain: A Journal of Neurology, *132*(Pt 9), 2437-2448.

44   Jessor, R. (1993). Successful adolescent development among youth in high-risk settings. *American Psychologist*, *48*, 117-126.

45   Aneshensel, C. S., & Sucoff, C. A. (1996). The neighborhood context of adolescent mental health. *Journal of Health and Social Behavior*, *37*(4),

293-310.

46   Rutter, M. (2000). Psychosocial influences: Critiques, findings, and research needs. *Development and Psychopathology, 12*(3), 375-405.

47   Rutter. M. (2005). Environmentally mediated risks for psychopathology: Research strategies and findings. *Journal of the American Academy of Child and Adolescent Psychiatry, 44*(1), 3-18.

48   Sroufe, A. L., Duggal, S., Weinfield, N. S., & Carlson, E. (2000). Relationships, development, and psychopathology. In M. L. A. Sameroff (Ed.), *Handbook of developmental psychopathology* (2nd ed., pp.75-92). New York: Kluwer Academic/Plenum Press.

49   Moore, B. E, & Fine, B. D. (Eds.) (1990). *Psychoanalytic Terms and Concepts.* New Haven: Yale University Press.

50   Cabaniss, D. L., Cherry, S., Douglas, C. J., & Schwartz, A. R. (2011). Psychodynamic psychotherapy: A clinical manual. Oxford: Wiley-Blackwell.

51   Kris, A. O. (2012). Unconscious processes. In G. O. Gabbard, B. E. Litowitz, & P . Williams (Eds.), *Textbook of psychoanalysis* (p. 53). Washington, DC: American Psychiatric Publishing, Inc.

52   Freud, S. (1923). The ego and the id. In J. Strachey (Ed.), *The standard edition of the complete psychological works of Sigmund Freud, Volume XIX* (pp. 1-66). London: Hogarth Press.

53   Mitchell, S. A, & Black, M. J. (1995). *Freud and Beyond.* New York: Basic Books.

54   Fonagy, P., & Target M. (2003). *Psychoanalytic theories: Perspectives from developmental psychology.* New York: Brunner-Routledge.

55   Kernberg, O. (1995). Psychoanalytic object relations theories. In B. E. Moore& B. D. Fine (Eds.), *Psychoanalysis the major concepts* (pp. 450-462). New Haven: Yale University Press.

56   Kernberg, O. (1992). *Aggression in personality disorders and perversions.* New Haven: Yale University Press.

57   Winnicot, D. (1953). Transitional objects and transitional phenomena. *International Journal of Psychoanalysis, 34*, 89-97.

58   Caligor, E., Kernberg, O., & Clarkin, J. (2007). *Handbook of dynamic psychotherapy for higher level personality pathology.* Washington, DC: American Psychiatric Publishing, Inc.

59   Loewald, H. W. (2000). On the therapeutic action of psychoanalysis. In H. W. Loewald (Ed.), *The essential Loewald: Collected papers and monographs*

(pp. 221–256). Maryland : University Publishing Group.

60   Kohut, H. (1971). *The analysis of the self.* Chicago: The University of Chicago Press.

61   Kohut, H., & Wolf, E. S. (1978). The disorders of the self and their treatment: An outline. *International Journal of Psychoanalysis, 59,* 413–425.

62   Bowlby, J. (1958). The nature of the child's tie to his mother. *International Journal of Psychoanalysis, 39,* 350–373.

63   Slade, A. (2000). The development and organization of attachment: Implication for psychoanalysis. *Journal of the American Psychoanalytic* Association, *48,* 1147–1174.

64   Main, M. (1993). Discourse, prediction, and recent studies in attachment: Implications for psychoanalysis. *Journal of the American Psychoanalytic Association, 41*(Suppl.), 209–244.

65   Fonagy, P. (2002). Target M. Early intervention and the development of self-regulation. *Psychoanalytic Inquiry, 22,* 307–335.

66   Ainsworth, M. D. S., Blehar, M. C., Waters, E., & Wall, S. (1978). *Patterns of attachment: A psychological study of the strange situation.* Oxford: Lawrence Erlbaum.

67   Hesse, E., & Main, M. (2000). Disorganized infant, child, and adult attachment. *Journal of the American Psychoanalytic Association, 48,* 1097–1127.

68   Main, M. (2000). The organized categories of infant, child, and adult attachment. *Journal of the American Psychoanalytic Association, 48,* 1055–1095.

69   Dozier, M., Chase-Stovall, K., & Albus, K. E. (1999). Attachment and psychopathology in adulthood. In J. Cassidy & P. R. Shaver (Eds.), *Handbook of attachment: Theory, research, and clinical applications* (pp. 497–519). New York: Guilford Press.

70   Fonagy, P., Steele, M., Moran, G., Steele, H., & Higgitt, A. (1991). Measuring the ghost in the nursery: A summary of the main findings of the Anna Freud Centre –University college London Parent–Child study. *Bulletin of the Anna Freud Centre, 14,* 115–131.

71   Hesse, E. (2008). The adult attachment interview: Historical and current perspectives. In J. Cassidy & P. R. Shaver (Eds.), *Handbook of attachment, second edition: Theory, research and clinical applications* (pp. 552–599). New York: Guilford Press.

72   Fonagy, P. (2001). *Attachment theory and psychoanalysis* (pp. 36–44). New

York: Other Press.

73 Slade, A. (1996). A view from attachment theory and research. *Journal of Clinical Psychoanalysis*, *5*, 112-122.

74 Lyons-Ruth, K., & Block, D. (1996). The disturbed caregiving system: Relations among childhood trauma, maternal caregiving, and infant affect and attachment. *Infant Mental Health Journal*, *17*, 257-275.

75 Fonagy, P. (1996). The significance of the development of metacognitive control over mental representations in parenting and infant development. *Journal of Clinical Psychoanalysis*, *5*, 67-86.

76 Beebe, B., Lachmann, F. M., & Jaffe, J. (1997). Mother-infant interaction structures and presymbolic self and object representations. *Psychoanalytic Dialogues*, *7*, 133-182.

77 Van Ijzendoorn, M., Schuengel, C., & Bakermans-Krnenburg, M. J. (1999). Disorganized attachment in early childhood: Meta-analysis of precursors, concomitants and sequelae. *Development and Psychopathology*, *11*, 225-249.

78 Coates, S. W. (1998). Having a mind of one's own and holding the other in mind: Commentary on paper by Peter Fonagy and Mary Target. *Psychoanalytic Dialogues*, *8*, 115-148.

79 Bouchard, M., Target, M., Lecours, S., Fonagy, P., Tremblay, LM., Schachter, A., & Stein, H. (2008). Mentalization in adult attachment narratives: Reflective functioning, mental states, and affect elaboration compared. *Psychoanalytic Psychology, 25*(1), 47-66.

80 Schore, A. N. (2001). Effects of a secure attachment relationship on right brain development, affect regulation, and infant mental health. *Infant Mental Health Journal*, *22*, 7-66.

81 Schore, A. (1994). *Affect regulation and the origin of the self.* Hillsdale, NJ: Lawrence Erlbaum.

82 Lyons-Ruth, K. (2002). The two-person construction of defenses: Disorganized attachment strategies, unintegrated mental states, and hostile/helpless relational processes. *Journal of Infant Child and Adolescent Psychotherapy*, *2*, 107-119.

83 Fonagy, P. (2000). Attachment and borderline personality disorder. *Journal of the American Psychoanalytic Association*, *48*, 1129-1146.

84 Slade, A. (2008). The implications of attachment theory and research for adult psychotherapy. In J. Cassidy & P. R. Shaver (Eds.), *Handbook of Attachment,*

Second Edition: Theory, research and clinical applications (pp. 762-782). New York: Guilford Press.

85   Fonagy, P., & Bateman, A. (2004). *Psychotherapy for borderline personality disorder: Mentalization-based treatment.* Oxford: Oxford University Press.

86   Fonagy, P, & Bateman, A. (2009). Randomized controlled trial of outpatient mentalization-based treatment versus structured clinical management for borderline personality disorder. *American Journal of Psychiatry, 166,* 1355-1364.

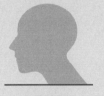

제5부

임상진료에서 정신역동적 공식화

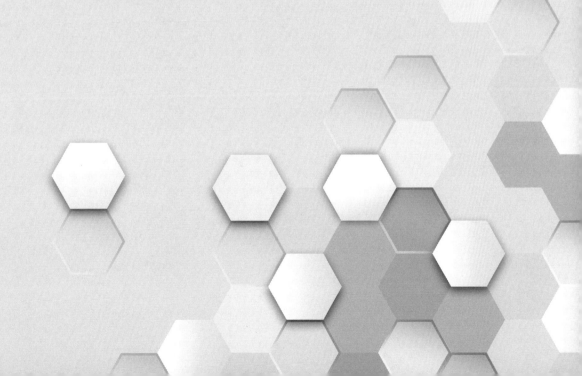

서론

> ✏️ **주요 개념**
>
> 우리는 다음과 같은 여러 다양한 임상 상황에서 정신역동적 공식화를 만들어 사용할 수 있다.
>
> - 응급실, 입원 병동과 같은 급성 보호 현장
> - 정신약물학적 치료
> - 정신역동적 정신치료
>
> 우리가 환자들에 대해서 알아 갈수록 우리의 정신역동적 공식화는 변하게 된다.

정신역동적 공식화는 모든 임상 현장에서 유용하게 쓰인다

이제 우리가 정신역동적 공식화를 어떻게 작성해야 하는지 알게 되었는데, 그렇다면 그것들을 어떻게 그리고 언제 사용할 것인가? 학생들과 임상의들은 종종 정신역동적 공식화가 정신역동적 정신치료에서만 유용하다고 잘못 추정한다. 이보다 진실과 더 거리가 먼 것은 없다. 정신역동적 공식화는 사람들이 그렇게 생각하고, 느끼고, 행동하는 방식과 이유에 대해 우리가 이해할 수 있도록 돕기 때문에 모든 임상 상황에서 도움이 된다. 여기에는 응급실에서 한 번의 대면이나 내과 혹은 정신과 입원 병동에서 시행하는 단기 치료, 정신약물학적 치료, 단기 혹은 장기 외래 환자의 정신역동적 정신치료가 포함된다. 짧은 시간의 임상 상황에서 우리의 정신역동적 공식화는 환자에 대한 더욱 제한된 정보를 바탕으로 세워질 것이고, 일반적으로 환자가 지금 응급실에 방문한 이유와 같이, 그 사람에 대한 한두 가지 측면만 이해할 수 있도록 도와줄 것이다. 장기 치료에서 우리의 정신역동적 공식화는 더 광범위한 정보를 기반으로 할 것이고, 이는 우리가 그 사람의 발달에 관해 더 넓은 범위를 이해할 수 있도록 도울 것이다. 임상 상황과 상관없이 정신역동적으로 공식화하는 것은 우리가 환자의 무의식적 생각과 느낌의 영향과 발달에 관해 이해할 수 있도록 돕는다.

정신역동적 공식화는 살아있고 변화한다

제1부에서 논의한 바와 같이, 초기 공식화를 구성하는 것은 여러 가지 이유에서 매우 유용하다―이는 우리가 치료적 권고를 하고, 목표를 설정하며, 치료 전략을 형성하는 데 도움이 된다. 그러나 사람이 생각하고, 느끼고, 행동하는 방식과 그 이유에 대해서 새로운 방식으로 생각하는 것을 개방적으로 유지하는 것은 우리가 환자들과 작업을 해 나가는 동안 내내 우리의 공식화를 심화시켜 준다. 정신역동적 공식화는 정적이지 않다―우리는 치료하는 동안에 사람들에 대해서 더 많이 배우면서 끊임없이 그것들을 수정한다. 우리 환자들이 자신의 과거에 대해서 우리에게 이야기를 해 주는 것과 우리가 환자들과 상호 작용하는 것들로부터 새로운 정보를 얻을 수 있다.

자, 이제 우리가 정신역동적 공식화를 여러 다른 임상 상황에서 어떻게 활용할 수 있을지에 대해 고찰하기 위해 먼저 급성 보호 현장을 먼저 살펴보자.

제19장
급성 보호 현장에서 정신역동적 공식화

🖊 주요 개념

정신역동적 공식화는 모든 정신건강 진료 현장에서 유용하다. 다음과 같은 급성 보호 현장들이 여기에 해당한다.

- 정신과 응급실
- 정신과 입원 병동
- 내과 혹은 외과 진료

급성 보호 현장은 다음과 같은 이유들로 인해 정신역동적 공식화에 특별한 도전을 제기한다.

- 의사가 환자와 만나는 시간이 제한되어 있다.
- 환자들은 완전한 과거력을 제공하지 못할 수도 있다.
- 공식화는 급성 문제에 초점을 맞출 필요가 있다.
- 공식화는 급성 보호 현장 그 자체와 관련하여 예측할 수 있는 스트레스를 포함시킬 필요가 있다.

비록 짧은 예비적인 정신역동적 공식화라 할지라도 다음과 같이 우리에게 도움을 줄 수 있다.

- 환자와 치료를 시작하게 한다.
- 그들의 현재 문제와 장기적인 문제와 패턴들을 이해하게 한다 .
- 다뤄야 할 가장 심각한 문제와 패턴들을 선택하게 한다.
- 환자들이 도움에 어떻게 반응할지를 예측하게 한다.
- 급성 및 유지 치료를 계획하게 한다.

A군은 대학 동창 3명과 함께 살고 있는 26세의 대학원생으로, 반복적으로 나타나는 빠른 빈맥과 호흡 곤란 발작 증상으로 응급실에 나타났다. 그는 울고 있었고 정신이 나간듯 보였으며, 곧 죽을 것 같다면서 심하게 불안해했다. 그는 의료진에게 구해 달라며 사정을 했다. 증상 평가가 끝난 이후, 응급실 담당 의사는 A군에게 공황 발작이라고 이야기해 주고 로라제팜을 투여했다. 이것만으로는 환자를 진정시킬 수가 없어서 정신과 의사에게 의뢰되었다.

만약 A군이 보이는 문제에 대한 평가를 이 시점에서 멈춘다면, 이는 다음과 같이 요약할 수 있다. "이전의 정신건강 문제나 치료 과거력이 없는 26세 남성이 처음 발병한 공황 발작으로 나타났다." 그러나 응급실 현장에서조차 현재 나타나는 증상을 넘어서 '특정한 인생사를 갖고 있는 바로 이 특정한 인물이 왜 이 특정한 인생 단계에서 지금과 같은 특정한 문제가 나타났는가?'를 묻는 것이 중요하다.[1] 다음은 응급실 담당 정신과 의사인 Dr. Z가 A군에게 이야기하기 위해 왔을 때 일어난 일이다.

Dr. Z는 A군에게 그의 문제는 치료될 수 있다고 안심을 시켜 준 뒤, 그에게 공황 발작은 때때로 스트레스에 의해 유발될 수 있다고 이야기했다. 그는 A군에게 최근 생활 속에서 그에게 스트레스가 될 만한 일이 어떤 것이든 생각할 수 있는지 물어보았다. "그건 꽤 당황스런 일이었어요." A군이 대답했다. "제가 지난 달에 학위 논문을 마쳤을 때, 마치 엄청나게 무거운 짐을 어깨에서 내려놓는 것 같은 느낌이었어요. 제 지도 교수님은 그 논문을 무척 좋게 평가하셨어요. 저는 무엇이든 할 수 있을 것 같은 느낌이었고, 제 여자친구와 룸메이트와 함께 축하하러 나갔지요." 그는 한숨을 쉬면서 덧붙였다. "그렇지만 저는 제가 학구적일 만한 자질이 있는지 모르겠어요. 저의 아버지는 제게 고등학교에서 라틴어를 가르치는 것 가지고는 쥐꼬리만큼 밖에 벌지 못한다고 말하면서 제가 고전학에서 받는 박사 학위를 가지고 어떻게 제 자신과 가족을 먹여 살리겠냐고 묻기만 하셨어요. 제발 아버지한테 제가 여기에 왔다고 말하지 말아 주세요. 아버지는 벌써 제가 완전한 패배자라고 생각하고 계신단 말이에요."

Dr. Z가 찾아낸 추가적인 정보는 A군이 그의 아버지가 그의 성취를 인정하지 않고 독립심을 북돋아 주지 못한 것과 관련하여 불안정감과 낮은 자아존중감 때문에 고통받고 있다는 것을 시사한다. 이 정보는 Dr. Z가 단순하지만 중요한 질문인 '왜 지금인가?'에 답하기 시작하는 데 도움을 주고 A군이 응급실까지 오게 만들었던 불안을 경감시켜 주기 위한 최선의 길을 계획하도록 Dr. Z에게 지침을 제공한다.

Dr. Z는 A군에게 그의 배경에 대해서 더 이야기해 달라고 요청했다. A군은 '정상적으로 태어난' 누나가 있다고 이야기했다. 그의 어머니는 둘째 아이를 간절하게 원했지만, 유산을 수없이 겪으면서 신생아를 입양하기로 결정했다. "전 항상 그건 어머니의 결정이 더 컸고 아버지는 뭐랄까 어머니를 기쁘게 해 주기 위해서 찬성했다고 느꼈어요." A군은 그의 생물학적 부모나 출생 환경에 대해서 아는 것이 아무것도 없고, 영아기나 아동기 시절 중요한 문제들에 대해서 들은 기억이 없다고 했다. 그는 그의 어머니를 '훌륭하고, 희생적이며, 사랑이 많다'고 설명했지만, 그의 아버지에 대해서는 전혀 달랐다. "아빠와 저는 가깝긴 하지만 아버지는 따르기에는 매정하셨어요. 전 학교 생활에서 괜찮긴 했지만 아버지 쪽 식구 모두가 다녔던 사립학교나 사립대학은 들어가지 못했어요. 전 운동을 잘했고, 특히 스쿼시를 잘했는데, 아버지는 대학 시절에 전국 상위권 선수셨어요. 그림이 그려지시죠?"

이 시점에서 Dr. Z는 A군에 대한 충분한 정보를 얻게 되었다. 이는 A군이 지금 불안해하고 있는 이유에 대해서 생각하고 급성 보호를 제안할 수 있도록 도울 것이다. 그것은 또한 A군에게 지속되어 왔던 문제들과 패턴들을 이해하고 그와 앞으로 지속적으로 할 수 있는 치료에 대해서 논의할 수 있도록 도와줄 것이다. 이러한 모든 것은 A군이 그의 현재 내적 그리고 외적 환경에 적응하고 있는 방식에 대해 이해할 수 있도록 돕는 데 있어서 로라제팜을 투여한 것 그 이상의 것이다. Dr. Z는 응급실에서 짧은 자문 시간 동안에 이러한 정보를 얻을 수 있었고, 다음과 같은 정신역동적 공식화를 구성하는 데 그것을 사용하였다.

A군은 고전학을 전공하고 있는 26세의 남자 대학원생으로, 새로 발생한 공황장애로 인해 응급실에 나타났다. 그의 공황 발작은 학위 논문을 완성하고 미래의 직장 선택에 대해 생각하기 시작하는 상황에서 비롯되었다. 비록 그가 의식적으로는 논문 작업을 마쳤다는 것 때문에 기뻐하고 있었지만, 그가 자신의 능력에 대한 만성적 불신—그의 아버지가 그의 성취에 대해 비판적이고 과소평가하던

경향들로 악화된 불신으로 인해 고통받아 왔다는 것은 분명했다. 그는 아버지의 인정을 갈망하였으나 아버지의 과도하게 높은 기준에 미치지 못하게 살았다고 자주 느꼈다. 그래서 지금 시점에서 앞으로 나아가야 하는 것에 대한 갈등이 불안을 촉발시켰고, 공황 발작을 유발시켰다. 아버지에게 인정받고 싶다는 소망과 아버지에 대한 무의식적인 분노 사이에 있던 갈등 또한 역할을 해 왔을 것이다.

A군은 어린 시절로 거슬러 올라갔을 때 오랫동안 지속되어 온 불안정감과 낮은 자기 존중감의 어려움이 있는 것처럼 보인다. A군은 자신의 학업적 성취에 대해 적절히 자랑스러운 반면에, 그의 아버지 의견에 과도하게 의존적이고, 자신에 대한 관점이 아버지의 무시에 의해 쉽게 영향을 받는 것처럼 보인다. 어머니와는 가까운 관계를 유지하고 있음에도 불구하고, A군은 그의 아버지가 공감적인 적절한 대응이 부족했기 때문에 응집력 있는 자기 감각 형성에 어려움이 있었을 것이다. 또한 그는 불안하고 공포심이 있었던 아이였다. 그래서 기질적 요인 또한 자기 존중감의 어려움에 기여했을 것이다.

Dr. Z는 A군에게 신체적인 위험은 없는 상태이지만 그가 학위를 끝마치는 것과 관련하여 다양한 느낌을 갖고 있을 것이라고 제안하는 데 이 공식화를 활용할 수 있었다. 위로해 주는 말투로 그는 A군에게 정신치료를 권하기 위해 이러한 이해를 사용하였다.

당신이 학위를 끝마친 것에 대해 매우 기뻤는데도 불구하고, 당신은 다음 단계로 넘어가는 것에 대한 불안이 있는 것처럼 보입니다. 앞으로 나아가는 데에는 흔히 불안이 딸려 있는데, 이에 대해 이야기하는 것이 도움이 될 거예요. 제 생각에는 약물치료와 더불어, 이 다음 몇 달 동안 정신치료가 당신에게 큰 도움이 될 것입니다.

이처럼 급성 보호 현장이라 할지라도, 공식화는 환자와 관계를 맺고, 그들의 어려움을 다룰 때 어떻게 최선을 다할지 결정하고, 그들이 우리의 개입에 얼마나 잘 반응할지를 예측하는 데 필수적인 향후 계획을 제공해 준다.

정신역동적 공식화는 모든 현장에서 도움이 된다

A군의 짧은 응급실 방문 사례에서처럼, 정신역동적 공식화는 급성 보호 현장을 포함한 모든 임상 상황에서 치료에 대한 지침을 제공하는 데 도움이 된다. 이러한 현장에는 다음과 같은 경우가 해당한다.

- 정신과 응급실[2-7]
- 정신과 입원 병동[8-10]
- 내과 및 외과 치료[11-21]

보통 급성 보호 상황에 처했을 때에는 시간이 많지 않더라도, 우리는 환자의 무의식적인 생각, 소망, 느낌, 두려움을 이해할 수 있도록 도와주는 예비적인 정신역동적 공식화를 만들 수 있다. 예비적인 정신역동적 공식화이긴 하지만 다음과 같이 우리에게 도움이 될 수 있다.

- 환자와 치료를 시작 한다.
- '왜 지금인가'라는 질문에 답을 할 수 있게 한다.
- 환자의 정서적 어려움의 상황을 이해하기 시작할 수 있게 한다.
- 응급으로 다뤄야 할 가장 심각한 문제들 그리고 패턴들을 선택할 수 있게 한다.
- 환자들이 우리가 제공하는 도움에 어떻게 반응할지를 예측할 수 있게 한다.
- 급성 및 유지 치료를 계획할 수 있게 한다.

비록 당면한 위기가 만성 정신 질환에서는 예상되는 삽화처럼 보인다 할지라도, 지금 일어난 일이 환자의 인식 밖에 있는 생각이나 느낌들 때문에 유발되었을 수도 있을지에 대해 우리 스스로에게 질문하는 것이 중요하다. 우리가 일을 하는 어디에서든 정신역동적으로 생각하는 것은 사람들이 흔히 무의식적 생각과 느낌 때문에 움직인다는 것을 기억하라고 우리에게 지침을 제공한다. 그러한 동기들을 이해하는 것은 환자가 치료를 받으러 온 문제들을 해결하는 열쇠가 될 수 있다.[5, 18, 21-23]

급성 보호 현장에서 공식화를 작성할 때, 이들 환경이 모든 환자에게 어느 정도 예상할 수 있는 방식으로 영향을 미친다는 것을 기억하는 것이 유용하다.[22] 예를 들어, 응급실로 오게 되는 것은 종종 환자의 무가치감과 실패감을 확인하는 것이면서, 동시에 보호하여 돌봐 주는 사람이 자신을 구해 주길 바라는 소망을 활성화시키는 것이다. 폐쇄 병동은 통제받는다는 두려움을 자극할 수 있는 반면, 내과 및 외과 병동은 보통 죽음과 죽어 간다는 두려움을 유발한다. 우리가 급성 보호 현장에서 우리 환자들을 이해하려고 노력하고 있을 때 이렇게 흔히 나타나는 반응들을 고려하는 것이 중요하다.

급성 보호 현장에서 발생하는 정신역동적 공식화의 난관들

급성 보호 현장에서 정신역동적 공식화를 구축하는 것은 임상가에게 독특한 난관을 만나게 한다. 다음의 몇 가지를 살펴보도록 하자.

환자와 만나는 임상가의 시간이 제한되어 있다

응급실이나 입원 병동과 같은 현장에서 우리는 일반적으로 발달력을 철저하게 조사하는 호사스러움이나 오랜 시간을 투자해 과거력에서 드러나는 것을 기다릴 여유가 없다. 그러기는 커녕, 우리는 종종 단 한 번의 면담을 통해 얻어지는 정보에 의지해서 가장 현저한 문제들과 패턴들을 이해하는 공식화를 작성하고 치료를 시작해야 한다. 그럼에도 불구하고, 제한된 정보—과거력 청취뿐만 아니라 우리가 환자와 상호 작용하는 것을 통해 얻어진 정보—라 할지라도 환자가 나타내는 문제에 기여할지 모르는 기저의 느낌, 공상, 두려움들에 대한 더 깊은 이해를 이끌어 내는 것이 가능하다. 다음의 사례를 살펴보자.

만성 우울증을 앓아 오던 B여사는 최근 남편과 사별한 66세 여성으로, 고열, 체중 감소, 복부 통증 때문에 내과에 입원했다. 검사 결과, 만성 골수성 백혈병으로 밝혀졌지만 B여사는 추가적인 치료는 거절하고 퇴원하길 요구하면서 다음과 같이 말했다. "저는 충분히 오래 살았어요." 자문 심리학자인 Dr. Y는 B여사가 '너무 우울해서' 생명을 다루는 결정을 내리지 못하는 것 같다는 내과 인턴의 걱정을 알고 있었다. 하지만 다른 면에서 보면 건강한 여성이 자신의 생명을 수년 이상 연장시킬 수 있는 치료를 왜 거절하는지 그 이유가 궁금했다. Dr. Y는 B여사에게 그녀가 다른 것에 비해서 어렵지 않고 생명을 살릴 가능성이 높은 치료를 왜 거절하고 있는지 이해하기 어렵다는 이유로 자신에게 그녀를 만나 볼 것을 내과 의사가 요청했다고 설명했다. B여사는 "요점이 뭐예요?"라고 대답하면서 울기 시작했다. 예상치 못한 상실감이 느껴지자, Dr. Y는 나직이 이야기한다. "계속 지금처럼 살아야 할 많은 이유가 있다고 느끼는 것처럼 들리지 않네요." B여사는 그를 쳐다보더니 고개를 끄덕이며 이렇게 말했다. "제 남편이 2년 전에 죽은 이후로 전 제대로 살지 못하고 있어요. 하나님만이 그 이유를 아시겠지요. 남편은 제 인생을 비참하게 만들었어요." 그녀의 결혼생활에 대해 조금 더 이야기해 달라고 하자, B여사는 22년의 결혼생활 동안에 계속 언어 폭력에 시달리고 괴롭힘을 당했다고 말했다. "특히 제가 아이를 가질 수 없다는 것을 우리 부부가 알게 되었을 때, 남편이 저에 대해 이야기했던 모든 모욕적인 말이 사실이었던 것처럼 저는 실패자처럼 느꼈어요… 제 여자친구들은 제가 아버지와 결혼한 것 같다고 농담했지요. 아버지도 술주정뱅이였는데, 항상 아무 일도 아닌 것에도 어머니에게 화를 내셨어요. 아주 끔찍했어요. 가끔씩 전 아버지가 어머니를 죽일까 봐 걱정했어요. 제가 십 대였을 때, 아버지는 비서와 훌쩍 떠나 버리더니 다시는 본 적이 없어요."

Dr. Y는 이 자문에서 많은 목표를 가질 수 있었지만, 그에게 가장 우선순위는 그가 그녀의 당면 문제를 듣고 인식하였다는 것을 전달해서 그 환자와 관계를 이루는 것이었다.[11, 12] B여사는 Dr. Y가 자신이 느끼고 있는 허무감에 공감해 주자, 이해받았다고 느끼면서 그녀는 남편이 죽은 이후로 우울해졌던 것과 결혼생활이 험난했던 것, 그녀와 아버지와의 관계의 여러 면이 남편과의 관계에서 재현되었던 것들을 함께 이야기 나누었다. 몇 안 되는 힌트를 통해 Dr. Y는 B여사의 과거력을 더 탐색하지 않고, B여사가 치료를 거절하는 것이 어쩌면 남편의 죽음과 관련이 있을지도 모른다는 가설을 세우기 시작했다. 그는 그녀가 정상적인 기대 여명을 살 수 있는데도 스스로 죽도록 내버려 두는 것이 그녀의 남편이 죽은 이후로 살아남아 있다는 무의식적인 죄책감과 관련이 있는지 궁금했다. 그때 Dr. Y는 이 사례에서 정신역동적 이해를 활용하여 B여사의 우울과 죄책감을 완화시키려고 노력해서 그녀가 치료를 받을 수 있게 하였다.

> B여사는 남편이 죽어 버리기를 수없이 많이 원해 왔다는 것 때문에 자신에게 화가 났다는 것을 인정하고 남편의 죽음과 남편보다 더 오래 살고 있다는 것 모두에 대해 죄책감을 느낀다고 인정했다. Dr. Y는 B여사가 책임질 수도 없는 무언가 때문에 자책을 하고 있는 것은 아닌지 제안했다. Dr. Y는 미소 지으면서 B여사가 지난 수십 년 동안 참아 왔던 언어 폭력을 생각해 보면, 그녀가 남편에 대해 가진 한두 가지의 공격적인 생각을 스스로 용서할 수 있지 않겠냐고 물어보았다. Dr. Y는 그녀가 아버지에게서 버림받은 것에 대한 정보는 따로 젖혀 두고 그녀가 의학적 치료를 거절하기로 결정한 것과 더 직접적으로 관련이 있어 보이는 남편에 대한 현재의 죄책감에 초점을 맞추기로 결정했다. 이것에 대해서 조금 더 대화를 나눈 이후에 B여사는 결국 치료를 받기로 결심했다.

단 한 번의 만남일지라도, Dr. Y는 B여사의 무의식적인 죄책감이 치료를 거절하게 만드는 원인일 수 있다는 것에 대해 충분히 이해할 수 있었기 때문에 그녀가 지금처럼 삶의 스트레스 시기에 있을 때 더 적응적인 선택을 하도록 도울 수 있었다.

임상가는 환자로부터 완벽한 과거력을 듣지 못할 수도 있다

급성 보호 현장에 있는 환자들은 그들의 문제와 패턴들에 관한 예비적인 정신역동적 이해를 공식화하는 데 필요한 정보를 처음에는 제공할 수 없거나 안 하려 할 수 있다. 이런 경우에 가족이나 중요한 다른 인물들 혹은 환자와 가족과 함께 작업하는 외래 치료자로부터 부수적인 과거력을 얻을 필요가 있다. 그러나 다른 사람들로부터 얻은 과거력은 환자의 상황에 대한 그들의 느낌에 영향을 받기 때문에 속담대로 '감안'해서 들어야 한다는 것을 기억하는 것이 중요하다.

🗐 사례

C씨는 부모와 함께 살고 있는 미혼의 47세 남성으로, 만성 조현병을 앓고 있으며 이전에도 입원을 여러 차례 했었다. 그는 가지고 있던 약 전부를 변기 속에

버린 이후 정신병적 증상이 급성으로 악화되어 정신과 입원 병동에 강제로 입원했다. 그는 종종 약물 복용을 하지 않으려 하는 때가 있긴 했지만, 사회복지사인 X선생은 무엇 때문에 그가 바로 이 시기에 약물 복용을 중단하려고 하는지 스스로에게 자문했다. 그가 C씨에게 이번에는 왜 병원에 입원하게 되었다고 생각하느냐고 묻자, C씨는 그를 빤히 쳐다보면서 중얼거렸다. "나는 어떤 테러리스트가 내 어머니를 죽이도록 내버려 두지 않을 거예요." 그는 벽으로 돌아서더니 X선생의 질문에 답하지 않았다. 절망적이고 극도로 지친 듯 보이는 C씨의 어머니는 X선생에게 "제 아들은 약물을 복용하는 게 필요하다는 것을 받아들인 적이 없어요. 아들은 언제나 고집불통이었답니다. 사춘기 시절에도 병에 걸리기 전이었는데 반항적이고 까다로운 아이였어요."라고 말했다. 그녀는 C씨의 아버지가 최근에 뇌졸중을 앓았다고 이야기하면서 "전 저 두 사람을 더이상 어떻게 보살펴야 할지 정말로 모르겠어요."라고 덧붙였다.

C씨의 사례에서 X선생은 초기에는 환자의 어머니에게서 얻은 부수적인 과거력에 의지해야 한다. 그러나 X선생은 곧바로 그의 어머니가 말하는 과거력이 아들에 대한 만성적인 분노에 영향을 받았다는 것을 깨닫고는 어머니로부터 더 구체적인 발달력을 듣는 것은 C씨의 비순응의 원인을 찾는 데 도움이 되지 않을 것이라고 판단을 내렸다. 그럼에도 불구하고, 그는 C씨의 현재 사안을 이해하는 출발점으로서 그가 얻은 정보를 활용했다. 예를 들어, 그는 C씨의 현재 비순응 삽화가 아버지를 잃을지도 모른다는 두려움과 연관되어 있는지 궁금했다. 이를 이해하는 것은 가령 아버지를 위한 요양 재가 서비스를 신청하는 것과 같이, 그의 아버지가 제대로 간병을 받고 있다는 것을 알려 환자를 안심시키는 방식에 대해 생각하는 것을 도와준다. 또한 X선생은 C씨가 그를 향해 품었던 초기의 적개심이 권위상에 의해 통제당한다는 것에 대한 오래된 문제와 관련될 수 있음을 고려하기 때문에 다음 만남에 이것을 피할 방도에 대해 생각하기 시작했다. 비록 가족으로부터 불완전하게 얻었다 할지라도, 발달력은 X선생이 치료에 대한 지침을 제공하는 짧은 공식화를 구성하는 데 도움이 될 것이다.

정신역동적 공식화는 응급 문제에 초점을 맞출 필요가 있다

급성 보호 현장에서 우리가 환자들과 작업할 때에는 보통 시간이 제한적이기 때문에 이런 현장에서 구성하는 공식화는 응급 문제에 초점을 맞춰야만 한다. 이들 사례들에서 기술된 대로 우리는 항상 '왜 지금인가?'에 대해 스스로 자문해야 한다—바꿔 말하면, 바로 이 특정 환자가 바로 이 특정 시점에 병원으로 오게 된 특수한 국한된 위기가 있는가?[1] 짧은 평가를 한 뒤라도 우리는 다음과 같이 개요를 말할 수 있다.

- 그 사람이 이 시점에 치료를 받으러 오게 한 문제
- 급성 위기와 가장 직접적으로 관련되어 있는 생각, 느낌, 행동의 패턴들

그리고 나서 우리는 이러한 문제와 패턴이 발생 가능한 아동기의 선행사건을 탐색하는 목표가 된 발달력을 덧붙일 수 있다. 이런 종류의 목표가 된 공식화는 불완전하게 느낄 수 있음에도 불구하고, 우리가 환자를 이해하고 치료에 대해 선택하는 것을 돕는 일에 필수적이다.

제20장
약물 치료에서 정신역동적 공식화

✎ 주요 개념

　환자들을 약물로 치료할 때, 우리는 정신약물학적 치료에 영향을 미칠 수 있는 문제들과 패턴들에 대한 가설을 세우기 위해 정신역동적 공식화를 사용할 수 있다.

　이러한 현장에서 가장 유용한 정신역동적 공식화는 다음과 관련된 사안들에 초점을 맞춘다.

- 증상
- 약물
- 순응도
- 부작용

　정신건강 보살핌을 제공받기 위해 오는 환자들은 일반적으로 특정한 고통으로부터 벗어나기를 원한다. 어떤 사람은 처음부터 약물 치료나 정신치료 혹은 그 둘 모두를 받을지 말지에 대한 선호도를 갖고 있을지도 모른다. 또 어떤 사람은 특정 치료에 대한 선호도를 갖고 있지 않을지도 모른다. 점차적으로, 정신건강 보살핌의 구성이나 전달 방식, 그 대가로 지불하는 방식과 매체를 통해서 그려지는 모습으로 인해서, 최소한 미국에서는 정신과 의사들은 종종 면담이 치료과정에서 배제된 채 '약물만 처방'해 주기를 요구받는다.[24] 그런 환자들은 정신치료를 다른 정신건강 전문가들에게서 받거나 혹은 전혀 받지 않는 경우도 있다.

　그러나 약물을 처방받기 위해 오는 환자들은 마치 정신치료에서 환자들이 그러듯이 감정적으로 의미심장한 주제들을 곧잘 이야기한다. 이들이 만나는 약물학자들은 환자들이 힘들어하는 것들에 공감적으로 듣고 반응하는 것뿐만 아니라[25] 이러한 정보가 예민하게 도출되고 이해될 때, 종종 그러한 임상 상황에서 약물의 잠재적인 효과에 대한 핵심적인 통찰력을 제공한다는 것을 깨달을 필요가 있다. 그러나 오늘날 정신과 진료의 현실은 정신과의사가 진료당 15~20분 정도로 '약물 확인'을 할 수 있을 정도의 시간만 제한하도록 종종 지시한다. 과연 이러한 유형의 치료에서 정신역동적 공식화의 역할이 있겠는가?[26, 27]

정신역동적 공식화는 약물 치료에 대한 지침을 제공하는 데 도움이 된다

정신역동적 공식화는 약물이 치료의 주된 역할을 하게 될 때라도 치료의 지침을 제공하는 데 도움이 될 수 있다. 훌륭한 공식화는 임상의로 하여금 환자들이 자신의 병을 대하는 태도, 약물의 처방과 복용, 치료해 주는 임상의에 대해 이해하도록 돕는다.[27]

약물학자들에게 있어 가장 도움이 되는 형태의 정신역동적 공식화는 간결하고 문제 중심적인 것이다. 그러한 사례들이란 환자에게 분명한 정신과적 진단이 내려지고, 동반 증상이나 질병이 적거나 없으며, 약물 복용에 대한 갈등이 없고, 부작용이 적거나 없으면서 약물에는 양호한 반응을 보이고, 약물 처방에 대한 순응도가 좋은 경우들이다. 그러나 대부분의 경우에 상황은 더욱 복잡하다. 환자는 불분명한 진단, 다발성 스트레스 혹은 정신적 외상, 약물 복용에 대한 양가적 혹은 부정적 느낌, 불편한 부작용들, 처방한 대로 약물 복용을 따르지 않는 문제들을 갖고 있을 수 있다. 이러한 사례에서 치료하는 의사에게는 목표로 한 정신역동적 공식화를 구성하기 위해 그 환자를 충분히 알 수 있도록 시간이 충분히 제공되어야 할 것이다. 또한 이것은 치료 순응도와 결과에 긍정적인 영향을 미치는 것으로 밝혀진 치료적 동맹을 강화시키는 역할을 한다.[28, 29] 환자가 분리 치료(가령, 의사/약물학자에게서 약물 처방을 받고 정신치료는 또 다른 임상가에게 받는 것)를 받고 있을 경우, 치료의 가장 중요한 요소는 처음 평가 단계에서부터 후속 단계까지 임상가들이 자발적으로 서로 간에 소통하고 협력하는 것이다. 여기에는 정신역동적 공식화에 대한 생각을 교환하는 것도 포함될 수 있다.

약물 치료에서 목표가 된 공식화에 관한 정보를 모으기

초기 자문 단계에 환자가 방문하는 방식은 목표가 된 정신역동적 공식화에 관한 정보를 모으는 접근 방법에 대한 지침을 제공한다. 만약 환자가 위기상황에서 방문한다면―가령, 긴박한 자살 위험―즉각적인 목표는 환자의 안전을 확보하는 것이다. 더 광범위한 과거력 청취는 나중에 할 수 있다. 그와 반대로, 만약 환자가 오랫동안 지속되어 온 범불안이 있어 앞으로 수 주에 걸쳐 상담을 진행할 계획이라면, 우리는 환자에 대해서 알아가고 '왜 지금 방문했는가?'에 대한 이해를 시작할 시간이 충분하다. 흥미롭게도, 우리가 필요로 하는 일부 정보들은 의뢰해 온 임상가―의사가 아닌 정신치료자나 일차 의료 기관 의사―와 좋은 작업 동맹을 구축하는 것에 의해 얻어질 수도 있다.

그러나 상대적으로 응급이 아닌 상황일지라도, 광범위한 발달력을 청취하거나 환자의 현재 그리고 과거 관계에 관해 심도 있게 탐색할 시간이 없을 수도 있다. 임상 상황의 긴급성을 따져 본다면, 과거력 청취는 반드시 목표로 삼아야 한다. 그렇다면 공식화를 시작하기 위해서 어떤 유형의 정보를 아는 것이 유용한가?

📑 사례

A씨는 Dr. Z에게 '제 아내가 저에게 선생님을 만나봐야 한다고 해서' 상담을 받으러 왔다고 말했다. 그는 "조금은 우울하지만, 큰 일은 아니에요. 전 일이 잘 풀리지 않을 때 우울해져요."라고 말했다. 그는 마지못해 질문에 답하고는 정보를 거의 주질 않았다. 벽에 걸려 있는 학위증을 바라보며 조금 비아냥거리는 말투로 "선생님은 공부를 많이 하셨으니 정말로 똑똑하시겠어요." Dr. Z는 여기에 반응하지 않고, A씨의 증상들에 관해 일련의 질문들을 계속해 나갔다.

이 사례에서 Dr. Z는 A씨가 주요 우울증의 9가지 증상들 중 5가지 증상이 있다고 결론을 내렸고(재발성, 중등도의 심각도), 항우울제를 처방하기로 결정할 수도 있다. 그러나 Dr. Z의 학위증에 대한 A씨의 도발적인 언사는 자기 존중감 위협에 대한 취약성과 타인을 신뢰하는 것에 대한 어려움과 같이 다른 사안이 기저에 있다는 것을 시사하는 것이고, 이는 약물학적 치료뿐만 아니라 Dr. Z와의 치료적 동맹에 영향을 미칠 수 있다. A씨에 관해, 그리고 그의 자기 감각, 타인과의 관계, 의사와 약물, 정신과적 진단에 대한 태도에 관해 더 알지 못한다면, 치료가 성공적이지 못할 가능성이 다분하다.[30, 31]

새로운 환자와 약물학적 상담을 위해 처음 만날 때, 방문 목적을 설명하는 것을 통해서 치료의 틀을 세우는 것이 유용하다. 다음의 사례를 보자.

> 오늘 방문한 주된 목적이 약물치료가 당신에게 유용할지 아닐지 확인하는 것이긴 하지만, 치료에 최선을 다하기 위해 제가 당신을 개인적으로 알아나가야 할 것입니다. 그렇기에 저는 당신의 과거뿐만 아니라 현재 삶의 상황에 대해 약간의 질문을 할 것입니다.

다음 항목에서는 임상가가 정신약물학적 치료를 위해 목표로 한 정신역동적 공식화를 구성하는 데 도움이 될 수 있는 중요한 정보들에 대해서 알아보고자 한다.

목표가 된 발달력

정신적 외상의 과거력을 포함한 기초적인 의학적 과거력과 정신과적 과거력 청취뿐만 아니라, 환자의 아동기 및 원가족에 대해서 아는 것이 도움이 된다. 이것은 다음의 사례처럼 말할 수 있으며 기초적인 과거력 청취로 엮을 수 있다.

> 당신의 성장과정에서 제게 당신 자신과 가족에 대해서 어떴는지 짧게 이야기해 주신다면 도움이 될 수 있을 것입니다. 당신은 어떤 아이였나요? 당신의 부모와 형제는 어땠나요? 아동기나 사춘기 시절에 대해 제가 알아야 할 중요한 것들이 있나요?

특히, 환자와 가족 구성원 모두에 대하여 초기 기질적 패턴과 인지적 · 정서적 어려움의 증상들, 치료약물 복용 과거력에 관한 것을 듣는 것이 중요하다.

대인관계 과거력

다음과 같은 질문을 해 보는 것이 유용한 방법이 된다.

> 제게 당신 인생에서 중요한 사람들에 관해 이야기해 주세요.

환자가 그 사람들에 대해서 그리고 그 사람들과 환자의 관계에 대해서 기술할 수 있도록 노력하자. 환자가 아는 그 사람이 정신과적 장애 때문에 약물을 복용하고 있는지 아니면 복용했었는지 알아내는 것이 유용할 수 있다. 또한 환자가 지지받기 위해 의지하는 사람과 스트레스의 원인이 되는 사람에 대해 알아내는 것도 중요하다.

적응

환자가 스트레스에 어떻게 적응하는지, 자기 규제는 어떻게 하는지, 감각 자극을 규제하고 감정 관리를 어떻게 하는지에 대해 이해하는 것은 정신약물학적 치료에 있어 매우 유용하다. 이를 통해서 우리가 약물 치료 개념을 더 넓은 맥락에 넣을 수 있게 하고, 증상 조절에 필요한 비약물학적 전략들을 제시하는 데 도움을 준다. 또한 환자들이 재발이나 부작용, 치료 무반응에 어떻게 반응할지 예측하는 데 도움을 준다. 우리는 환자들에게 다음과 같이 질문할 수 있다.

> 당신은 스트레스를 보통 어떻게 관리합니까? 당신은 불안이나 분노, 슬픔과 같은 부정적인 감정들을 보통 어떻게 다룹니까? 당신은 이러한 대처 전략들이 얼마나 효과적이라고 느끼고 있습니까?

질환에 대한 태도

평가의 한 부분으로서 우리는 의학적 그리고 정신과적 증상과 장애, 치료와 관련된 과거력을 청취한다. 단지 있는 사실을 듣는 것뿐만 아니라, 우리는 환자들에게 질환이나 치료에 대한 경험들이 어땠는지, 이들이 현재 상황이나 문제를 어떻게 이해하고 있는지, 현재 문제의 원인이 무엇인지 아니면 무엇이 기여했는지에 대한 생각이나 추측이 있는지, 그리고 무엇이 도움이 될 만하다고 생각하는지에 대해서 물어볼 수 있다. 다음과 같은 질문의 예들이 있다.

사람들은 때때로 자신이 왜 불안한지에 대한 이유를 알고 있습니다. 당신은 어떻습니까?

혹은

나는 우울증이 의학적 질환이라고 알고 있기는 하지만, 때때로 당신과 같은 증상들을 앓고 있는 사람들은 자신이 문제를 일으켰다고 걱정을 합니다. 당신은 이와 같이 생각해 본 적이 있습니까?

증상에 대해 환자들이 갖는 공상을 이해하는 것은 치료의 성공을 위해 대단히 중요할 수 있다.

약물에 대한 태도

최근 수년에 걸쳐 매체를 통해 정신과적 약물을 주제로 많은 관심이 생기고 있다. 정신건강 전문가들에게 오는 환자들은 약물에 대해 어느 정도는 자신만의 견해와 느낌을 갖고 있기 때문에 우리가 치료를 시작할 때 이러한 것들에 대해 물어보는 것이 중요하다. 환자들은 정신과 약물에 대해 많이 알거나 거의 모를 수도 있고, 매우 부정적인 느낌부터 긍정적인 느낌까지 다양하게 가지고 있을 수 있다. 종종 환자들이 알고 있는 사람이 정신과적 장애에 대한 약물을 복용하고 있거나 복용한

적이 있었는지 물어보면 이러한 태도들에 대해 유추해 볼 수 있다.

🗐 사례

　B씨는 우울증에 대한 평가를 위해 그의 치료자로부터 정신과 의사에게 의뢰되었다. 초기 면담 동안, B씨는 정신과 의사에게 이렇게 말했다. "제 누이는 여러 항우울제를 복용했었지만 끔찍한 부작용만 경험했어요. 전 약에 별로 믿음이 가질 않아요."

　또한 약물은 환자들에게 특별한 의미가 있을 수 있다.[31, 32] 이러한 의미들 중에는 그들의 증상을 유발한 것은 무언가 '생물학적인 것'이라는 증거이기도 하고, 자기존중감에 대한 타격, 보살핌을 받고 있다는 '특별한' 형태, 타인(가령, 정신과 의사)이 자신의 마음이나 신체를 통제하는 의미, 그리고 정신치료가 '실패했다'는 느낌이 있다.[32~34]

🗐 사례

　C여사의 치료자는 그녀를 정신과 의사인 Dr. Y에게 항불안제 처방이 필요한지 상담하기 위해 의뢰하였다. C여사는 "저의 치료자는 정말로 저를 신경 써 주고 있어요. 그분은 제가 공황 발작으로 얼마나 고통스러워하는지를 이해하시기 때문에 제 기분이 나아질 수 있도록 가능한 한 모든 것을 해 주시려고 하시지요. 그러니 선생님과 저의 치료자가 약물이 도움이 될 거라고 생각하신다면 전 복용할 준비가 되었어요."

치료해 주는 임상가에 대한 태도

　보통 우리가 환자들에게 우리에 대한 그들의 태도가 어떠한지 직접적으로 묻지는 않지만, 우리는 상담하는 동안에 이에 대한 단서를 찾고 그것들을 주의 깊게 살펴본다. 환자가 과도하게 정중하고 이상적으로 여기고 있는가? 의심을 갖고 불신하는가? 적대적이고 논쟁적인가? 이러한 모든 태도는 중요한 정보를 제시하기 때문에 임상가의 임무는 이것의 원인과 원천에 대해 이해하려고 노력하는 것이다. 이것들은 기저 정신과적 장애의 증상을 나타내는 것일 수도 있고, 혹은 환자가 가령 권위적인 위치에 있는 사람들에 대해 오랜 세월 동안 지속된 태도일 수도 있다. 이러한 태도들은 어느 환자에게든 약물 처방에 대한 순응도와 약물 효과에 확실히 영향을 미칠 것이고, 약물학자로 하여금 환자가 치료를 잘 받을 수 있도록 입장을 취하게 도와준다.[35]

정신약물학적 치료에서 정신역동적 공식화를 구성하기

정신약물학적 치료에서 정신역동적 공식화는 약물에 대한 환자의 느낌, 태도, 행동에 영향을 미치는 문제와 패턴을 목표로 한다. 본질적으로, 우리는 '이 사람의 문제, 자신과 타인과 관련된 패턴들, 스트레스와 갈등에 적응하는 특징적인 방식, 유의미한 과거력을 기반으로 환자가 약물 치료에 어떻게 반응할지 나는 어떻게 예측할 수 있는가?'를 알기 원한다.

환자가 약물 치료에 대해 갖는 태도에 영향을 미칠 수 있는 더 흔한 패턴과 갈등 중 일부는 자기 존중감, 신뢰, 의존성과 관련된 문제들이다. 앞서 언급된 바와 같이, 어떤 환자들은 약물이 권고되는 정신과적 진단을 받는 것은 자기 존중감에 대한 타격이 되는 것으로 여겨진다고 느낄 수 있다. 매일 약을 복용한다는 실제적 사실은 그 사람에게 '결함이 있다'거나 '목발'을 사용하고 있다는 것을 구체적으로 떠올리게 하는 것으로 경험될 수 있다. 신뢰에 문제가 있는 사람들은 정신과 의사의 권고를 마지못해 신뢰하거나, 불쾌한 신체 감각이나 잠재적인 위험한 부작용을 일으킬 수 있는 물질을 마지못해 섭취하기도 한다.

마지못해 다른 사람을 의지하는 환자들은 약에 의존하거나 처방을 받기 위해 만나야 하는 의사에게 의존하는 것이 나약함이나 그들의 독립심 혹은 자기신뢰에 타격을 입는 것이라고 느낄 수 있다. 특히 약물이 도움이 된다 할 때, 약이 필요한데도 구하지 못하는 상황을 예상하는 것은 더욱 고통스러울 수 있다. 이러한 공통적인 두려움들을 이해하는 것은 우리가 환자들에게 그것들에 대해 이야기하는 것을 도와주고, 불안을 경감시키면서 치료적 동맹을 증진시킬 수 있는 방안을 찾을 수 있도록 도와줄 수 있다 .

다음은 정신약물학적 치료에서 구성된 몇 가지 정신역동적 공식화이다. D씨에 대한 공식화부터 시작해 보자.

발표

D씨는 30세 남성으로, 오랫동안 지속되어 왔던 불안의 불편함을 평가받기 위해서 정신과 의사인 Dr. X에게 왔다. 그는 호흡 곤란과 심장 마비가 올 것 같다는 두려움이 동반된 공황 발작이 간혹 발생하였고, 뿐만 아니라 세균과 오염에 대한 두려움 때문에 신체와 소유물을 씻고 아파트를 청소하느라 하루 중 대부분의 시간을 보낸다. 이것 때문에 그는 직장에 지각을 할 때가 종종 있고, 연애 관계를 오랫동안 유지하는 데 어려움을 겪는다. 그는 인지행동치료의 과정이 약물치료에 의해 도움을 받을 수 있을 것 같다는 그의 정신치료자의 추천으로 오게 되었다. D씨는 그가 겪는 고통에도 불구하고 약물 복용을 원치 않았다. 그는 마지못해 그의 증상들에 대해서 기술하였고 Dr. X가 그에게 자세히 물어보자 당황하는 것처럼 보였다.

기술하기

문제

D씨는 그의 일상생활과 연애 관계를 방해할 정도의 공황장애와 강박장애 증상을 가지고 있는 것 같다.

패턴

D씨는 낮은 **자기 존중감**의 지속적인 패턴으로 고통받고 있다. 그는 다른 사람들이 할 수 있는 일들을 할 수 없다고 느끼고, **자기 존중감 위협**을 직면할 때면 관계로부터 철회하는 경향이 있다. 그는 다른 사람들에게 관심을 갖고 그들과 **공감**할 수 있음에도 불구하고, 그가 맺는 관계에는 **안정감**과 **친밀감**이 결여되어 있다. 초등학교에 입학한 이후, 그는 수학에서 항상 뛰어난 성적을 거두곤 했지만, 과제들을 **정리**하고 빨리 읽는 데에는 어려움이 있었다. 그는 컴퓨터 프로그래머로서 자신의 일을 즐기면서도 주말과 휴가 기간 동안에는 긴장을 풀기 힘들다는 것을 안다.

발달력 검토하기

D씨는 고등교육을 받고 전문직업을 가진 부모님 슬하의 두 자녀 중 동생이다. 그의 누나는 학교에서 항상 우등생이었고, 지금은 의사가 되었다. D씨는 학습장애를 겪었고, 학습 지원과 과외를 받았음에도 불구하고 성적은 좋지 못했다. 이 때문에 D씨는 학업적 성취를 매우 중요시 여기는 부모님이 마치 그가 '결함이 있는' 것처럼 생각이 들게 만든다고 느꼈고, 부모님은 자신보다 더 성공한 누나를 편애한다고 느꼈다.

D씨는 십 대 초기에 처음으로 불안 증상이 생겼지만, 20대 후반이 될 때까지 이것을 아무에게도 말하지 않았다. 요즘 그는 처음으로 의미 있는 연애 관계에 있어서 여자친구와 함께 살 계획을 하고 있지만 그녀가 자신의 증상을 알게 될까 봐 두려워하고 있다. 더욱이, 그는 '정말로 아픈 사람들만 정신과 약을 먹는다'고 믿고 있다. 그는 만약 약물을 처방받는다면, 이는 그가 정말로 문제가 있다는 것을 의미하는 것이고, 여자친구뿐만 아니라 다른 사람들에게 숨겨야 할 것이 더 늘어나는 것이라고 느꼈다. 또한 그는 강박장애 치료에 쓰이는 어떤 약들은 성욕을 감퇴시키고 발기부전까지 일으킨다고 들었기 때문에 그렇게까지 될 수도 있는 약물 복용을 고려하지 않으려 한다.

문제/패턴들을 발달 과거력에 연결하기

D씨의 낮은 자기 존중감은 아마도 부모가 그를 대하던 태도의 경험과 그보다 학업적으로 더 성공적이었던 누나, 뿐만 아니라 그가 학교에서 직면했던 어려움과 관련이 있을 수 있다. 그는 이런 것들로 인해 느끼는 수치심을 관리하는 한 방식으로 사용한 것이 자신의 증상을 비밀로 유지하는 것이었다. 그는 약물 치료를 자신에게 무언가 문제가 있다는 추가적인 증거로 보았고, 이것은 그가 자발적으로 약물 치료에 순응하고자 하는 데 영향을 미칠 수도 있다. D씨는 약물로 인한 잠재적인 성 관련 부작용에 대해서 걱정을 했다. 그래서 만약 그러한 증상들이 생긴다면 그는 그것을 아마도 견딜 수 없을 정도의, 추가적인 자기 존중감 타격으로 여길 것이다.

이 공식화는 D씨와 치료 계획을 논의할 때, D씨가 자기 존중감 문제에 관해서 민감하고 자신에 대해서 잠재적으로 수치스럽게 여기는 정보를 드러내지 않으려는 그의 경향이 있다는 것을 명심해 두는 것이 중요할 것이라고 Dr. X가 알아차리는 데 도움을 줄 것이다.

이제는 E여사에 관한 이런 공식화를 살펴보자.

발표

E여사는 두 딸을 가진 45세 여성으로, 남편은 1년 반 전에 암으로 죽었다. 그녀는 우울증에 대해 약물 치료로 도움을 받은 한 친구의 조언으로 정신약물학자인 Dr. W에게 상담받으러 왔다. E여사는 남편이 죽은 이후로 '많은 중압감'에 시달렸고, 수면과 집중력에 곤란을 겪고 있었으며, 기분이 '가라앉고' 종종 쉽게 화가 났다. 이 때문에 그녀는 집에서 자녀들과, 직장에서는 동료들과 마찰을 빚어 왔고, 직무 능력에서도 뒤처졌다. 그녀는 이러한 증상이 두 자녀를 혼자 힘으로 양육하는 것과 같이 어려운 생활 상황으로부터 기인한다고 생각했다. 그녀는 Dr. W에게 누가 또는 그 무엇이 그녀를 도울 수 있을지 모르겠다고 하더니 그저 '정신차리고 극복해야겠다'고 말했다. 약에 대한 그녀의 생각을 묻자, E여사는 "저는 중독될 수 있는 것은 어떤 것도 먹고 싶지 않아요"라고 말했다. 정신과 의사가 항우울제의 사용이 그녀의 기분과 기능 개선에 도움을 줄 가능성에 대해 의논한 뒤 그녀는 "글쎄요, 정말 제 기분이 나아진다고 치죠. 그럼 그건 뭐죠? 제가 기능을 위해 나머지 인생 동안 계속 약을 먹어야 할까요? 전 그러고 싶지 않아요."라고 말했다.

기술하기

문제

E여사는 남편의 죽음이라는 중요한 상실의 상황에서 우울증 증상들을 갖고 있다. 그녀는 약물 치료를 고려하는 데 양가감정을 갖고 있다 .

패턴

E여사는 전반적으로 좋은 **자기 존중감**을 갖고 있고, 안정적인 주체성의 감각을 갖고 있다. 그녀는 다른 사람들에게 의지하기보다는 자립하려는 경향이 있지만 그

녀의 일생을 통해 볼 때 그녀는 공감과 친밀감으로 특징지어지는 가까운 우정을 쌓고 있다. 그녀는 남편의 질환이 있기 전에 남편과 **상호** 간에 만족스러운 관계를 갖고 있다고 느꼈다. 그녀는 자신의 일을 좋아하고 잘 해내고 있다고 여기고 있으며, 과거에는 친구들과 만나고 독서하는 것을 즐겼다.

발달력 검토하기

E여사는 4명의 형제 중 장녀로, 혼란스러운 가족 안에서 자랐다. 그녀의 어머니는 E여사가 초기 청소년기 때까지 알코올과 처방받은 약에 중독되었고, 그로 인해 대부분의 시간을 자신의 침실에서 보냈다. 그녀의 아버지는 일 때문에 자주 집을 떠나 있었고, 집에 있을 때에도 정서적으로 동떨어져 있었다. 십 대의 대부분의 시간 동안, E여사는 어린 동생들을 돌봐야 했고 가사를 도와야 했다. 이 모든 일을 감당하면서도 E여사는 학교에서 뛰어난 학생이었고, 좋은 대학에 들어가 장학금도 받았다. 졸업 후 그녀는 직업적으로도 성공가도를 달렸다. 그녀는 30대 중반에 결혼해서 몇 년 되지 않아 2명의 자녀를 낳았다. 그녀는 고인이 된 남편을 친절하고, 사랑스럽고, 믿음직스러운 남자라고 묘사하면서도 "결국 전 그이에게 의지할 수가 없게 되었어요, 그이는 암에 걸려 죽었어요."라고 말했다.

문제/패턴들을 발달 과거력에 연결하기

E여사는 동기부여와 자기 신뢰, 탄력성과 같이 그녀가 성인이 될 때까지 안정적이고 성공적인 인생을 구축하도록 도와주었던 상당한 힘을 가진 것처럼 보이지만, 다른 사람에게 의존하는 데에는 만성적인 어려움을 가지고 있었다. 그녀의 초기 인생사를 보면 부모의 정서적·현실적 지지가 부족했고, 십 대였음에도 불구하고 어른이 해야 할 양육 책임을 떠맡는 역할을 한 것은 주목할 만하다. 그녀가 아동기 시절에 부모를 의지할 수 없고 믿을 수 없는 존재로서 경험한 것은 그녀가 다른 사람을 의지하는 것에 대한 태도나 될 수 있는 한 그녀가 불신하고 회피하려는 상황에 대한 태도에 영향을 미쳤을 가능성이 높다. 이러한 태도는 아마도 향정신성 약물과 그 약을 처방하는 의사에 대한 태도에 영향을 미쳤을 것이다. 비록 그녀가 약을 복용하겠다고 동의는 했고, 게다가 이 약이 우울증 증상 호전에 도움이 된다 할지라도, E여사는 여전히 약물 복용을 지속하는 것에 고도의

양가감정을 유지할 수도 있다.

　의존과 관련된 그녀의 현재 태도가 그녀의 인생에서 어떻게 발전되어 왔는지, 그리고 이것들이 약물에 대한 그녀의 의사결정에 어떤 영향을 미쳤는지에 대한 이론을 공식화할 수 있게 되면 E여사가 오랫동안 지니고 있던 감정과 행동의 패턴들로부터 벗어나 현재의 선택을 할 수 있도록 도와줄 수도 있다.

제21장
장기 정신역동적 정신치료에서 정신역동적 공식화: 시간 경과에 따른 수정

✎ 주요 개념

우리는 환자의 평가를 시행할 때, 치료 권고 사항을 만들고 치료에서 치료적 전략의 지침을 제공할 수 있도록 도와주는 초기 정신역동적 공식화를 구성한다.

장기 정신역동적 정신치료에서 우리는 다음과 같이 우리의 환자로부터 더 많은 것을 배우게 되면서 지속적으로 공식화를 수정한다.

- 환자들이 그들의 바깥 삶에서 자신을 어떻게 보는가
- 환자들의 인생사 과거력에서 드러나는 새로운 정보
- 환자들이 치료 상황에서 우리에게 어떻게 반응하는가

공식화는 시간이 지나면서 변한다

장기 정신역동적 정신치료의 가장 흥미로우면서도 만족을 주는 측면 중 하나는 우리가 시간이 경과함에 따라 환자에 대해서 매우 잘 알아나갈 수 있도록 해 준다는 점이다. 매주 시간이 지나면서 우리는 환자들이 말하는 것들과 행동하는 것들을 통해서 환자에 대하여 알아간다. 우리는 그들이 좋은 소식과 나쁜 소식, 흥분되는 일들과 스트레스, 승리와 패배에 어떻게 반응하는지 알아 간다. 우리는 그들이 어떻게 생각하고 어떻게 느끼는지, 그들이 어떻게 사랑하고 어떻게 미워하는지에 대해 알아간다. 환자와 우리의 동맹이 성장하면서 그들은 우리에게 자신의 삶에 대해서 더 많이 이야기하고, 또 그들이 우리와 상호 작용하면서 우리는 그들이 무의식적 공상과 갈등, 관계 원형, 자기 감각, 애착 양식을 어떻게 발전시켜 왔는지에 대한 가설을 세운다. 시간이 경과하면서 우리는 환자와 그들의 무의식적 생각 및 느낌에 대해 한층 더 충분히 이해하기 때문에 이러한 정보를 활용하여 우리가 처음에 세운 공식화를 수정한다.

이번 장에서 우리는 장기 치료 동안에 한 사람에 대한 치료자의 이해가 어떻게 진전되어 가는지를 이해하기 위해서 정신역동적 정신치료의 한 사례에 초점을 맞춰 자세히 살펴볼 것이다.

초기 발표

A여사는 4세 아들을 둔 34세 이혼녀로, 그녀의 이혼생활을 관리하고 새로운 관계를 시작하는 것과 관련된 스트레스에 도움을 받으려고 Z선생에게 왔다. A여사는 표현을 잘하고, 따뜻하며, 매력적인 외모의 소유자로 "저는 정말로 선생님이 저를 도와줄 수 있을 거라고 기대하고 있어요. 저는 이제 마지막으로 한 번 더 노력해서 이것들을 이해할 준비가 되었어요."라고 말했다. 그녀는 Z선생에게 이제는 전 남편이 된 B씨가 동료와 외도하는 것을 알게 되어 2년 전에 이혼했다고 말했다. A여사는 그녀의 남편이 쉽게 분노 폭발을 했다고 말하면서 그와 헤어지기로 한 것은 옳은 결정이었다고 생각한다고 했다. 그렇지만 그녀는 이혼 후에 분담양육을 하는 것이 어려웠다고 말했다. 그녀의 전 남편은 출장이 너무 잦고, 그가 분담양육을 원한다고 했지만, 종종 그는 약속 시간이 다 되어서야 아들을 돌보는 것을 취소해 버렸다. A여사는 그녀의 아들이 '결혼생활 중 얻은 유일하게 기쁜 결과'라고 말하면서 아들은 잘 헤쳐 나가는 것 같다고 말했다.

A여사는 현재 소프트웨어 프로그래머로 일을 하고 있다. 그녀는 최근에 약 10명 정도 되는 팀을 이끄는 직책에 승진했다. 그녀는 자신의 일을 좋아하고 "이 일을 하고 있다는 게 감사해요. 일이 저를 건강하게 만들고 있다고 생각해요."라고 말했다.

A여사는 그녀의 직장에서 일하고 있는 C씨와 새로운 관계를 시작했다. C씨는 아직 유부남이긴 했지만, 아내와 별거 중에 있고 이혼하기 위해서 변호사를 선임한 상태였다. A여사는 C씨와 자신의 관계가 전 남편과의 관계보다는 많은 면에

서 발전이 있다고 말했다. 그녀는 C씨가 B씨보다 더 친절하고 더 사려 깊다고 생각하고, 그가 자신의 느낌에 대해서 이야기할 줄 알기 때문에 좀처럼 화를 내지 않는다고 말했다. A여사는 이 관계를 유지하고 싶다고 말했다. 그러나 지금은 그들의 동료인 전 여자친구와 C씨의 우정에 대해 점점 불안해지기 시작한다고 했다. 그녀는 그가 동료에 대해 언급할 때마다 강렬하게 질투심이 생긴다고 말하며 "저는 이 관계를 파괴해 버릴까 봐 두려워요."라고 언급했다.

　Z선생이 그녀에게 그녀의 과거 정신과적 과거력에 대해 묻자, 그녀는 20대 초반에 수년 동안 폭식하고 제거하는 증상이 있었는데 "남편을 만난 이후로 저절로 사라졌어요."라고 말했다.

　Z선생이 A여사와 첫 면담을 한 이후, Z선생은 그녀의 현재 문제와 패턴에 대해서 다음과 같은 방식으로 개념화했다.

기술하기

문제

　A여사는 이혼생활에 적응하고 있다. 그녀는 자신에게 힘든 사람이었던 이 남자와 왜 결혼을 선택했는지 궁금하다. 뿐만 아니라, 그녀는 새 남자친구와의 관계에서 질투심이 점점 커지고 있다.

패턴

자기

　A여사는 특히 일에 있어서 어느 정도 긍정적인 **자기 효능감**을 갖고 있다. 그러나 그녀의 관계 상황에서 보면, A여사는 덜 안정적이고 **자기 존중감 위협**에 더욱 취약하다.

관계

관계는 의심할 여지없이 A여사가 가장 어려움을 겪는 영역이다. 인생을 통틀어 그녀는 완전히 **신뢰**할 수 없는 사람들과 관계를 맺어 왔기 때문에 그녀가 경험할 수 있는 **친밀감, 안정감, 상호 의존**의 정도에 제한이 있다. 결혼생활에서 그녀는 화를 잘 내고 힘든 사람이라고 묘사하는 사람과 함께 살기를 선택했다. 그녀는 지금 이혼하지 않은 유부남과 같이 살고 있고, 그의 다른 여성들과의 우정 때문에 질투를 한다. 또한 그녀가 언니와 사이가 멀어진 것으로 보아 관계의 어려움은 결혼 이전부터 있었던 것처럼 보인다.

적응

A여사는 성급하고 어느 정도는 **충동적**으로 반응하는 경향이 있다. 그녀는 **감정적인** 사람으로 화를 쉽게 표현한다. 인생에서 취약했던 시기(대학 진학, 청년기에 혼자 생활)마다 그녀는 느낌을 다루는 데 있어서 행동지향적인 방식(폭식과 제거)을 취하였다. 눈에 띄는 것은 A여사는 개인적인 관계에서보다 일에 있어서는 훨씬 더 효과적으로 그녀의 감정을 다룰 수 있다.

인지

A여사의 **인지 기능**은 강점인 영역이다. 그녀는 학교에서 성적이 우수했고, 직장에서도 계속 승진을 했다. 뿐만 아니라, 그녀는 **자기성찰** 능력도 훌륭했다. 예를 들어, 그녀는 C씨에 대한 질투심이 충분히 이성적이지는 않다는 것을 깨닫고 있고, 그녀가 이 관계를 망칠 수도 있다는 것을 알고 있다.

일/놀이

A여사는 **만족스러운** 직업을 찾았고, 이를 잘 해내고 있다. 그녀는 부모로서의 역할을 즐기면서 그녀의 일/사생활에서 꽤 안정적으로 균형을 잡고 있다.

이를 기초로 Z선생은 A여사와의 첫 면담 이후 스스로에게 다음과 같이 초점을 맞춘 질문을 했다.

왜 A여사는 자신이 원하는 친밀함을 주지 못하는 남자들과의 관계를 반복해서 선택하는 것처럼 보이는가?

그는 이러한 패턴에는 아마도 발달력적 이유가 있을 것이라고 가설을 세우고, 두 번째 평가 시간에 A여사의 발달 과거력을 검토하면서 그는 이러한 질문을 염두에 두었다.

발달 과거력 검토하기

A여사는 정상적인 발달 이정표를 밟아 왔고, 학교에서도 성적이 우수했다고 말했다. 그녀의 최초 기억은 그녀의 어머니가 따뜻하고 상냥했다는 것이다. 그녀는 아버지에 대하여 지배적이었고, 특히 술을 마셨을 때에는 쉽게 분노 폭발을 했다고 기술했다. 아버지는 때때로 어머니에게 신체적 학대를 했다. A여사는 이럴 때마다 '얼어붙었고' 그녀의 어머니는 '나를 보호하기 위해 최선을 다했지만 결국 아버지에게 굴복하셨다'고 말했다.

A여사의 부모님은 결혼생활을 유지해 왔다. 그녀는 아마도 아버지가 외도를 했을 것이라고 말했다. A여사는 세 자매 중 둘째인데, 4세 때까지 서로 떨어져 지냈다. 그녀는 어렸을 때, 자매들끼리 친했다고 보고했다. A여사는 "항상 아버지가 저를 편애했는데… 이 때문에 언니를 화나게 만들었어요. 저는 언니보다도 학교에서 더 우수했는데, 이것이 아버지에게 영향을 많이 미쳤던 것 같아요."라고 했다. 성인이 되자, 언니와 A여사는 사이가 멀어졌다. A여사는 "제 언니는 B씨와 저와의 관계를 절대 인정하지 않아서 전 언니와 대화가 끊어질 수밖에 없었어요."라고 말했다.

A여사는 가까운 남자 친구들은 여럿 있었지만 어떤 이유에서인지 여자 친구들과의 관계는 '오래 가지 못하는 경향'이 있다는 것을 알게 되었다고 말했다. A여사는 남편을 만나기 전에 두 번의 진지한 관계가 있었다고 했다. 그녀는 "두 사람 모두 남편을 많이 닮았어요—실제로, 아마도 두 사람은 남편보다 더 나빴을 거예요. 저는 장기적으로는 저에게 그리 좋지 못하지만 강렬하고 의지가 강한 남자를 좋아하는 것 같아요"라고 말했다.

연결하기

처음 두 번의 평가 시간 이후, Z선생은 A여사의 심리에서 가장 중요한 측면에 대해 염두해야 할 점들과 궁금한 점들에 대해 정리하였다. 다음은 그가 초기 공식화를 작성하면서 이것에 관해 어떻게 생각하는지를 보여 준다.

> 내가 A여사의 **문제점과 패턴**을 기술할 때 두드러진 영역은 관계인데, 그것이 그녀가 가장 어려워하는 부분이다. 그녀는 반복적으로 그녀가 질투하게 될 만한 사람들과 연관을 짓게 된다. 그녀는 남편과의 관계보다 더 좋은 C와의 관계가 올바른 방향으로 나아가는 것 같아 보이지만 이 패턴은 반복되었다. 그녀에게는 많은 강점이 있다. 그녀는 좋은 직업 경력을 갖고 있고, 부모로서의 역할을 즐기며, 자기 성찰을 할 줄 안다.

> 그렇다면 그녀의 **과거력**은 어떤가? 그녀는 어머니와 안정적인 애착을 형성한 듯 보이지만 중기 아동기에 좀더 복잡해졌다. 부모가 서로 적대적인 관계인 마당에 아버지가 가장 아끼는 딸이 된다는 것은 쉽지 않았을 것이다. 그것이 문제점일 것 같다. 어쩌면 그녀는 이러한 삼각관계에 어려움이 있었을 것이다. 나는 그녀의 관계 문제를 **조직화**하는 생각으로서 **갈등과 방어**라는 개념을 활용하여 중기 아동기에 **연결**할 수 있다고 생각한다. 이 시기에 겪은 그녀의 어려움들이 이후의 삶에서 이성과의 관계에 문제를 초래할 수도 있다 .

Z선생은 이러한 요점들을 활용하여 A여사에 대한 그의 생각들을 전개해 나가고 다음과 같은 공식화를 작성하였다.

초기 정신역동적 공식화

A여사가 일과 부모의 역할에서 갖는 자신감과 즐거움에서 나타나듯이, 그녀는 강한 긍정적인 자기 감각을 갖고 있다. 그녀의 자기 존중감에 대한 취약성은 대부분 타인과의 관계에 있다. 예를 들어, A여사는 언니의 비판을 견딜 수가 없었기 때문에 그녀와 연락을 끊었다.

가장 중요한 것은 A여사의 가장 큰 어려움이 그녀의 친밀한 관계 영역에 있다는 것이다. 그녀는 남편과 결혼했을 때, 그녀의 아버지와 꼭 닮은 사람을 선택하였다는 것을 깨닫게 되자, 왜 자기가 그렇게 했는지 의아해했다. A여사가 관계를 가질 때마다 발생하는 곤란함은 종종 세 사람 사이의 관계에서 비롯된다(그녀 자신, 그녀의 배우자, 그리고 경쟁자). 이것은 A여사의 남자들과의 어려움은 그녀의 중기 아동기 시절에 있었던 세 사람 관계의 문제와 관련이 있을지도 모른다는 것을 시사한다. A여사는 그녀의 아버지에게는 사랑스런 존재였지만—그녀는 그녀의 어머니에게 학대적이었던 남자가 사랑하는 사람이었던 것이다. 그녀는 무의식적으로 아버지에 대해 느꼈던 존경을 끊임없이 갈망하고 있었기 때문에 아버지와 닮은 남자를 찾았을 수도 있다. 뿐만 아니라, 어머니를 경멸하는 것에 대한 죄책감은 그녀로 하여금 언니와 다른 여성 친구들과의 관계처럼 여성과의 경쟁적인 관계를 회피하게 만들었을 수도 있다.

공식화의 사용

치료를 시작할 때

Z선생의 초기 공식화는 A여사가 해소되지 않은 무의식적 갈등들 때문에 세 사람 관계의 어려움과 경쟁적인 불안을 갖고 있다는 것을 제시한다. Z선생은 그녀의 무의식적 갈등들을 아마도 전이의 맥락에서 더 심도 있게 탐색하는 것을 격려할 주 2회의 정신역동적 정신치료를 권하기로 결정했다.

당신의 이혼은 당신 인생에서 큰 사건이었고 저는 그 일이 당신에게 많은 것을 다시 생각하게 한다는 것을 알고 있습니다. 저는 당신이 관계에서 나타나는 패턴들에 주목하고 있다는 것을 이해합니다. 저는 당신이 왜 그렇게 어렵고, 화를 잘 내는 남자들과 관계를 갖는 경향이 있는지 궁금할 때가 바로 아주 중요한 질문을 해야 하는 때라고 생각해요. 이것은 우리가 정신치료를 통해서 함께 이해하려고 노력할 수 있는 중요한 것이지요. 당신은 당신 자신에 대해서 많은 것을 인식하고 있어요—이것은 이 치료과정에서 도움이 될 거예요. 하지만 저는 당신이 인식하지 못하고 있는 생각들과 감정들이 있고, 이것들이 어느 정도는 당신의 선택에 영향을 미치고 있다고 생각해요. 치료에서 우리는 당신의 마음이 어떻게 작동하고 당신이 더 깊은 수준에서 어떻게 느끼고 있는지 최대한 접근하려고 노력할 겁니다. 그렇게 될 때 우리는 무엇이 당신의 결정과 선택에 영향을 미쳤는지 알 수 있게 될 것입니다. 우리는 당신 자신에 대한, 그리고 저를 포함한 당신 삶에 있는 사람들에 대한 당신의 생각과 느낌들을 알게 됨으로써 당신 내부의 세계에 대해 배울 수 있습니다.

A여사는 주 2회 정신치료를 시작해서 치료 시간 중에 이야기를 할 수 있게 되자 치료에 열정적으로 임했다. 그녀는 치료에 돌입하면서 그녀의 전 남편에 대해서는 점차 이야기를 덜하고 C씨와의 관계에 대해서 더 많은 이야기를 하게 되었다. 특히, 그녀는 C씨의 전 여자친구에 대한 언급을 자주 하면서 C씨가 더 이상 전 여자친구 사이에 아무것도 없다며 그녀를 안심시켜 주는 데에도 불구하고 C씨가 다시 전 여자친구와 만나게 될까 봐 두려워했다. A여사는 C씨가 전 여자친구와 내통하고 있는 것은 아닌지 증거를 찾기 위해 그의 컴퓨터를 확인하기도 했지만 아무것도 발견할 수 없었다고 고백했다.

치료 수개월 이후

수개월이 지나자 Z선생은 A여사의 질투심과 경쟁심이 그와의 전이에서 어떻게 나타날지 궁금하기 시작했다. 그는 세 사람 관계가 그녀의 어려움의 핵심처럼 보였기 때문에 A여사가 그의 주변 사람들에 대해 궁금해하고 있지 않을지에 대한 흔적을 찾기 위해 경청하고 있었다. 치료를 시작한지 6개월이 지난 즈음, Z선생이 2주간의 휴가를 떠나기 바로 직전에 A여사는 다음과 같은 꿈을 가지고 왔다.

A여사 온통 눈으로 뒤덮인 겨울이었어요. 저는 아름다운 집의 문을 노크했어요. 선생님이 문 건너편에서 대답하시지 뭐예요! 저는 이렇게 말했어요. "안녕하세요. 전 파티 때문에 왔어요." 그러자 선생님이 대답하셨죠. "미안해요. 날짜를 잘못 맞춰서 오신 것 같아요." 그때 저는 선생님 부인께서 뒷편에서 부르시는 소리를 들었어요. "여보, 누구야?" 저는 기분이 나빠져서 슬피 울기 시작했어요. 그렇게 꿈은 끝났어요.

Z선생은 그가 앞둔 휴가에 대한 의미를 생각해 보고, 혹시 A여사가 휴가를 간다면 누구와 함께 시간을 보내고 있을지 상상하지는 않을지 궁금했다. 그는 이렇게 말했다.

치료자   제가 멀리 떠나는 것이 이 꿈과 관련이 있는지 궁금하네요. 꿈 속에서 당신을 화나게 했던 제 아내의 목소리를 들었던 것과 무언가 관련이 있을까요?

A여사   아니요, 그렇지 않아요. 그저 날짜를 잘못 맞췄을 뿐이에요. 저는 그게 실망스러웠지요. 전 마치 추위 속에 내버려진 느낌이었어요.

Z선생의 처음 반응은 A여사가 자신의 인생에서 중요한 사람들에 대한 질투심에 대해 이야기할 준비가 아직 덜 되었다고 생각하였다. 그는 아내에 대한 A여사의 느낌에 대해 추적해 볼까 하다가 '추위 속에 내버려진'이라고 한 말이 그녀를 깨운 것처럼 보인 것에 주의를 기울였다. 감정 상태를 따라가면서 그는 이렇게 물어보기로 했다.

치료자   추위 속에 내버려졌다는 것은 어떤 것인가요? 그것과 관련해서 특별히 떠오르는 것이 있나요?

A여사   전 매우 슬펐어요. 그 집—제가 어렸을 때 아버지가 직장에서 곤란한 일이 생겨 더 작은 집으로 이사를 가기 전까지 살았던 그 집이 떠올랐어요. 아마도 제가 다섯 살 정도였던 한겨울이었던 걸로 기억해요. 평소보다 눈이 많이 왔고 추웠지요. 우리는 밖에 나갈 수도 없었어요. 아무것도 할 게 없었어요. 저는 몹시 외로웠어요.

치료자   외로웠다고요?

A여사   제가 이전에 선생님께 말씀드렸을지 모르겠지만, 저의 어머니는 저의 여동생이 태어난 후에 심한 우울증을 앓았어요. 문제는 제가 한 번도 만난 적이 없었던 어머니의 어머니, 즉 할머니가 제 여동생이 태어나기 몇 달 전에 돌아가셨다는 거예요. 지금은 그것에 대해 아무도 이야기하지 않아요. 하지만 저는 어머니가 병원에 갔어야 한다고 생각해요 (A여사가 울기 시작한다).

치료자   이런, 당신과 당신 가족에게 아주 힘들었던 시간이었을 것 같아요.

A여사　맞아요, 실제로 그랬어요, 지금 저는 어머니가 그 이후로도 정말로 똑같았는지 알지 못하는 것에 대해서 생각하고 있어요.

Z선생은 A여사의 인생사에 이것을 추가하여 생각해 보았다. 그는 그녀가 최근 수 주 동안에 해 왔던 이야기들을 떠올려 보았다. 그는 그녀가 초반에 C씨와 그의 전 여자친구와의 관계에 대한 질투에 초점을 맞추었던 반면, 지금은 C씨가 그녀의 문자 메시지에 대답하는 데 시간이 얼마나 걸리는지, 일주일에 몇 번 만나는지, 그리고 그녀의 생활에 대한 자질구레한 일을 기억하고 있는지에 대해 A여사가 더욱 집착하고 있다는 것을 깨달았다. Z선생은 A여사의 두 사람 관계에 대한 경험을 살펴보는 쪽으로 자신의 공식화가 옮겨 가고 있다는 것을 알게 되었다. Z선생이 휴가를 떠나기 전인 다음 치료 시간에 A여사는 잠자는 시간이 무척 괴롭고 매우 심한 불안을 느끼고 있다고 말하는 것으로 시작했다. Z선생은 그녀의 새로운 관점이 맞는지 확인하기 위해 초점을 바꾸기로 결정했다.

치료자　전 당신의 수면 문제와 불안이 제가 2주 동안 여행을 가는 것과 관련이 있는지 궁금하네요.

A여사　어쨌든 선생님은 왜 그렇게 떠나려고 하는 건가요? 선생님이 없으면 전 어떡하라고요? 전 마치 모든 것이 무너지는 기분이에요. 이건 마치 우리가 이제 막 시작하고 있는 것처럼 느껴지네요. 선생님은 왜 지금 떠나야 하는 거지요? 치료자라면 환자를 위해 있어야 하는 것이 아닌가요? 저는 선생님이 진심으로 저를 돌봐 주고 있다고 생각했는데, 지금은 그런 확신이 들지가 않네요.

치료자　그러게요, 저는 지금 이것이 지난 시간에 당신 어머니의 우울증과 그때 어머니의 부재로 인한 외로움에 대해서 이야기했던 것과 어떤 연관이 있는지 궁금합니다. 그건 너무나 겁나는 일이었을 거예요.

A여사　아… 아마도요. 저는 지난 시간 이후로 그것에 대해 많이 생각해 왔어요. 저는 어머니가 그 시절에 제 옆에 있었는지 전혀 기억이 나질 않아요. 선생님도 알다시피, 제 아들이 그때 저와 거의 같은 나이거든요. 아들은 지금 저를 무척이나 필요로 하지요. 제가 그때 어떻게 감당할 수 있었겠어요? 전 항상 아들을 위해서 옆에 있어 주거든요. 그러니 전 그렇게 휴가를 가진 않을 거예요.

A여사의 반응은 A여사에 대해 전개하고 있는 Z선생의 생각을 확증해 준다. 그는 이렇게 생각했다.

나에 대한 A여사의 반응들과 내가 앞으로 없을 것에 대해서 느끼는 불안의 정도는 이제 질투심이나 경쟁심에 관한 것이라기보다는 나에게 보살핌을 받고자 하는 것처럼 보인다. 이번 휴가가 그녀의 어머니에 대한 그 초기 기억을 상기시킨 것은 흥미롭다. 나에 대한 그녀의 반응과 이 새로운 정보 두 가지 모두 내가 A여사의 세 사람 관계에 너무 초점을 맞추어 버린 나머지 그녀의 어머니와의 초기 모녀관계에는 충분히 초점을 맞추지 못했다는 생각을 확증해 주는 것처럼 보인다. 나는 그녀의 최초 관계가 내가 생각했던 것만큼 그리 안정적이지 못하다고 생각한다. 나는 이제 문제/패턴을 과거력에 연결 짓기 위해서 애착에 대하여 조직화하는 생각을 사용하여 공식화를 수정해야겠다고 생각한다. 중기 아동기 관계 역시 문제가 있었을 것이다. 그러나 치료의 이 시점에서 애착에 대해 생각하는 것이 내가 A여사를 이해하려고 노력하는 것을 도와줄 것이다.

그는 그의 공식화를 다음과 같이 수정했다.

최근 치료 이후 수정된 공식화

A여사는 그녀의 일과 부모 역할에서 자신감과 즐거움으로 증명되는 강한 긍정적 자기 감각을 가지고 있다. 그녀가 가진 자기 존중감 위협에 대한 취약성은 주로 다른 사람들과의 관계에서 나타난다. 예를 들어, A여사는 언니의 비판을 견딜 수가 없었기 때문에 언니와 연락을 끊었다. A여사의 가장 큰 어려움은 친밀한 관계 영역에 있다. 이 문제들은 그녀의 초기 관계에서 그녀가 가졌던 어려움들에 연결이 되었을 가능성이 높다. 그녀의 어머니는 그녀가 3세 혹은 4세부터 우울증을 앓았는데, 딸에게 필요한 것들을 채워 줄 수 없었다. 심지어는 분리되어 지내야 했던 시기가 있었다. 이것이 A여사에게 불안한 애착이 발달하도록 만들었다. 이러한 애착 형태는 감정기복이 심한 아버지와 순종적이어서 고통을 겪는 어머니로 인해 악화되었다. 이러한 상황에서 그녀는 자기 규제와 감정을 조절하는 능력과 같이 특정한 핵심 기능을 발달시키는 데 어려움이 있었다. 성인이 되면서 그녀의 집착적인/불안한 애착 형태는 그녀가 배우자가 옆에 없으면 견딜

수 없게 만들었을 수 있고, 버려짐에 대한 끊임없는 공포를 이끌었을 것이다. 뿐만 아니라, 자기 규제로 인한 어려움 때문에 폭식하고 구토하는 행동까지 이어졌고, 충동적으로 행동하는 경향까지 생겼을 것이다. A여사의 중기 아동기 관계 또한 분명히 그녀의 이러한 애착 형태로 인해 영향을 받았을 것이다—그녀는 어머니를 정서적으로 의지할 수 없게 되자, 감정기복은 심하지만 그녀를 애지중지하는 아버지에게 더 필사적으로 매달렸을 것이다. 이것은 그녀가 어머니와 동일시하는 것을 더 어렵게 했을 것이고, 성인으로서 여성들과 관계를 맺는 능력에 영향을 미쳤을 것이다.

수정된 공식화 활용하기

Z선생은 A여사에게 지금이 그녀의 치료에서 중요한 시기라고 생각하고, 비록 어려울지라도 그녀 자신과 그녀의 관계에 대해서 이해하는 것이 그녀에게 도움이 될 것이라고 이야기했다. 그는 A여사에게 그가 없는 동안에 그녀가 전화를 걸 수 있는 대리 치료자가 있고, 그가 돌아와 이 사안에 대해 다시 논의를 할 것이라고 안심시켰다. A여사는 더 침착해진 듯 보이고 Z선생이 휴가를 잘 다녀오길 바란다.

Z선생은 돌아온 후, 그녀의 어머니가 우울증을 앓던 시기 동안에 A여사의 발달 시기에 대해 이해하는 데 더 초점을 맞췄다. A여사는 그 당시 배가 아파서 유치원을 여러 날 빠졌고, 대화없이 오랫동안 앉아만 있던 어머니와 집에 남겨져 있었던 것에 대해 이야기를 꺼냈다. 이후 A여사는 그녀의 결혼생활에 대해 더 이야기를 하면서 이렇게 말했다. "선생님도 알다시피 전 그이가 집에 있을 때면 항상 요구하기만 해서 그이를 힘들게 했다고 생각해요. 전 그이가 약속한 시간보다 10분이라도 늦으면 화가 나곤 했어요." Z선생은 그녀의 배우자가 그녀와 떨어져 있을 때마다 배우자를 신뢰하기 어려웠을 것이고, 이것이 그녀의 관계의 어려움에서 핵심이라는 것을 깨닫도록 A여사를 도왔다. A여사가 C씨에 대해서 더 많은 이야기를 할수록 C씨의 전 여자친구에 대한 그녀의 질투와 경쟁은 줄어들고 C씨에게 전적인 관심을 원하는 것은 커져 감이 분명해졌다. 이제 Z선생은 이것이 그녀의 어머니에 대해 간절히 원하던 그녀의 느낌으로부터 이어져 온 것임을 A여사가 이해하도록 도울 수 있다. 시간이 지나면서 A여사는 Z선생이 그녀를 돌보고 그가 휴가에서 돌아와서 다시 치료를 시작할 것이라고 신뢰하는 것을 배우게 되었다. 궁극적으로는 이

것이 C씨에게까지 이어져서 그녀는 그를 신뢰하는 것도 배우게 되고, 그와 더 가깝고, 서로 간에 만족스러운 관계를 만들 수 있게 되었다.

　이러한 모든 상황 속에서 공식화는 치료자가 치료를 계획하고 수행하는 방식의 핵심이다. 그러나 환자는 어떻게 참여할 수 있는가? 우리는 우리의 공식화를 언제 공유해야 할 것인가? 이것이 제22장의 주제이다.

제22장
환자들과 공식화를 공유하기

✎ 주요 개념

우리가 작성한 정신역동적 공식화를 쉽게 설명해 주는 것은 다음과 같은 상황에서 환자들에게 도움이 될 수 있다.

- 치료를 권고하고 초기 목표를 설정하기
- 인생사를 만들기
- 치료 전체에 대한 설명과 관점을 제공하기
- 종결을 준비하면서 통찰력을 공고히 하기

공식화를 공유할 때 적절한 시간이 중요하다.
- 우리가 환자들과 공식화를 공유하기 전에 환자들의 반응을 예측하고, 이들이 어떻게 반응하는지 추적 관찰하는 것이 중요하다.

공식화는 환자들이 어떻게 해서 지금의 상태가 되었는지, 그리고 어떻게 해야 치료에 초점을 맞출 수 있는지 이해하는 데 도움을 준다. 그렇게 하는 것이 바로 우리를 돕는 방식이다. 그러나 환자들은 어떠한가? 우리는 그들과 우리의 공식화를 공유하는가? 그들이 지금의 상태가 되는데 우리가 어떻게 생각하고 있는지 혹은 그들이 해당 문제로 왜 고통을 받고 있는지에 대해 그들에게 이야기하는 것이 도움이 될 것인가? 우리의 공식화를 언제 알리지 않는 것이 더 나을 것인가? 우리가 환자들과 작업해 나갈 때, 우리는 우리의 가설을 공유할지 말지에 대해, 언제 할지, 무엇에 초점을 맞출지에 대해 끊임없는 선택을 한다. 이번 장에서 우리는 언제, 어떻게 환자들과 우리의 공식화를 공유할지에 대해 고려해야 할 원칙들을 살펴보고자 한다.

우리는 공식화를 언제, 어떤 방식으로 공유할지 어떻게 결정하는가

우리가 환자들의 발달과정에서 그들의 문제와 패턴이 형성되는 방식에 대하여 알게 되면 그들이 자신과 세상을 새로운 방식으로 보도록 도울 수 있다. 따라서 우리는 우리의 공식화를 그들과 공유할 필요가 있다. 그러나 우리는 이것을 언제, 어떻게 공유할지에 대해 신중히 생각할 필요가 있다. 환자는 문자로 빽빽하게 작성된 공식화 그대로를 받아 볼 필요는 없다—그보다 우리는 치료에서 논의하고 있는 것과 관련 있는 우리 공식화의 일부분만 공유하면 된다. 우리 공식화를 언제 어떻게 공유할 지에 관해 생각하는 것이 도움이 된다. 이때에는 언제, 어떻게 개입해야 할지 결정할 때 사용하는 것과 동일한 선택의 원칙을 사용할 수 있다.[28] 다시 검토하자면, 이들 원칙은 다음과 같다.

1. 표면에서 가장 가까운 내용에 초점을 맞추기
2. 감정을 따라가기
3. 당신의 역전이에 귀 기울이기

환자의 발달에 대한 질문이 환자의 마음 표면 위에 있는가? 환자가 그들의 현재 삶과 과거 사이를 연결하려고 하는가? 이때가 공식화의 일부분을 공유하는 좋은 시간일 수 있다. 반면, 여기 그리고 지금 상황에 대한 강한 느낌의 순간, 과거와 현재 사이의 연결을 살펴보는 것에 대한 강한 저항, 그리고 동맹이 취약해진 시점들은 당신의 공식화를 공유하기에 적절한 시간이 아닐 수 있다. 매 상황이 다르기 때문에 선택 원칙은 우리의 지침이 되어 준다.

우리가 우리 공식화의 '일부분'을 공유하는 것에 대해서 이야기하고 있다는 것에 주목하자. 한 사람의 문제와 패턴에 대한 발달적 기원에 관한 우리의 가설을 공유하는 것은 우리가 진행을 심화시키는 데 도움을 주어야 하는 것이지, 그것을 압박하거나 지식화해서는 안 된다. 환자의 마음 가장 위에 있는 것과 직접적으로 연관되어 있는 공식화의 단편들이 가장 치료적인 영향력을 가질 수 있다. 공식화를 공유하는 것은 만약 우리가 너무 많이 이야기해 주거나, 현재 감정에 적절히 대응하지 못하거나, 자신에 대하여 새로운 시각이 열려 있지 않은 환자들에게 가설을 강요하는 것은 오히려 '역효과'를 불러올 수 있다. 자기 존중감 문제 그리고/혹은 지속적으로 어려움이 있는 대인관계 패턴을 가진 환자들은 아무리 부드럽게 표현한 공식화라도 비난 받는다고 느낄 수 있다. 치료자로서 우리는 이러한 가능성을 알고 있어야 하고, 우리가 공유하는 공식화의 단편들에 대한 환자의 반응을 조심스럽게 살펴봐야 한다. 다음의 사례를 보자.

A여사는 80세로, 외로움과 우울감 때문에 도움을 구하고자 방문하였다. 그녀는 두 아들을 두고 있는데, 모두 타지에서 가정을 꾸리고 있다. 그녀는 이제 비행기 타는 것이 힘들기 때문에 그녀가 원하는 만큼 자녀들을 보지 못한다고 설명했다. 그녀는 자녀들이 너무 멀리 떨어져 살고 있어서 외롭고 섭섭하다고 느낀다. 그녀는 자녀들이 자신을 사랑하지 않을까 봐 걱정한다. 그녀는 자신이 자녀들의 삶에 방해가 된다는 느낌이 들어서 더 이상 전화를 하지 않는데, 그렇게 하는 것이 더욱 그녀에게 외롭고 고립된 느낌을 들게 한다. 그녀가 과거에 대해 이야기하면서 그녀는 인생에서 여러 번 버림받은 느낌으로 인해 고통을 받았다고 보고했다—그녀의 어머니는 우울증을 앓아서 그녀의 어린 시절에 입퇴원을 반복했으며, 남편은 그녀가 40대 때 폐암으로 사망해서 자녀들을 홀로 길러야 했다. 그녀는 또다시 남편이 병들어 버리는 위험을 감수하고 싶지 않아서 재혼을 하지 않았다. 그녀는 독립적으로 혼자 지냈으며, 자녀들이 다 컸는데도 불구하고 거의 도움을 구하지 않으면서, 마치 가족 관계는 중요하지 않은 것처럼 행동했다. 그녀는 자식들이 '자신의 삶을 살아야 한다'고 믿었다.

치료자는 A여사가 우울하고 정서적으로 의지할 수 없었던 어머니와의 경험에서 기원한 회피적인 애착 양식을 갖고 있다고 공식화했다. 치료자는 A여사가 다른 사람들에게 의지하지 않고 살면서 마치 그녀의 가족에게 기대를 거의 하지 않는 것처럼 행동하려는 것에 주의를 기울였다. 이제 80대가 되어서 그녀는 버려지고 상처받은 기분이 들지만 마치 연락하는 것에는 관심이 없는 것처럼 행동한다. 치료자는 이러한 공식화를 A여사와 공유하면서 이렇게 말한다. "당신의 남편이 죽은 이후로 당신은 마치 스스로 잘 지내고 자녀들에게 거의 기대하지 않는 것처럼 행동해 왔어요. 자녀들이 장성한 뒤에도 이렇게 지내다 보니 자녀들로부터 필요로 하는 게 거의 없다는 의미로 전달이 됐어요. 이것은 당신이 어린 시절부터 당신 어머니의 우울증에 대한 대처법으로서 만들었던 방법이기도 하고, 아이로서 달성해야만 했던 독립심을 발달시켰던 방법이지요. 게다가 당신은 남편을 떠나 보낸 이후로 또다시 그 방법을 썼지만, 더 이상 당신에게 도움이 되지 않아요. 실제로 지금 시점에 당신은 당신의 아이들과 그 가족과 더 많이 연락하고 지내길 원할 거예요."

이 공식화가 거의 정확하다 할지라도, A여사는 그녀가 자녀들과 연락을 하지 않는 것이 마치 자신의 잘못인 것처럼 느끼면서 이렇게 말했다. "선생님이 맞아요, 정말로 이 모든 게 제 탓이에요. 그래서 아이들이 저를 좋아하지도 않고 저와 함께하고 싶어 하지도 않아요. 전 아이들을 이기적이게 길렀어요. 전 혼자 죽어 마땅하다는 생각이 들어요."

이 사례에서 환자는 치료자의 공식화를 자기 자신에 대해 스스로 부정적이게 느끼는 것에 대한 추가적인 증거라고 경험했다. 이것은 치료자의 의도가 아니라 할지라도, 공식화에 대한 환자의 반응을 듣는 것은 환자가 어떤 방식으로 자신의 부정적인 자기 인식에 이르게 되는지를 직접 체험하도록 도운 결과가 되었다. 우리가 우리의 공식화를 언제, 그리고 어떻게 공유할지 조심스럽게 고려할 때조차도 우리가 항상 올바르게 하지는 못할 것이다. 그러나 만약 우리가 우리 환자들의 반응에 귀를 기울인다면, 그것은 치료를 더욱 심도 있게 하도록 우리를 도울 것이다.

공식화를 공유하는 것이 특히 도움이 되는 상황들

공식화를 공유하는 것이 특히 도움이 되는 몇 가지 치료 상황이 있다.

치료를 권고하기

내과 의사는 암 환자에게 진단을 말하고 수술을 할지 아니면 항암요법으로 치료할지 적절한 근거에 따라 권고를 한다. 만약 환자가 왜 자신이 암인지 묻는다면, 의사는 위험 요인들과 병인에 대한 최신 지식을 같이 이야기한다. 정신치료를 권할 때, 환자에게 우리가 문제를 어떻게 이해하는지, 어떤 치료가 도움이 될지, 그리고 우리가 왜 그 치료를 선택했는지에 대해서 이야기해 주는 것도 중요하다. 여기에는 무의식적인 요인들이 환자가 겪는 어려움에 중요한 역할을 할 수 있다는 것을 환자가 이해하도록 도움을 주기 위하여 초기 정신역동적 공식화를 일부 공유하는 것도 포함된다. 다음의 사례가 있다.

> B씨는 2주 전에 막내 딸을 대학에 보낸 이후, 잠을 잘 수가 없었다. 그는 집이 '빈 둥지'가 되길 기대하면서 아내와 함께 여행을 가고 친구들과 더 자주 어울리며 지내려 했지만, 너무 지쳐서 아무것도 하지 못한다고 말했다. 그가 과거력을 이야기할 때, 그의 부모는 불행한 결혼생활을 하였고, 그들은 그가 대학에 진학할 때까지 이혼을 기다리셨다고 보고했다. 그는 아내를 사랑하는 것이 운이 좋다고 느낀다고 했다.

치료 시간의 말미에 이르자, 정신과 의사인 치료자는 B씨에게 수면 위생에 관한 약간의 조언을 해 주고 그에게 수면제를 처방하면서 안전하게 사용할 수 있도록 적절한 복약지도를 했다. 이와 함께, 치료자는 다음과 같이 말했다.

> 수면제는 당신이 잠들 수 있도록 해 주겠지만, 한편으로 당신은 아내와 함께 보낼 그 시간을 기대해 왔음에도 불구하고, 당신 딸이 집을 떠난 것에 대해 뭔가 진짜 기분이 있는 것처럼 들리는군요. 당신이 부모님의 이혼에 대해 가졌던 느낌들이 당신 인생의 다음 단계로 옮겨 가는 능력에 영향을 미치고 있을 가능성이 있습니다. 저는 정신치료에서 이것에 관해 이야기하는 것이 당신이 헤쳐나갈 이러한 추가적인 부분을 이해하는 데 도움이 될 것이라고 생각합니다. 정신치료의 이러한 과정은 당신의 현재 증상들에 도움이 될 뿐만 아니라 당신이 앞으로 인생을 즐기는 데 도움을 줄 어떤 통찰들을 제공해 줄 것입니다.

이 사례에서 치료자는 그의 딸을 대학에 보내는 것이 B씨가 부모의 이혼에 대해 지금까지 가지고 있던 무의식적인 느낌들을 활성화시키고, 이것이 수면에 영향을 미치고 있다고 가설을 세웠다. 치료자는 문제(상실과 앞으로 나아가는 데 있어서 어려움)를 기술하고, 과거력을 검토하고(비슷한 나이 때에 있었던 부모의 이혼), 과거력을 발달에 연결하기 위해서 초기 관계와 갈등, 방어의 영향에 대한 생각들(과거의 고통스러운 상실을 떠올리게 하는 딸의 상실을 경험하는 것에 대한 방어)을 사용했다. 치료자는 공식화의 이러한 더욱기법적인 개정판을 마음에 새겨 두고, 한편으로 환자가 이해할 수 있도록 쉬운 말로 바꿔서 이야기해 주었다. 이로 인해 B씨는 현재 상황에 대해 더 나은 느낌을 갖게 되었고, 뿐만 아니라 왜 치료자가 정신치료를 권했는지를 명확히 이해하게 되었다.

인생사 만들기

많은 환자에게 그들이 어떻게 해서 지금의 모습이 되었는지에 대한 이야기를 구성할 수 있게 하는 것은 매우 치료적일 수 있다. 이는 환자들이 인생의 어려운 순간들에 균형감을 갖는 데 도움이 된다. 환자들과 우리의 공식화를 공유하는 것은 이들에게 인생사를 만들고 수정하는 데 도움이 될 수 있다.[12] B씨의 사례를 계속 살펴보자.

정신치료를 계속해 나가면서 그의 부모님의 이혼 이후에 B씨의 어머니는 매우 불행했고 그녀 자신을 위해 새로운 인생을 살아 나가기까지 오랜 시간이 걸렸다는 것은 분명해졌다. 대학에 다닐 때에도 B씨는 어머니에게 여전히 헌신적이었고, 어머니 곁에 있기 위해 집으로 자주 왔다. 그는 강한 사람이 되기 위하여 종종 자신의 어려움을 부정하면서 현재 삶에서도 이러한 패턴들을 반복했다. 예를 들어, 그는 수년 동안 우울한 아내를 챙겨 왔고, 딸이 학교 숙제 때문에 벅차 할 때면 딸을 돕는 부모였다. 이러한 추가적인 과거력은 B씨가 자신은 긍정적이어야 하고 다른 사람들을 도와야 한다고 느끼기 때문에 딸의 변화에 대한 그의 느낌을 다루는 데 어려움을 겪고 있을 수도 있다는 것을 시사한다.

이제 치료자는 초기 공식화 너머에 있는 상실의 경험에 대한 B씨의 방어를 이해하게 되었다. 그는 공식화의 이러한 측면을 B씨와 공유하는 것이 애도와 관련된 어려움을 B씨가 이해하는 데 도움이 될 것이라고 생각했다. 치료자는 이렇게 말했다.

> 당신이 인생의 다음 시기로 넘어가는 데 곤란을 겪는 한 가지 이유는 딸이 집을 떠난 것 때문에 매우 슬퍼한다는 것입니다. 당신은 늘 '밝은 면만 보려고' 하는 사람인데―이것은 이혼하신 어머니를 도우려고 했거나 아니면 당신 아내와 딸의 신임을 얻는 데 도움이 되었을테지요. 당신은 긍정적인 사람이에요, 그래서 당신 딸이 떠난 것 때문에 슬픔에 잠기기 보다는 아내와 여행을 떠날 수 있다는 즐거움을 당연하다고 생각하고 싶어 하겠지요. 당신이 다른 사람들을 도와 왔던 당신의 모든 삶이 그들의 고통을 돌봐 줄 수 있었겠지만, 정작 당신은 고통 중에 있어서 이를 극복할 수 있도록 정서적으로 누군가에게 의지하는 방법을 모르고 있었어요. 어떤 면에서 이 치료는 이렇게 하는 방법을 배우는 첫 단계이지요.

B씨는 다음과 같이 대답했다.

> 선생님이 맞아요, 그게 제 인생사예요. 전 어머니와의 관계에서 그런 식으로 자라도록 배우게 됐죠. 그리고 전 아내와 딸과의 관계에서도 반복하고 있었어요. 그렇게 되는 게 좋은 방식이고, 전 항상 그런 방식으로 그들을 도울 거라고 확신했죠. 하지만 전 그런 것들이 지금은 제가 슬퍼지는 것을 어렵게 만든다는 생각이 듭니다.

치료자는 공식화를 공유함으로써 B씨가 그의 인생사를 만들어 낼 수 있도록 돕고 있다. 이것은 B씨가 그의 과거와 현재, 미래를 이해하는 데 도움이 될 것이다.

치료 기간 동안 통찰력을 키우기

발달적 관점을 제공함으로써 우리의 공식화를 공유하는 것은 치료 중 자신에 대한 어려운 통찰을 직면하는 환자들을 도울 수도 있다. 예를 들어,

> 치료 시간 동안, 환자는 그가 딸에게 너무 과하게 엄격했다는 사실을 깨닫자, 갑작스럽게 죄책감에 휩싸이는 듯했다. 치료자는 이렇게 말했다. "저는 당신이

자신의 행동에 대해 매우 부정적으로 느낀다는 것을 압니다만, 이는 마치 당신이 어머니에게서 매우 높은 기준을 배웠고, 당신에게는 어떠한 유연성도 허용되지 않았던 것처럼 들립니다. 그것이 당신이 알았던 유일한 모델이었지요."

현재 문제를 초기 관계 모형까지 추적하는 이 간단한 공식화는 딸을 향한 환자의 현재 행동을 그의 어머니가 그에게 대했던 행동과 연결을 시켰다. 이는 환자가 그렇게 행동하는 원인에 대해 이해할 뿐만 아니라 왜 그가 자신에게 그렇게까지 엄격한지 이유를 인식할 수 있게 도와준다. 이러한 통찰은 환자의 죄책감을 경감시켜 그가 치료 중에 이러한 사안을 더 많이 다루어 나갈 수 있도록 해 주고, 그가 딸과의 관계를 개선하는 데 도움을 준다.

환자에게 종결을 준비시키기

종결은 공식화를 공유하는 것이 치료과정에서 도움이 될 수 있는 또 다른 시간이다. 치료의 마지막 시기 동안, 환자들이 받아들일 수 있을 정도로 이유를 밝히는 요약을 해 주어 그들 자신에 대해 배운 것들을 상기시킬 수 있도록 해 주는 것이 종종 도움이 된다. 보통, 이러한 요약된 언급은 환자들이 치료에서 해 왔던 작업을 기억하고, 미래에 직면할 새로운 상황에 대해 더욱 확신을 느끼게 도와준다. B씨의 경우를 보면, 그의 딸은 이제 막 대학 진학을 위해 집을 떠났고, 치료를 하면서 그가 자신을 돌보는 것보다 다른 사람을 돕는 것에 더욱 편안함을 느끼는 사람이라는 것을 알게 되었다. 치료를 통해 엄청나게 유익을 얻게 된 이후, B씨는 치료를 종결할 준비를 하고 있다. 마지막 치료 시간들 중 한 번은 그의 치료자가 그와 공식화의 일부를 공유하기로 결정하고 이렇게 이야기했다.

우리가 알게 된 바와 같이, 당신이 다른 사람들에 대해 편안하게 느끼는 태도는 당신의 장점 중 하나였지요. 당신은 이러한 방법을 발전시켜 당신의 부모가 불행했고, 나중에는 이혼하기까지 했던 당신의 어린 시절의 슬픔을 감당할 수 있었어요. 당신은 이러한 전략을 통해 계속해서 아버지가 떠난 이후 어머니를 도울 수 있었고, 우울증을 앓던 아내를 도왔으며, 딸이 학업적 문제를 안고 있을 때 그녀를 지지해 주었지요. 이것이 오랜 시간 동안 '잘 작동'해 왔지만, 당신이 도움을 필요로 할 때 누군가에게 의지하는 능력이 없는 상태로 지내게 했어요. 당신은 제게 왔을 때 슬펐지만 당신은 그것을 알지 못했지요. 당신은 그것을 불면증에 시달리는 것으로 경험했어요. 우리의 치료는 당신이 처음으로 자신의 문제에 대해 진정어린 도움을 구하는 것이었고, 나와 작업을 해 나가도록 당신 자신에게 허락할 수 있었던 당신의 능력이 당신에게 진정으로 도움이 되었지요. 최근 몇 달 동안, 당신은 당신의 욕구에 대해 당신 아내, 심지어는 몇 명의 친구에게 더 많이 대화할 수 있게 되었어요. 이대로 계속 된다면, 이것은 당신에게 엄청 큰 도움이 될 겁니다. 미래에 당신이 또 다른 상황에 직면한다면 어떤 증상이 생겨날 가능성이 있어요. 불면증이 다시 재발될 수도 있고 아니면 다른 무엇이든지요. 만약 그렇게 된다면, 다시 치료 받으러 오는 것은 언제든 환영입니다만, 당신은 우리가 함께 작업한 것들을 떠올리며 당신 스스로에게 주변 사람들에게 도움받을 필요가 있는지 자문할 수도 있겠지요.

이 공식화의 단편은 B씨가 자신이 배운 것을 공고히 하고, 미래에 일어날지도 모르는 가능한 문제점들에 대해 생각해 볼 수 있게 돕는다. 이러한 방식으로 우리의 정신역동적 공식화는 환자들과 함께하면서 그들에게 우리와의 작업을 떠올리게 하고, 그들이 남은 인생에서 맞이할 새로운 상황과 변화에 도움을 줄 것이다.

제5부 참고문헌

1   Gorton, G. E. (2000). Commentary: Psychodynamic approaches to the patient. *Psychiatric Services, 51,* 1408-1409.

2   Talbott, J. A. (1980). Crisis intervention and psychoanalysis: Compatible or antagonistic?. *Psychoanalytic Psychotherapy, 8,* 189-201.

3   Myerson, A. T., & Glick, R. A. (1980). The use of psychoanalytic concepts in crisis intervention. *Psychoanalytic Psychotherapy, 8,* 71-188.

4   Blackman, J. S. (1994). Psychodynamic techniques during urgent consultation interviews. *The Journal of Psychotherapy Practice and Research, 3,* 194-203.

5   MacKinnon, R. A., Michels, R., & Buckley, P. J. (2006). *The emergency patient, in The Psychiatric Interview in Clinical Practice* (2nd ed., pp. 481-504). Washington, DC: American Psychiatric Publishing, Inc.

6   Silbert, H. (1995). The emergency room. In H. J. Schwartz, E. Bleiberg, & S. H. Weissman (eds.), *Psychodynamic concepts in general psychiatry* (pp. 49-68). Washington, DC: American Psychiatric Publishing, Inc.

7   Sulkowicz, K. (1999). Psychodynamic issues in the emergency department. *Psychiatric Clinics of North America, 22,* 911-922.

8   Leibenluft, E., Tasman, A., & Green, S. A. (1993). *Less time to do more: Psychotherapy on the short-term inpatient unit.* Washington, DC: American Psychiatric Publishing, Inc.

9   Wolpert, E. A. (1995). The inpatient unit. In H. J. Schwartz, E. Bleiberg, & S. H. Weissman (Eds.), *Psychodynamic concepts in general psychiatry* (pp. 39-48). Washington, DC: American Psychiatric Publishing, Inc.

10   Gabbard, G. O. (1995). *Psychodynamic psychiatry in clinical practice.* Washington, DC: American Psychiatric Publishing, Inc.

11   Viederman, M. (2009). The psychodynamic consultation. In J. W. Barnhill (Ed.), *Approach to the psychiatric patient: Case-based essays* (pp. 183-185). Washington, DC: American Psychiatric Publishing, Inc.

12   Viederman, M. (1983). The psychodynamic life narrative: A psychotherapeutic intervention useful in crisis situations. *Psychiatry, 46,* 236-246.

13   Blumenfeld, M. (2006). The place of psychodynamic psychiatry in consultation-liaison psychiatry with special emphasis on countertransference. *Journal of the American Academy of Psychoanalysis and Dynamic*

Psychiatry, 34, 83-92.

14   Lefer, J. (2006). The psychoanalyst at the medical bedside. *Journal of the American Academy of Psychoanalysis and Dynamic Psychiatry, 34*, 75-81.

15   Barnhill, J. W. (2009). Overview of hospital psychodynamics. In J. Barnhill (Ed.), *Approach to the psychiatric patient: Case-based Essays* (pp. 207-210). Washington, DC: American Psychiatric Publishing, Inc.

16   Strain, J. J., & Grossman, S. (1975). *Psychological care of the medically Ill: A primer in liaison psychiatry.* New York: Appleton-Century-Crofts and Fleschner.

17   Muskin, P. R. (1990). The combined use of psychotherapy and pharmacology in the medical setting. *Psychiatric Clinics of North America, 13*, 341-353.

18   MacKinnon, R. A, Michels, R., & Buckley, P. J. (2006). The hospitalized patient, in The Psychiatric Interview in Clinical Practice (2nd ed., pp. 505-520). Washington, DC: American Psychiatric Publishing, Inc.

19   Muskin, P. R. (1995). The medical hospital. In H. J. Schwartz, E. Bleiberg, & S. H. Weissman (Eds.), Psychodynamic concepts in general psychiatry (4th ed., pp. 69-88). Washington, DC: American Psychiatric Publishing, Inc.

20   Grossman, S. (1984). The use of psychoanalytic theory and technique on the medical ward. *Psychoanalytic psychotherapy, 10*, 533-548.

21   Nash, S. S, Kent, L. K., & Muskin, P. R. (2009), Psychodynamics in medically ill patients. *Harvard Review of Psychiatry, 17*(6), 389-397.

22   Schwartz, H. J. (1995). Introduction. In H. J. Schwartz, E. Bleiberg, & S. H. Weissman (Eds.), *Psychodynamic concepts in general psychiatry* (pp. xix-xxi). Washington, DC: American Psychiatric Publishing, Inc.

23   Shapiro, E. R. (2012). Management vs. interpretation: Teaching residents to listen. *The Journal of Nervous and Mental Disease, 200*(3), 204-207.

24   Mojtabai, R., & Olfson, M. (2008). National trends in psychotherapy by office-based psychiatrists. *Archives of General Psychiatry, 65*(8), 962-970.

25   Gabbard. G. O. (2009). Deconstructing the "med check." *Psychiatric Times, 26*(9). http://www.psychiatrictimes.com/display/article/10168/1444238.

26   Plakun, E. (2012). Treatment resistance and psychodynamic psychiatry: Concepts psychiatry needs from psychoanalysis. *Psychodynamic Psychiatry, 40*(2), 183-210.

27   Mintz, D., & Belnap, B. A. (2011). What is psychodynamic psychopharmacology? An approach to pharmacologic treatment resistance. In E. Plakun (Ed.), *Treatment resistance and patient authority: The austen riggs reader.* New

York: W.W. Norton & Co.

28   Cabaniss, D. L., Cherry, S., & Douglas, C. J. (2011) Psychodynamic Psychotherapy: A Clinical Manual. Wiley-Blackwell: Oxford.

29   Zeber, J. E., Copeland, L. A., Good, C. B., Fine, M. J, Bauer, M. S., & Kilbourne, A. M. (2008). Therapeutic alliance perceptions and medication adherence in patients with bipolar disorder. *Journal of Affective Disorders*, *107*(1-3), 53-62.

30   Skodol, A. E., Grilo, C. M., Keyes, K. M., Geier, T., Grant, B. F., & Hasin, D. S. (2011). Relationship of personality disorders to the course of major depressive disorder in a nationally representative sample. *American Journal of Psychiatry, 168*(3), 257-264.

31   Skodol, A. E., Gunderson, J. G, Shea, M. T., McGlashan, T. H., Morey, L. C., Sanislow, C. A., Bender, D. S., Grilo, C. M., Zanarini, M. C., Yen, S., Pagano, M. E., & Stout, R. L. (2005). The Collaborative Longitudinal Personality Disorders Study (CLPS): Overview and implications. *Journal of Personality Disorders, 19*(5), 487-504.

32   Busch, F. N., & Auchincloss, E. L. (1995). The psychology of prescribing and taking medication. In H. Schwartz, E. Bleiberg, & S. Weissman (Eds.), *Psychodynamic concepts in general psychiatry* (pp. 401-416). Arlington: American Psychiatric Publishing, Inc.

33   Busch, F. N., & Sandberg, L. S. (2007). *Pychotherapy and medication: The challenge of integration*. New York: Analytic Press.

34   Frank, A. F., & Gunderson, J. G. (1990). The role of the therapeutic alliance in the treatment of schizophrenia: Relationship to course and outcome. *Archives of General Psychiatry, 47*(3), 228-236.

35   Douglas, C. J. (2008). Teaching supportive psychotherapy to psychiatric residents. *American Journal of Psychiatry, 165*, 445-452.

끝맺는 말

새로운 세트의 임상 기술들

이 책을 읽으면서 당신은 새로운 세트의 가치 있는 임상 기술들을 배우게 되었다. 당신은 한 사람의 문제와 패턴을 기술하는 방법, 광범위한 과거력을 청취하는 방법, 그리고 발달에 관한 조직화하는 생각을 사용하여 이들을 연결하여 정신역동적 공식화를 구성하는 방법을 배우게 되었다. 우리는 당신이 이러한 기술들을 어떠한 치료 현장에 있든―장기 혹은 단기, 입원 환자 혹은 외래 환자, 정신치료 단독 혹은 약물 치료와의 병행―당신의 모든 환자에게 활용할 수 있게 되기를 기대한다.

만약 당신이 수련을 받고 있다면, 당신은 당신의 수업 중에, 지도감독 중에, 혹은 사례 회의 중에 정신역동적 공식화를 작성하도록 요구받을 수도 있다. 이렇게 하는 것은 당신의 기술을 연마하는 데 도움이 될 것이다. 당신 동료들과 공식화를 공유하는 것은 특히나 도움이 될 수 있으므로 당신은 그들의 경험과 생각으로부터 배우게 될 것이다. 일반적으로 지도감독자와 공식화를 공유하는 것은 지도감독의 경험을 풍성하게 해 준다. 만약 단기 지도감독이라면, 초기 공식화를 작성하는 것은 당신이 치료 목표와 치료적 전략에 대해 논의할 수 있게 해 준다. 만약 장기 지도감독이라면, 해마다 공식화를 작성하는 것은 당신이 환자를 더 잘 이해하게 되고 환자에 대해 새롭게 이해하게 되기 때문에 치료에 대한 당신의 생각을 발전시키고 만들어 나가는 데 도움이 될 것이다.

당신이 이제 더 이상 수련생이 아니라면, 실제로 공식화를 작성하는 훈련을 하는 것은 더 어려울 수 있다. 우리가 제1장에서 언급한 바와 같이, 우리는 당신의 기술을 훈련시키기 위해서 몇 개의 공식화를 작성해 보도록 제안한다. 비록 당신이 공식화에 대한 생각을 갖고 있다고 하더라도, 종이에 적어 보는 것은 당신이 생각하는 것과 당신이 환자들과 그들의 발달을 어떻게 이해하는지를 점검할 수 있게 해 준다. 일단 당신이 이렇게 해 왔다면, 당신은 어떻게 공식화를 작성하는 것이 당신의 진료에 적합할지 판단할 수 있다. 당신은 당신의 모든 환자에 대한 정신역동적 공식화를 작성하고 싶어 할 수도 있고, 아니면 공식화에 대한 생각들이 계속 바뀌기 때문에 간단히 메모해 두고 싶어 할 수도 있다. 보통, 공식화를 작성하는 것은 당신이 치료 중에 어려운 순간을 파악하고, 당신의 역전이를 이해하거나, 동료 혹은 지도감독자에게 자문을 구할 수 있는 준비를 하게 해 준다. 당신이 진료에서 공식화를 사용하는 것은 어떤 방식으로 결정하든 간에 당신의 모든 임상 작업을 향상시킬 수 있는 중요한 기술을 얻게 된 것이다.

환자를 이해하는 새로운 방식

우리가 정신역동적으로 공식화하는 주된 이유는 환자를 돕기 위함이다. 우리가 그들의 어려움이 무엇인지, 그것들이 어떻게 발달되어 왔는지를 알게 될 때, 우리는 그들이 새롭고 더 적응적인 방식으로 자신에 대해서 생각하고, 다른 사람들과 관계를 맺으며, 스트레스에 적응할 수 있도록 해 주는 치료를 권고하고 수행할 수 있는 최상의 위치에 있게 된다. 궁극적으로, 정신역동적 정신치료는 새로운 성장과 발달에 관한 것이다. 환자들의 발달적 자취가 왜 그리고 어떻게 문제에 빠지게 되었는지 혹은 어긋나게 되었는지에 대해 아는 것만이 우리가 그들이 자신과 타인에 대해 생각하고, 세상에 적응할 수 있는 새로운 방식을 창조해 나가도록 그들과 작업할 수 있게 해 준다.

공식화에서 치료까지

이 책에서 우리는 패턴과 과거력을 연결해 왔다. 이제 우리는 공식화를 치료에 연결할 수 있다. 비록 우리는 공식화를 계획하고 치료를 수행하는 방법을 짧게 다루기는 했지만, 우리는 당신이 정신역동적 기법에 대해 『정신역동적 정신치료: 임상 매뉴얼(Psychodynamic Psychotherapy: A Clinical Manual)』을 통해 더 많이 배우기를 제안한다. 우리가 여기서 기술했던 패턴들은 모두 우리가 앞의 책에서 소개한 주요 치료 전략들과 부합한다.

호기심으로의 초대

우리가 이야기했듯이, 질문이 없는 공식화는 없다. 우리 환자들에 대해 끊임없이 질문하는 것만이—그들이 왜 그런 방식으로 생각하고, 느끼고, 행동하는지에 대한 이유—그들을 고통스럽게 만드는 것에 대해 우리가 도울 수 있게 된다. 그러므로 호기심을 갖자. 궁금해하자. 깊게 관찰하자. 가설을 세우자. 수정하자. 당신이 이 책에서 배운 기술들은—기술하기, 검토하기, 연결하기—당신이 환자들과 작업을 하는 중에 이러한 질문들에 계속해서 답을 할 수 있도록 도울 것이다. 끊임없는 질문, 끊임없는 공식화—끊임없이 관심을 갖자!

부록
정신역동적 공식화를 어떻게 사용할 것인가: 교육자를 위한 지침

서론에서 언급한 바와 같이, 우리는 정신역동적 공식화의 모든 것을 한 번에 가르치지 않는다. 우리의 목표는 학생들이 정신역동적 공식화를 구성하는 것이 환자를 치료하는 데 있어서 단 한 번 해야 할 부담스러운 작업이라기보다는 환자를 치료하는 자동적이고 자연스러운 부분이라고 느끼도록 돕는 것이다. 따라서 우리는 당신들이 압도당한다는 느낌 없이 학습을 강화할 수 있도록 이 과정을 점진적인 방식으로 가르친다.

정신역동적 공식화를 구성하는 것을 배우는 것은 다단계의 과정이다. 이는 학생들이 다음과 같은 것들을 배우기를 요구한다.

- 문제와 패턴을 기술하기(전반적인 기능에 대하여 질문하는 것을 포함)
- 발달 과거력을 검토하기(성인 환자에게서 발달 과거력을 청취하는 것을 포함)
- 문제와 패턴을 과거력에 연결하기(그들이 기술하고 검토한 것들에 초점을 맞추고 발달에 관한 유용한 생각을 선택하는 것을 포함)
- 치료에 대한 지침을 제공해 주는 정신역동적 공식화를 사용하기

이들 각각의 단계는 다양한 종류의 학습을 요구하고, 서로 다른 시기의 수련에 적합하다. 다음은 이들 각 단계를 정신건강 수련 프로그램에서 어떻게 가르치는지에 대한 몇 가지 제안이다.

기술하기(DESCRIBE)

당신의 신입 수련생이 정신역동적 정신치료로 환자를 보고 있든지 아니든지 간에 만약 이들이 임상 수련 프로그램 중에 있다면, 이들은 환자를 보고 있는 것이다. 이 것은 그들에게 기술하기를 소개해 줄 적절한 시간이다. 이들 중 많은 사람은 DSM 진 단하기에 대하여 생각하는 것에 익숙하다—그들에게 장애라는 진단 너머를 생각하 도록 하는 것이 그들로 하여금 정신역동적으로 생각하게 해주는 첫 단계이다. 당신 은 문제와 사람 사이의 차이점을 가르치는 것으로 시작할 수 있다. 다음으로, 5가지 패턴을 소개해 주도록 하자—자기, 관계, 적응, 인지, 일과 놀이가 그것이다. 제4~8장 이 이것에 관해 가르치기에 적합하다. 4년의 정신과 전공의 수련 중, 우리는 2년차 때 이 내용들을 가르친다(제안되는 기간: 4~8주).

제안 활동

1. 문제/사람 연습(problem/person exercise)-학생들에게 그들의 환자 중 한 명에 대한 문제와 사람에 대해 기술하는 작성 연습을 하도록 한다. 이는 그들이 최근에 보고 있 는 어떤 환자이든 가능하다(한 페이지 이상 되지 않도록).
2. "종합하여" 기술하는 연습(DESCRIBE "putting it together" exercise)-학생들에게 그들 의 환자 중 한 명을 선택하여 5가지 패턴에 대해 기술하도록 한다. 자기, 관계, 적응, 인지, 일과 놀이가 그것이다. 이들에게 각각의 부문별로 분리하여 작성하도록 시켜서 각 항목을 다루도록 한다. 수업 중 완성한 작업들은 공유함으로써 학생들을 다양한 환자에 노출시키도록 한다.
3. 수업 중 환자들을 면담하고 학생들이 소그룹에서 기술하기 부분을 도출하도록 한다.

검토하기(REVIEW)

신입 수련생들은 검토하기 또한 배울 수 있다. 여기에는 단순히 발달을 가르치는 것 이상을 말한다. 학생들은 성인 환자들로부터 발달 과거력을 청취하는 방법을 배 울 필요가 있다. 또한 학생들이 특정 발달 시기를 특정한 성인 문제와 패턴과 관련 지을 수 있도록 도와주는 것을 포함한다. 제9~12장이 이것에 관해 가르치기에 적 합하고, 수련 2년차 혹은 3년차 초반에 가르칠 수 있다(제안되는 기간: 4~8주).

제안 활동

1. "종합하여" 검토하는 연습(REVIEW "Putting it together" exercise)-학생들에게 그들의 환자 중 한 명을 선택하여 검토하기 부분을 작성하도록 한다. 기술하기와 마찬가지로, 이들에게 머리말을 활용하도록 하여 모든 시기의 발달을 다루도록 한다. 학생들 간에 작업을 공유하게 한다(세 페이지 이상 되지 않도록).
2. 기술하기+검토하기 연습(DESCRIBE+REVIEW exercise)-학생들은 이제 같은 환자에 대해 두 부분을 종합할 수 있다.
3. 삽화(Vignettes)-흔한 성인 환자에 대한 삽화를 작성해서 환자들이 발달 기간 동안에 언제 어려움을 겪었는지에 대해 생각할 수 있도록 수업 중에 학생들이 그룹으로 작업하도록 한다.

발달에 관한 생각을 조직화하기

정신건강 수련생들이 종종 '이론'에 관해 배우고 싶어 안달나 있더라도, 이것에 관해 너무 빨리 배우는 것은 공식화와 치료에 있어서 지식화에 이르게 될 수 있다. 따라서 우리는 수련 중에 이것에 관해서는 약간 뒤늦게 소개할 수 있도록 기다린다(3년차). 다시 말해, 이 영역을 배우는 것은 단지 서로 다른 조직화된 개념에 친숙해지는 것 이상을 의미한다. 그것은 또한 특정 임상 상황을 설명하는 데 있어 가장 유용한 것을 선택하는 방법에 대한 지침을 요구한다. 제13~18장이 이것에 관해 가르치기에 적합하다(제안되는 기간: 8주).

제안 활동

발달에 관한 개념을 선택하기
1. 집단 작업-정신치료 시간의 삽화나 비디오를 갖고 발달에 관한 서로 다른 생각들을 사용하여 임상 상황이 어떻게 이해될 수 있는지 살펴보기 위해 집단 토론을 이용한다.
2. 개인 작업-학생들에게 발달에 관한 서로 다른 두 가지 생각을 사용하여 짧은 임상 상황을 작성해 보도록 한다.

연결하기(LINK)

일단 학생들이 기술하기와 검토하기를 배웠고, 발달에 관한 생각을 조직화하기에 들어갔다면, 이제 연결하기를 가르칠 시간이다. 당신은 이것을 가르치기 위해 제4부의 서론에서 다룬 모델을 사용할 수 있다. 여기에 포함된 기술들에는 기술하고 검토한 것에 초점을 맞추는 것을 배우기, 초점 맞춘 질문을 하기, 연결하기에 필요한 조직화된 개념을 선택하기, 연대기적 인생사를 작성하기가 있다. 제13~18장에 나온 사례들은 안내자 역할을 해 주고, 또한 제4부에서 '종합하기' 사례도 그 역할을 할 수 있다. 이러한 교육은 더 경험이 많은 선임 수련생들에게 적합하다─우리는 3년 차 하반기에 가르친다(제안되는 기간: 4~8주). 이 부분에서 마침내 전체 공식화를 작성하고 공유하는 것에 이른다.

제안 활동

1. **기술하기**와 **검토하기**에 **초점 맞추기**-학생들에게 **기술하기**와 **검토하기** 사례를 제공하여 이들이 반드시 초점을 맞춰야 한다고 생각하는 영역들을 확인하게 한다.
2. **질문 만들기**: 학생들에게 환자의 현 상태에 대해 기술하게 하고 정신역동적 공식화로 답하고자 하는 것에 초점을 맞춘 질문들을 제안하도록 집단에게 제안한다.
3. **'종합하기'**-학생들에게 그들의 환자 중 한 명을 선택하여 **기술하기, 검토하기, 연결하기** 부분을 작성하도록 한다. 이 과제에는 지도감독자도 포함시킨다. 학생들에게 서로의 작업 결과를 읽어 보도록 한다. 수업 중, 학생들은 그들이 초점을 맞추고 발달에 관한 생각을 선택한 것에 대해 토론할 수 있다. 이것은 집단이 **연결하기**에 대해 서로다른 방식으로 배울 수 있고, 이들을 더 많은 정신역동적 공식화에 노출시키게 도와준다.

치료에 대한 지침을 제공하기 위한 공식화 사용하기

일단 학생들이 스스로 정신역동적 공식화를 작성했다면, 이제 그들은 치료에 대한 지침을 제공하기 위해 그것들을 어떻게 사용할지에 대해 생각하기를 시작할 수 있다. 이를 위해 임상 지도감독자에게 도움을 요청하는 것이 중요하다. 제2장과 제19~22장이 이 교육에 적합하다. 강조되는 영역들에는 목표 설정, 치료를 권고하기, 다른 임상 현장에서 정신역동적 공식화를 활용하기, 종결, 그리고 시간에 따른 공식화의 수정이 포함된다. 이 교육은 수련 중반에 시작할 수 있고, 영원히 지속된다.

제안 활동

1. **교직원 개발 워크샵 갖기**-당신의 임상 지도감독자와 함께 수련 중에 정신역동적 공식화를 작성하고 사용하는 것에 대해서 토론할 수 있도록 한다. 지도감독자와 함께 앞의 연습들 중 일부를 함께하는 것을 고려하여 학생들이 무엇을 그리고 어떻게 배우고 있는지에 대한 감각을 갖게 할 수 있다.

2 **다른 치료 양식들에서 공식화에 대해 배우기**-서로 다른 치료 영역들(정신약물학과 다른 정신치료들)로 구성된 교육자들이 합동으로 교육함으로써 학생들로 하여금 공식화를 하는 다양한 방식을 배울 수 있도록 한다—종종 같은 환자에게도 그렇게 할 수 있다.

추천도서

제1부 추천도서

제1~3장

1   Cabaniss, D. L., Cherry, S., Douglas, C. J., & Schwartz, A. R. (2011). *Psychodynamic psychotherapy: A clinical manual.* Oxford: Wiley-Blackwell.

2   Campbell, W. H., & Rohrbaugh, R. M. (2006). *The biopsychosocial formulation manual.* New York: Routledge.

3   Eels, T. D. (Ed.) (2007). *Handbook of psychotherapy case formulation.* New York: Guilford Press.

4   Friedman, R. S., & Lister, P. (1987). The current status of psychodynamic formulation. *Psychiatry, 50*(2), 126-141.

5   Kassaw, K., & Gabbard, G. O. (2002). Creating a psychodynamic formulation from a clinical evaluation. *American Journal of Psychiatry, 159,* 721-726.

6   MacKinnon, R. A., & Yudofsky, S. C. (1986). *The psychiatric evaluation in clinical practice.* Philadelphia: J.B. Lippincott Company.

7   McWilliams, N. (1999). *Psychoanalytic case formulation.* New York: Guilford Press.

8   Perry, S., Cooper, A. M., & Michels, R. (1987). The psychodynamic formulation: Its purpose, structure, and clinical application. *The American Journal of Psychiatry, 144,* 543-550.

9   Summers, R. F., & Barber, J. P. (2010). *Psychodynamic therapy: A guide to evidence-based practice.* New York: Guilford Press.

제2부 추천도서

제4장

1   Erikson, E. (1968). *Identity: Youth and crisis*. New York: W.W. Norton & Co.

2   Kohut, H., & Wolff, E. S. (1978). The disorder of the self and their treatment, an outline. *International Journal of Psychoanalysis*; *59*, 413-414.

3   Kernberg, O. F. (1970). Factors in the psychoanalytic treatment of narcissistic personalities. *Journal of the American Psychoanalytic Association*, *18*, 51-85.

4   Sandler, J., Holder, A., & Meers, D. (1963). The ego ideal and the ideal self. *Psychoanalytic Study of the Child*, *18*, 139-158.

제5장

1   Beebe, B., & Lachman, F. M. (1988). The contribution of mother-infant mutual influence to the origins of self and object representation. *Psychoanalytic Psychology*, *5*, 305-337.

2   Bowlby, J. (1958). The nature of the child's tie to his mother. *International Journal of Psychoanalysis*, *39*, 350-373.

3   Bowlby, J. (1982). *Attachment, Vol. 1 Attachment and loss*. New York: Basic Books.

4   Greenberg, J. R., & Mitchell, S. A. (1983). *Object relations in psychoanalytic theory*. Cambridge: Harvard University Press.

5   Slade, A. (2008). Attachment theory and research: Implications for the theory and practice of individual psychotherapy with adults. In J. Cassidy, P. R. Shaver (Eds.), *Handbook of attachment: Theory, research and clinical applications* (pp. 762-782). New York: Guilford Press.

6   Stern, D. N. (1985). *The Interpersonal World of the Infant*. New York: Basic Books.

제6장

1   Freud, S. (1894). The neuro-psychoses of defense. In J. Strachey (Ed.),

standard edition of the works of Sigmund Freud (Volume III, Early Psy, pp. 43–61). London: Hogarth Press.

2   Gabbard, G. O. (2005). *Psychodynamic psychiatry in clinical practice* (4th Ed.). Washington, DC: American Psychiatric Publishing, Inc.

3   Kernberg, O. F. (1976). *Object-relations theory and clinical psychoanalysis.* New York: Aronson.

4   Shapiro, D. (1973). *Neurotic styles.* New York: Basic Books.

5   Vaillant, G. E. (1977). *Adaptation to life how the best and the brightest came of age* (1st ed). Boston: Little, Brown & Co.

제7장

1   Allen, J. G. (2006). Mentalizing. In J. G. Allen & P. Fonagy (Eds.), *Practice in handbook of mentalization-based treatment* (pp. 3–30). Oxford: Wiley.

2   Clarkin, J. F., Howieson, D. B., & McClough, J. (2008). The role of psychiatric measures in assessment and treatment. In R. E. Hales, S. C. Yudofsky, & G. O. Gabbard (eds.), *American psychiatric publishing textbook of psychiatry,* (5th ed., pp. 73–112). Washington, DC: American Psychiatric Publishing, Inc.

3   Coltart, N. E. (1988). Assessment of psychological mindedness in the clinical interview. *British Journal of Psychiatry; 153,* 819–820.

4   Folstein, M. F., Folstein, S. E., & McHugh, P. R. (1975). 'Mini-mental state'. A practical method for grading the cognitive state of patients for the physician. *Journal of Psychiatric Research*, *12*(3), 189–198.

5   Fonagy, P. (1991). Thinking about thinking: Some clinical and theoretical considerations in the treatment of a borderline patient. *International Journal of Psychoanalysis, 72,* 639–656.

6   Goldstein, G. (2010). Cognitive assessment with adults. In J. C. Thomas & M. Hersen (Eds.), *Handbook of clinical psychology competencies* (pp. 237–260). New York: Springer.

7   Hall, J. A. (1992). Psychological-mindedness: A conceptual model. *American Journal of Psychotherapy, 46*(1), 131–140.

8   Lichter, D. G., & Cummings, J. L. (2001). *Psychiatric and neurological disorders.* New York: Guilford Press.

9   Roberts, A. C., Robbins, T. W., & Weiskrantz, L. (2002). *The prefrontal cortex: Executive and cognitive functions.* Oxford: Oxford University Press.

10   Taylor, G. J. (1995). Psychoanalysis and empirical research: The example

of patients who lack psychological-mindedness. *Journal of the American Academy of Psychoanalysis, 23*, 263-281.

제8장

1   Brown, S. (2009). *Play: How it shapes the brain, opens the imagination, and invigorates the soul.* New York: Penguin Books.

2   DeLamater, J. (2012). Sexual expression in later life: A review and synthesis. *The Journal of Sex Research, 49*(2-3), 125-141.

3   Paluska, S. A., & Schwenk, T. L. (2000). Physical activity and mental health. *Sports Medicine, 29*(3), 167-180.

4   Terr, L. (1999). *Beyond love and work: Why adults need to play.* New York: Touchstone,.

제3부 추천도서

제9장

1   Burmeister, M., McInnis, M. G., & Zöllner, S. (2008). Psychiatric genetics: Progress amid controversy. *Nature Reviews Genetics, 9*(7), 527-540.

2   Dunkel Schetter, C., & Tanner, L. (2012). Anxiety, depression and stress in pregnancy: Implications for mothers, children, research, and practice, and practice. *Current Opinion in Psychiatry, 25*(2): 141-148.

3   Minnes, S., Lang, A., & Singer, L. (2011). Prenatal tobacco, marijuana, stimulant, and opiate exposure: Outcomes and practice implications. *Addiction Science & Clinical Practice, 6*(1), 57-70.

4   Riley, E. P., Infante, A., & Warren, K. R. (2011). Fetal alcohol spectrum disorders: An overview. *Neuropsychology Review, 21*(2) 73-80.

제10장

1   Ainsworth, M. D. S., Blehar, M. C., Waters, E., & Wall, S. (1978). *Patterns*

of attachment: A psychological study of the strange situation. Hillsdale, NJ: Erlbaum.

2　Bateman, A., & Fonagy, P. (2006). Mentalizing and borderline personality disorder. In J. G. Allen & P. Fonagy (Eds.), *Handbook of mentalization based treatment* (pp. 185-200). Hoboken, NJ: Wiley.

3　Beebe, B., & Lachmann, F. (2002). *Infant research and adult treatment: Co-constructing interactions*. Hillsdale, NJ: Analytic Press.

4　Main, M. (1995). Recent studies in attachment: Overview, with selected implications for clinical work. In S. Goldberg, R. Muir, & J. Kerr (Eds.), *Attachment theory: Social, developmental and clinical perspectives* (pp. 407-474). Hillsdale, NJ: Analytic Press.

5　Winnicott, D. W. (1965). *The maturational processes and the facilitating environment*. London: Hogarth Press.

6　Davies, D. (2011). *Child development: A practitioner's guide*. New York: Guilford Press.

제11장

1　Freud, S. (1905). Three essays on the theory of sexuality. In J. Strachey (Ed.), *The standard edition of the complete psychological works of Sigmund Freud, Volume VII (1901-1905): A case of hysteria, three essays on sexuality and other works* (pp. 123-246). London: Hogarth Press.

2　Isay, R. (1989). *Being homosexual: Gay men and their development*. New York: Farrar Strauss Giroux.

3　Roiphe, H., & Roiphe, A. (1985). *Your Child's Mind*. New York: St. Martin's Press.

4　Sophocles. (1982). *The three theban plays*. New York: Penguin Books.

제12장

1　Beardslee, W. R., Valliant, G., & Maj, M. (2008). Adult development. In A. Tasman, J. Kay, J. A. Lieberman, & M. B. First (Eds.), *Psychiatry* (3rd ed., pp. 181-195). Oxford: Wiley.

2　Bienefeld, D. (2008). Late life. In A. Tasman, J. Kay, J. A. Lieberman, M. B. First, M. Maj (Eds.), *Psychiatry* (3rd ed., pp. 196-202). London: Wiley.

3   Erikson, E. (1963). *Childhood and society* (2nd ed.). New York: W. W. Norton & Co.

4   Pruitt, D. (1999). *Your adolescent.* New York: Harper Collins.

5   Shapiro, T., & Amso, D. (2008). School-age development. In A. Tasman, J. Kay, J. A. Lieberman, M. B. First, M. Maj (Eds.), *Psychiatry* (3rd ed., pp. 150-160). Oxford: Wiley.

6   Towbin, K. E., & Showalter, J. E. (2008). Adolescent development. In A. Tasman, J. Kay, Lieberman JA, M. B. First, M. Maj (Eds.), *Psychiatry* (3rd ed., 161-180). Oxford: Wiley.

7   Vaillant, G. (1977). *Adaptation to life.* Cambridge: Harvard University Press.

제4부 추천도서

제13장

1   Fonagy, P., Gergely, G., Jurist, E. L., & Tsarget, M. (2002). *Affect regulation, mentalization and the development of the self.* New York: Other Press.

2   Frankl, V. (1959). *Man's Search for Meaning.* Boston: Beacon Press.

3   Herman, J. (1992.). *Trauma and recovery.* New York: Basic Books.

4   Kellerman, N. (2009). *Holocaust trauma: Psychological effects and treatment.* Bloomington: iUniverse, Inc.

5   Shengold, L. (1989). Soul murder: *The effects of childhood abuse and deprivation.* New York: Fawcett Columbine.

6   Terr, L. D. (1991). Childhood traumas: An outline and overview. *American Jornal of Psychiatry, 148*, 10-20.

7   van der Kolk, B. (1994). The body keeps the score: Memory & the evolving psychobiology of posttraumatic stress. *Harvard Review of Psychiatry, 1*(5), 253-265.

8   Yovell, Y. (2000). From hysteria to posttraumatic stress disorder: Psychoanalysis and the neurobiology of traumatic memories. *Neuropsychoanalysis; 2*, 171-181.

제14장

1　Andrews, G., Pine, D. S., Hobbs, M. J., & Anderson, T. (2009). Neurodevelopmental disorders: Cluster 2 of the proposed meta-structure for DSM-V and ICD-11. *Psychological Medicine, 39*(12), 2013-2023.

2　Bernard, S. (2009). Mental health and behavioural problems in children and adolescents with learning disabilities. *Psychiatry, 8,* 387-390.

3　Buitelaar. J., Kan, C., & Asherson, P. (2011). *ADHD in adults: Characterization, diagnosis, and treatment.* Cambridge: Cambridge University Press.

4　Costello, E. J., Mustillo, S., Erkanli, A., Keeler, G., & Angold, A. (2003). Prevalence and development of psychiatric disorders in childhood and adolescence. *Archives of General Psychiatry, 60*(8), 837-844.

5　Kim-Cohen, J., Caspi, A., Moffitt, T. E., Harrington, H., Milne, B. J,. & Poulton, R. (2003). Prior juvenile diagnoses in adults with mental disorder: Developmental follow-back of a prospective-longitudinal cohort. *Archives of General Psychiatry, 60*(7), 709-717.

6　Sachdev, P., Andrews, G., Hobbs, M. J., Sunderland, M., & Anderson, T. M. (2009). Neurocognitive disorders: Cluster 1 of the proposed meta-structure for DSM-V and ICD-11. *Psychological Medicine, 39*(12), 2001-2012.

7　Soloman, M., Hessl, D., Chiu, S., Olsen, E., & Hendren, R. L. (2009). Towards a neurodevelopmental model of clinical case formulation. *Psychiatric Clinics of North America, 32*(1), 199-211.

제15장

1　Brenner, C. (1974). *An elementary textbook of psychoanalysis (Rev. & Expanded ed.).* New York: Anchor Books.

2　Freud, A. (1937). *The ego and the mechanisms of defense.* London: Hogarth Press.

3　Gottlieb, R. M. (2012). Classical psychoanalysis: Past and present. In: *Textbook of Psychoanalysis* (2nd ed.). Washington, DC: American Psychiatric Publishing, Inc.

4　Mitchell, S. A., & Black, M. J. (1995). *Freud and beyond.* New York: Basic Books.

제16장

1　Fairburn, W. R. D. (1954). *An object-relations theory of personality*. New York: Basic Books.

2　Fonagy, P., & Target, M. (2003). *Psychoanalytic theories: Perspectives from developmental psychology*. New York: Brunner-Routledge.

3　Greenberg, J., & Mitchell, S. (1983). *Object relations in psychoanalytic theory*. Boston: Harvard University Press.

4　Kernberg, O. F. (1976). *Object relations theory and clinical psychoanalysis*. New York: Aronson.

5　Kernberg, O. F. (1987). An ego-psychology object relations approach to the transference. *Psychoanalytic Quarterly, 57*, 481-504.

6　Klein, M. (1948). *Contributions to psychoanalysis, 1921-1945*. London: Hogarth Press.

7　Sullivan, H. S. (1953). *The interpersonal theory of psychiatry*. New York: W.W. Norton & Co.

8　Winnicott, D. W. (1958). *Collected papers*. New York: Basic Books.

제17장

1　Fonagy, P., & Target, M. (2003). *Psychoanalytic theories: Perspectives from developmental psychology*. New York: Brunner-Routledge.

2　Kohut, H. (1971). *The analysis of the self*. Chicago: The University of Chicago Press.

3　Kohut, H. (1977). *The restoration of the self*. Chicago: The University of Chicago Press.

4　Kohut, H. (1979). The two analyses of Mr. Z. *International Journal of Psychoanalysis, 60*, 3-27.

5　Kohut, H., & Wolf, E. S. (1978). The disorders of the self and their treatment: An outline. *International Journal of Psychoanalysis, 59*, 413-425.

6　Kohut, H., & Goldberg, A. (Eds.) (1984). *How Does Analysis Cure?*. Chicago: The University of Chicago Press.

7　Mitchell, S., & Black, M. (1995). *Freud and beyond: A history of modern psychoanalytic thought*. New York: Basic Books.

8　Stolorow, R. D. (1975). Toward a functional definition of narcissism.

International Journal of Psychoanalysis, 56, 179-185.

제18장

1   Bowlby, J. (1958). The nature of the child's tie to his mother. *International Journal of Psychoanalysis, 39*, 350-373.

2   Fonagy, P. (2001). *Attachment theory and psychoanalysis.* New York: Other Press.

3   Slade, A. (2000). The development and organization of attachment: Implications for psychoanalysis. *Journal of the American Psychoanalytic Association, 48*, 1147-1174.

4   Stern, D. N. (1985). *The Interpersonal World of the Infant.* New York: Basic Books.

제5부 추천도서

제19장

1   MacKinnon, R. A, Michels, R., & Buckley, P. J. (2006). *The psychiatric interview in clinical practice.* Washington, DC: American Psychiatric Publishing, Inc.

2   Schwartz, H. J., Bleiberg, E., & Weissman, S. H. (1995). *Psychodynamic concepts in general psychiatry.* Washington, DC: American Psychiatric Publishing, Inc.

제20장

1   Busch, F. N., & Auchincloss, E. L. (1995). The psychology of prescribing and taking medication. In H. Schwartz, E. Bleiberg, & S. Weissman (Eds.), *Psychodynamic concepts in general psychiatry* (pp. 401-416). Arlington: American Psychiatric Publishing, Inc.

2   Busch, F. N., & Sandberg, L. S. (2007). *Psychotherapy and medication: The*

challenge of integration. New York: Analytic Press.

3   Roose, S. P., Cabaniss, D. L., & Rutherford, B. R. (2012). Combining psychoanalysis and psychopharmacology: Theory and technique. In G. O. Gabbard, B. E. Litowitz, & P. Williams (Eds.), *Textbook of psychoanalysis* (2nd ed., pp. 319-332). Washington, DC: American Psychiatric Publishing, Inc.

제22장

1   Summers, R. F., & Barber, J. P. (2010). *Psychodynamic therapy: A guide to evidence-based practice.* New York: Guilford Press.

2   Bateman, A., Brown, D., & Pedder, J. (2010). *Introduction to psychotherapy: An outline of psychodynamic principles and practice* (4th ed.). New York: Tavistock, Routledge.

3   Perry, S. W., Cooper, A., & Michels, R. (1987). The psychodynamic formulation: Its purpose, structure and clinical applications. *American Journal of Psychiatry, 144,* 543-550.

저자 소개

Deborah L. Cabaniss

주 저자인 Cabaniss 교수는 미국 Columbia University 정신건강의학과의 임상정신의학 교수이며, 정신치료 수련책임자로서 전공의들을 지도 및 감독하고, 전공의 정신치료 수련과정을 편성하여 의과대학 학생들에게 정신역동을 가르치고 있다. 또한 미국 Columbia University College of Physicians and Surgeons에 속한 Virginia Apgar Academy of Medical Educators의 책임자이며, Columbia University Center for Training and Research에서 수련 및 지도감독 분석가로 활동하였다. Cabaniss 교수는 정신분석과 정신과 교육을 중심으로 연구하여 이 주제로 수많은 논문을 저술하였다. 2016년에는 Castle Connolly NY Metro area Top Doctor로 선정되었고, 2016 Assembly Resident-Fellow Member Mentor Award(APA)를 수상하였다.

Sabrina Cherry

미국 Columbia University Center for Training and Research에서 정신건강의학과 임상부교수로 재직 중이며, 수련 및 지도감독 분석가로 활동 중이다. 『New York Magazines』에서 Best Doctor로 선정된 바 있다.

Carolyn J. Douglas

미국 Columbia University Center for Training and Research에서 정신건강의학과 임상부교수로 재직 중이며, 수련 및 지도감독 분석가로 활동 중이다. Columbia와 Weill-Cornell에서 전공의로부터 Teacher of the Year를 수상한 바 있다.

Ruth L. Graver

미국 Columbia University Center for Training and Research에서 정신건강의학과 임상조교수로 재직 중이며, 수련 및 지도감독 분석가로 활동 중이다.

Anna R. Schwartz

미국 Columbia University에서 정신건강의학과의 임상조교수로 재직 중이며, The University Hospital of Columbia and Cornell의 New York Presbyterian Hospital에서 정신분석 및 정신분석적 정신치료 전문가로 활동 중이다.

역자 소개

박용천(Park Yongchon)

한양대학교 의과대학 졸업, 동대학 박사
정신과, 신경과 전문의
미국 Cleveland Psychoanalytic Center에서 Psychoanalytic Psychotherapy Program(2002~2003) 수료
한양대학교 구리병원 정신건강의학과 과장
한양대학교 의과대학 정신건강의학과 주임교수
한양대학교 의과대학 부학장
한양대학교 대학평의원회 의장, 교수평의원회 의장
현 한양대학교 의과대학 정신건강의학과 교수
    대한신경정신의학회 차기 이사장
    한국 EMDR협회 회장
    한국정신치료학회 부회장
    미국정신의학회(American Psychiatric Association: APA) International Distinguished Fellow
    환태평양정신의학회(Pacific Rim College of Psychiatrists: PRCP) Board Member, Distinguished
        Fellow, Vice President

오대영(Oh Daeyoung)

한양대학교 의과대학 졸업
정신과 전문의
한국과학기술원(KAIST) 박사
미국 뇌신경과학회 회원
대한신경정신의학회 정회원
차의과학대학 분당차병원 정신건강의학과 조교수 역임
현 서귀포 시울 정신건강의학과의원 원장

조유빈(Cho Yubin)

고려대학교 영문과 졸업
한양대학교 의학전문대학원 졸업
현 한양대학교 의료원 정신건강의학과 수석전공의

카바니스의
정신역동적 공식화
-부모라면 꼭 알아야 할 아이들의 마음-
Psychodynamic Formulation

2019년 5월 30일 1판 1쇄 발행
2021년 2월 25일 1판 2쇄 발행

지은이 • Deborah L. Cabaniss · Sabrina Cherry · Carolyn J. Douglas
　　　　 Ruth L. Graver · Anna R. Schwartz
옮긴이 • 박용천 · 오대영 · 조유빈
펴낸이 • 김 진 환
펴낸곳 • (주) **학지사**
　　　　 04031 서울특별시 마포구 양화로 15길 20 마인드월드빌딩 5층
대표전화 • 02) 330-5114　　　팩스 • 02) 324-2345
등록번호 • 제313-2006-000265호
홈페이지 • http://www.hakjisa.co.kr
페이스북 • https://www.facebook.com/hakjisabook

ISBN 978-89-997-1829-8 93510

정가 24,000원

이 도서의 국립중앙도서관 출판시도서목록(CIP)은 서지정보유통지원시스템
홈페이지(http://seoji.nl.go.kr)와 국가자료공동목록시스템(http://www.nl.go.kr/kolisnet)
에서 이용하실 수 있습니다.
(CIP제어번호: CIP2019016328)

출판 · 교육 · 미디어기업 **학지사**

간호보건의학출판 **학지사메디컬** www.hakjisamd.co.kr
심리검사연구소 **인싸이트** www.inpsyt.co.kr
학술논문서비스 **뉴논문** www.newnonmun.com
원격교육연수원 **카운피아** www.counpia.com